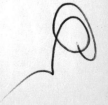

ULTRA-LONGEVIDAD

ULTRA-LONGEVIDAD

UN PROGRAMA DE SIETE PASOS PARA MANTENERSE MÁS JOVEN Y SALUDABLE

MARK LIPONIS, MD

GRUPO
EDITORIAL

Bogotá, Barcelona, Buenos Aires, Caracas, Guatemala,
Lima, México, Panamá, Quito, San José,
San Juan, Santiago de Chile, Santo Domingo

Liponis, Mark, 1958-
    Ultralongevidad : un programa de siete pasos para mantenerse
más joven y saludable / Mark Liponis ; traductor Adriana de
Hassan. -- Bogotá : Grupo Editorial Norma, 2008.
    360 p. ; 23 cm.
    Título original : Ultralongevity. The Seven-Step Program for
a Younger, Helathier You.
    ISBN 978-958-45-0763-1
    1. Nutrición 2. Longevidad 3. Estilo de vida 4. Autocuidado
en salud I. Hassan, Adriana de, tr. II. Tít.
613.2 cd 21 ed.
A1151649

    CEP-Banco de la República-Biblioteca Luis Ángel Arango

Título original:
ULTRALONGEVITY
The Seven-Step Program for a Younger, Healthier You
de Mark Liponis, MD
Publicado por Little, Brown and Company
división de Hachette Book Group USA
237 Park Avenue, New York, NY 10017
Copyright © 2007 por Mark Liponis.

Copyright © 2008 para Latinoamérica
por Editorial Norma S. A.
Apartado Aéreo 53550, Bogotá, Colombia.
http://www.librerianorma.com
Reservados todos los derechos.
Prohibida la reproducción total o parcial de este libro,
por cualquier medio, sin permiso escrito de la Editorial.
Impreso por Nomos Impresores
Impreso en Colombia — Printed in Colombia
Marzo de 2008
Edición, María Carolina Venegas Klein
Diseño de cubierta original, Nneka Bennet
Adaptación de cubierta, Paula Gutiérrez Roldán
Diagramación, Andrea Rincón Granados

Este libro se compuso en caracteres Berkeley

ISBN: 978-958-45-0763-1

A mis padres, Charles y Bess Liponis,

quienes me enseñaron la importancia y

el valor del amor y la familia.

CONTENIDO

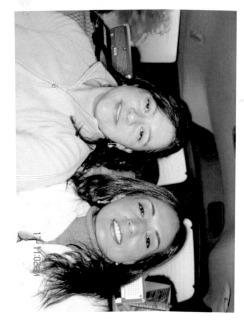

INTRODUCCIÓN

SE DICE QUE JUAN PONCE DE LEÓN, el legendario explorador español, dedicó todo el año de 1513 a buscar la fuente de la eterna juventud. No fue el primero en hacerlo, ya que las aguas que devuelven la juventud a los ancianos han sido objeto de búsqueda a lo largo de la historia. Se ha dicho que estarían en Etiopía, en el Lejano Oriente, en el norte de Europa o en muchos otros lugares exóticos explorados infructuosamente durante siglos.

Cuando llegaron a América, los españoles comenzaron a oír las historias de los nativos sobre una fuente capaz de devolver a los adultos a su juventud. Emocionados ante la perspectiva, creyeron que era bien probable que esa fuente estuviera en lo que hoy es el estado de la Florida, o en la isla de Bimina, al norte de Cuba, hacia donde terminó navegando Ponce de León. Aunque nunca encontró la fuente, sí descubrió el Canal de las Bahamas, la ruta más corta entre Cuba y Europa. Ponce de León posteriormente fue nombrado caballero y, más adelante, gobernador de Florida. Falleció en 1521 a la edad, relativamente avanzada para un explorador, de sesenta y un años.

Su fracaso no impidió que incontables exploradores, soñadores, alquimistas y aventureros se lanzaran en busca de la fuente de la juventud, ya fuera en forma de agua, de tónico, de píldora o de cualquier otra cosa que les garantizara librarse del envejecimiento. Pero al parecer nadie logró encontrarla.

Sin embargo, está Laura, una de mis pacientes. Durante los últimos diez años, Laura se ha aficionado al golf y al tenis, deportes que ha aprendido a dominar. Cada vez que viene a Canyon Ranch busca algún juego de competencia, pero no siempre fue tan saludable. De niña fue asmática y tuvo que someterse a tratamientos frecuentes con inyecciones de adrenalina. Después, a los sesenta años, le diagnosticaron cáncer de mama y se sometió a una mastectomía.

Pero ahora Laura disfruta de una salud excelente para alguien de su edad (ochenta y un años o veinte años más de los que tenía Ponce de León cuando murió). En efecto, Laura tiene veinte años menos que su edad cronológica. Su corazón funciona como un reloj. Las pruebas de la elasticidad de sus arterias y de la variabilidad de su frecuencia cardíaca son perfectas. Los resultados de sus exámenes de sangre son mejores de lo normal y están dentro del rango óptimo.

Aunque Laura no ha encontrado la fuente de la eterna juventud propiamente, conoce un secreto para mantenerse más joven que las demás personas que la rodean.

¿Cuál es el secreto? Laura ha aprendido a vivir en armonía con su sistema inmune.

La teoría sobre la cual se apoya esta nueva forma de vivir emana de un cúmulo creciente de estudios en un campo que los científicos y médicos apenas comienzan a comprender: el de la inmunología, o el estudio del sistema inmune. Lo que comenzamos a vislumbrar es que no es imposible —en efecto podría ser bastante probable— que los seres humanos vivamos más de cien años.

Ahora bien, usted podría pensar que no *desea* vivir hasta los cien años. ¿Quién querría pasar años sentado en una silla de ruedas en el vestíbulo desierto, frío y desagradable de un hogar de ancianos?

Mientras tanto, sus articulaciones están rígidas, sus huesos frágiles, sus arterias obstruidas, su cerebro nublado, su capacidad pulmonar disminuida y su fuerza muscular menguada. Su corazón no puede bombear adecuadamente, se siente fatigado y el estreñimiento es tal que tiene un buen día cuando se le mueve el intestino.

¿Quién querría vivir hasta los cien años considerando que la anterior es una descripción exacta de lo que implica envejecer?

Sin embargo, durante los últimos años, la ciencia médica ha descubierto que todas las condiciones antes mencionadas — todos esos signos terribles y dolorosos de la edad — no son otra cosa que problemas al interior del sistema inmune.

En otras palabras, la parte del cuerpo hecha para defendernos, el sistema inmune, en realidad se vuelve contra nosotros y provoca el envejecimiento.

El hecho de que el sistema inmune puede tornarse peligroso es algo que hemos sabido desde hace un tiempo. La ciencia médica comprendió hace varios decenios que ciertas enfermedades como la enfermedad de la tiroides, la esclerosis múltiple, la artritis reumatoidea, la colitis ulcerativa, la diabetes y la enfermedad de Crohn son causadas por el sistema inmune y por eso se les llama enfermedades autoinmunes.

Estas enfermedades autoinmunes se producen cuando el sistema inmune ataca al organismo. El sistema inmune de quienes sufren estas enfermedades es excesivamente reactivo y dirige sus miles de armas en contra del cuerpo en lugar de hacerlo solamente contra las virus y las bacterias como es su función.

Los científicos comienzan a comprender que las enfermedades que pueden atribuirse a la hiperactividad del sistema inmune no son pocas. *Tal parece que todas las enfermedades del envejecimiento se asocian con la hiperactividad inmune y que esta hiperactividad es responsable en gran medida del envejecimiento humano.*

Pero así como reconocemos la naturaleza de este problema médico, también comenzamos a identificar formas de enfrentarlo. Esto significa que si cuidamos nuestro sistema inmune de la mejor manera posible y logramos impedir que se dispare su actividad, bien podríamos vivir más de cien años con una mente y un cuerpo sanos durante todo ese tiempo.

Dicho de otra manera, en lugar de sentirnos terriblemente mal en un hogar de ancianos, podremos, como Laura, pasar nuestra vida al aire libre, jugando tenis, aprendiendo nuevas destrezas o disfrutando con nuestros seres queridos a cualquier edad.

Si usted logra mejorar su sistema inmune, aunque no vivirá para siempre, podrá lograr lo siguiente:

- Vivir más de cien años
- Librarse de la enfermedad durante toda su vida
- Mantener la mente alerta
- Mantenerse en mejor estado físico
- Sentir más vigor
- Manejar el estrés
- Sentirse y mantenerse más joven de lo que nunca imaginó

Ahora, antes de aprender más sobre el sistema inmune y sus efectos sobre la salud, responda el siguiente cuestionario para ver cuánto sabe.

EL CUESTIONARIO DE LA ULTRALONGEVIDAD: ¿A QUÉ VELOCIDAD ESTÁ ENVEJECIENDO?

¿Alguna vez se ha preguntado por qué pareciera que las personas envejecen a un ritmo diferente?

Como lo verá muy pronto, el sistema inmune determina la velocidad del envejecimiento y, en efecto, se piensa que casi todas las enfermedades son producto del deterioro del sistema inmune. Sin un sistema fuerte, usted no podrá verse ni sentirse saludable.

A continuación aparecen algunas preguntas relativas a su estilo de vida y su sistema inmune. Respóndalas con la verdad, contabilice sus puntos y descubra a qué velocidad está envejeciendo.

1. ¿Le sobran 5 kilos?
   a. Sume 10 puntos si su peso es apropiado para su estatura.
   b. Sume 5 puntos si le sobran solamente 5 kilos.
   c. No sume puntos si le sobran más de 5 kilos.

El hecho de arrastrar un peso adicional implica un esfuerzo no solamente para la espalda y las articulaciones sino también para el sistema inmune. Además de representar un riesgo mayor de desarrollar enfermedades tales como diabetes, cardiopatía y cáncer, el exceso de peso también puede estimular el sistema inmune más de la cuenta.

Una de las mejores formas de conocer el grado de activación inmunológica es midiendo los niveles de la proteína C reactiva (PCR) en la sangre. Mientras más elevados sean estos niveles, más activo es el sistema inmune. En marzo de 2006 apareció en *JAMA*, (Revista de la Asociación médica americana), un artículo que demostraba que la probabilidad de tener un sistema inmune hiperactivo era diez veces mayor en las mujeres con sobrepeso —cuyos niveles de la proteína C reactiva eran superiores a los de las mujeres con un peso sano— aunque fueran físicamente activas. Los estudios en hombres arrojan resultados semejantes.

2. ¿Fuma?
   a. Sume 10 puntos si rara vez huele tan siquiera el humo del cigarrillo.
   b. Sume 5 puntos si no fuma pero se expone a algo del humo de los demás todos los días.
   c. Sume 2 puntos si vive con un fumador pero no fuma.
   d. No sume puntos si fuma.

Una forma garantizada de envejecer más rápidamente es fumando. Usted ya conoce los efectos: piel arrugada, arterias tapadas, enfisema, cáncer e impotencia, para mencionar solamente algunos.

Pero la razón más importante para dejar de fumar es que estimula excesivamente el sistema inmune, lo cual acelera el envejecimiento. Un estudio publicado en *American Heart Journal* (Revista americana del corazón, mayo de 2005) reveló que los fumadores mostraron signos de activación sustancial del sistema inmune, entre ellos niveles elevados de la proteína C reactiva y de factores estimulantes de los macrófagos, los cuales inducen a nuestros glóbulos blancos a multiplicarse, proliferar y matar (nos referiremos a eso más adelante).

El mismo hecho de fumar pasivamente provoca la activación inmune. En febrero de 2004 apareció en *American Journal of Medicine* (Revista americana de medicina) un estudio según el cual los fumadores pasivos expuestos al humo de otros al menos tres veces por semana tenían recuentos más elevados de glóbulos blancos, además de niveles más altos de PCR, que las personas no expuestas.

3. ¿Reside en alguna de las siguientes zonas metropolitanas o ciudades: Ciudad de México, Monterrey (México); Bogotá, Cali, Medellín (Colombia); Buenos Aires (Argentina); Lima (Perú); o cualquier otra ciudad?*

   a. Sume 5 puntos si vive y trabaja por fuera de esas zonas.
   b. Sume 2 puntos si vive en una zona rural o suburbana pero viaja con frecuencia a los sitios enumerados (es decir, semanalmente o con mayor frecuencia).
   c. No sume puntos si vive en una de esas zonas.

Estas son las cuarenta zonas metropolitanas o ciudades más contaminadas de los Estados Unidos (no necesariamente en orden), según los niveles medidos de ozono y de partículas contaminantes del aire. Respirar aire contaminado activa el sistema inmune manteniéndolo constantemente a la defensiva y envejeciendo prematuramente el cuerpo. En un estudio publicado en *American Journal of Respiratory*

---

* Ajustado para América Latina (N. del Editor).

and Critical Care Medicine (Revista americana de medicina respiratoria y cuidado crítico, febrero de 2006) se midió diariamente la variación de los niveles de PCR frente al índice diario de contaminación del aire. El estudio demostró que los niveles de PCR se elevaron significativamente cerca de dos días después de que los sujetos se expusieran al aire contaminado.

4. ¿Ha transpirado haciendo ejercicio en las últimas 24 horas?
   a. Sume 10 puntos si transpira haciendo ejercicio por lo menos cuatro veces a la semana.
   b. Sume 5 puntos si transpira haciendo ejercicio por lo menos dos veces por semana.
   c. No sume puntos si rara vez hace ejercicio y transpira.

El ejercicio ayuda a desactivar el sistema inmune de varias maneras. Un informe publicado en *American Journal of Cardiology* (Revista americana de cardiología, enero de 2004), confirmó los hallazgos de una investigación realizada en 2002 y publicada en las revistas *Circulation* (Circulación) y *Epidemiology* (Epidemología), según los cuales hay una relación inversa entre el ejercicio y la PCR. No sorprende que se haya demostrado que el ejercicio previene prácticamente todas las enfermedades y reduce los efectos del envejecimiento.

5. ¿Cuál fue su peso al nacer?
   a. Sume 4 puntos si pesó más de 3.9 kilos pero menos de 4.5 al nacer.
   b. Sume 2 puntos si pesó entre 3.2 y 3.9 kilos.
   c. No sume puntos si pesó menos de 3.2 kilos o más de 4.5 al nacer.

La investigación demuestra que el sistema inmune de los bebés de bajo peso (2.5 a 2.7 kilos) es prematuramente viejo, mientras que los bebés de mayor peso (hasta 4.3 kilos) viven más tiempo y sufren menos enfermedades. El bajo peso al nacer se ha asociado con niveles más elevados de PCR y con la activación inmune en la vida adulta. Los investigadores del estudio familiar MIDSPAN realizado recientemente en Escocia, el cual se basó en una encuesta de familias a gran escala, determinaron que en el rango de 2.5 a 4.3 kilos, los niveles de PCR en los adultos eran inversamente proporcionales al peso al nacer y que, dentro de ese rango, cada kilogramo al nacer representaba un nivel un 11% menor de PCR en la edad adulta.

6. ¿Ha tomado antibióticos durante el último año?
   a. Sume 4 puntos si no recuerda la última vez que tomó un antibiótico.
   b. Sume 2 puntos si ha tomado un esquema de antibióticos no más de diez veces en la vida.
   c. No sume puntos si suele tomar un esquema de antibióticos una vez al año o con mayor frecuencia.

El uso de antibióticos envejece prematuramente el sistema inmune y tiene relación con varios efectos para la salud, entre ellos enfermedad cardíaca, alergias, asma y hasta cáncer de mama. El uso frecuente de antibióticos es sinónimo de una persona cuyo sistema inmune entra frecuentemente en modalidad de ataque para luchar contra las infecciones, pero causando de paso desastres para la salud.

Un estudio publicado en la revista *Chest* (Pecho, marzo de 2006), demostró que el riesgo de desarrollar asma era dos veces mayor entre los bebés expuestos, aunque fuera a un solo esquema de antibióticos, en el primer año de vida en comparación con los bebés no expuestos, riesgo que además aumentaba con cada esquema subsiguiente de antibióticos.

7. ¿Tiene hermanos mayores?
   a. Sume 4 puntos si tiene hermanos mayores.
   b. No sume puntos si es hijo único o hijo mayor.

La investigación sugiere que los hijos únicos o los primogénitos suelen ser más propensos a las alergias, el salpullido, el asma y otros trastornos alérgicos, los cuales son señales de un sistema inmune hiperactivo.

Una revisión de cincuenta y tres estudios existentes, publicada en 2002 en *Journal of Epidemiology and Community Health* (Revista de epidemiología y salud comunitaria), demostró una relación estrecha y constante entre el número de hermanos y las alergias, el asma, la sibilancia y la fiebre del heno, con un riesgo mayor cuanto menor el número de hermanos.

8. ¿Es la circunferencia de su abdomen mayor que la de sus caderas?
   a. Sume 10 puntos si sus caderas son más anchas (¡sí!).
   b. Sume 2 puntos si las dos circunferencias son iguales.
   c. No sume puntos si la circunferencia de su abdomen es mayor que la de sus caderas.

La circunferencia de sus caderas debe ser más grande que la de su abdomen, por lo menos un 10 por ciento mayor en el caso de los hombres y un 20 por ciento mayor en el caso de las mujeres. Tener centímetros de más en la cintura es un trastorno del sistema inmune y tiene relación con el envejecimiento prematuro. Esta regla es válida aunque no haya sobrepeso. Un estudio del hospital Brigham and Women's de Boston, publicado en *Epidemiology* (noviembre de 2003), demostró que incluso cuando el peso era normal, el hecho de tener la misma medida en la cintura y en la cadera tenía relación con mayores niveles de hiperactividad inmune.

9. ¿Utilizó la seda dental hoy?
   a. Sume 2 puntos si utilizó la seda dental hoy.
   b. Sume 1 punto si no la utilizó hoy pero la usa con frecuencia.
   c. No sume puntos si rara vez utiliza la seda o no la utiliza nunca.

Sí, usar la seda dental sirve para reducir la acumulación de placa bacteriana en los dientes y las encías. La placa es una capa gruesa de bacterias nocivas, la cual provoca una batalla constante con el sistema inmune. Los niveles elevados de placa bacteriana se asocian con hiperactividad del sistema inmune y con un riesgo dos veces mayor de enfermedad cardiovascular. Una investigación publicada en *Archives of Internal Medicine* (Archivos de medicina interna, octubre de 2000), reveló que la enfermedad periodontal duplicaba el riesgo de problemas cerebrovasculares en los adultos mayores de veinticinco años. Además, de acuerdo con un estudio de la Facultad de Odontología de Harvard y el hospital Brigham and Women's (publicado en el número de febrero de 2001 de *Journal of the American College of Cardiology*), se observaron tasas mayores de infartos coronarios, mortalidad por causas cardiovasculares y problemas cerebrovasculares en las personas afectadas por la enfermedad periodontal.

10. ¿Ha hecho el amor durante la última semana?
    a. Sume 5 puntos si su vida amorosa es buena.

    b. Sume 3 puntos si su vida amorosa es regular.

    c. Sume 1 punto si su vida amorosa es motivo de frustración (¡por lo menos sabe lo que es una vida amorosa!).

Precisamente lo que esperaba oír: el sexo es bueno para la salud. Bueno, en realidad no solamente el sexo, sino amar y ser amado. No hay nada mejor para aplacar al sistema inmune hiperactivo que saberse amado y amar. Cuando amamos y nos sentimos amados, no solamente nos parece que el mundo es mejor, sino que todo mejora en nuestro cuerpo también.

11. ¿Hizo reír a sus amigos el día de hoy con un buen chiste?
    a. Sume 2 puntos si hizo reír a alguien.
    b. Sume 1 punto si alguien lo hizo reír.
    c. No sume puntos si no recuerda haber reído hoy.

Está bien, reconozco que es una pregunta algo capciosa. Si respondió afirmativamente, sabemos dos cosas: que tiene amigos y que tiene buen sentido del humor (además de buena capacidad histriónica). El punto importante aquí es el de la camaradería y la risa. Las dos cosas rejuvenecen el sistema inmune. "La risa es el mejor remedio" no es sólo una frase de cajón. La risa le envía al sistema inmune una señal para que se relaje.

12. ¿Tuvo perro en su infancia?
    a. Sume 2 puntos si tuvo perro en su infancia.
    b. Sume 1 punto si tuvo alguna otra mascota en su infancia.
    c. No sume puntos si nunca ha tenido animales.

Además de ser un mejor amigo, un animal es importante para reforzar el sistema inmune. Los perros y los gatos (y otras mascotas) crean contacto con la mayoría de los gérmenes inocuos que nuestro sistema inmune debe conocer mientras crecemos (sin embargo, es preciso ser un poco más cuidadosos con los gatos puesto que tienden a producir más alergias que los perros). Si no se expone a los gérmenes indicados, el sistema inmune se descontrola y comienza a reaccionar a todo tipo de cosas contra las cuales no tendría por qué reaccionar como el polen, el pasto, el heno, la caspa y el moho, dando lugar a alergias, asma y salpullidos.

13. **¿Ha recibido un masaje en el último mes?**
    a. Sume 2 puntos si recibió un masaje.
    b. Sume 1 punto si le ha hecho un masaje a otra persona.
    c. No sume puntos si no ha hecho ninguna de las dos cosas.

Hablando de relajación, recibir un masaje durante una hora para relajar todos los músculos fatigados mientras el cerebro toma un descanso es muy buen remedio. Es mucho lo que hace el contacto relajante combinado con el alivio del dolor muscular para reducir la tensión del sistema inmune también. Se ha demostrado que el masaje reduce la activación del sistema inmune, sin mencionar la agradable sensación que produce.

14. **¿Come más de tres veces al día? (Si se aplica más de una respuesta, elija la que más se aproxima)**
    a. Sume 5 puntos si come todo el día pero sin excederse prácticamente nunca.
    b. Sume 3 puntos si omite una comida de vez en cuando pero por lo general come tres veces al día sin excederse.

c. No sume puntos si consume comidas grandes y por lo general siente llenura.

Ya no se considera que consumir tres comidas al día sea el hábito más sano. Las comidas son uno de los factores que más estrés le provocan al sistema inmune. Concentrar todas las calorías del día en una o dos comidas grandes representa un estrés muy grande para el sistema inmune. Mientras más grande la comida, más altos los niveles de PCR y de interleucina 6, y mayor la activación del sistema inmune, en particular después de una comida grasosa. Comer todo el día, o consumir varias comidas pequeñas durante el día es una mejor estrategia que comer dos o tres comidas grandes.

15. ¿Consume vitaminas?
    a. Sume 4 puntos si consume un complemento multivitamínico una hora antes de su comida más grande del día.
    b. Sume 2 puntos si consume un complemento multivitamínico todos los días pero no antes de su comida más grande.
    c. No sume puntos si no consume un complemento multivitamínico.

Consumir un complemento multivitamínico todos los días reduce el estrés sobre el sistema inmune y reduce la velocidad del envejecimiento. En efecto, se ha demostrado que reduce significativamente los niveles de PCR, de acuerdo con un estudio publicado en diciembre de 2003 en *American Journal of Medicine*.

Sin embargo, si usted es como el común de la gente, probablemente toma su complemento multivitamínico a primera hora de la mañana. En realidad, el mejor momento para consumirlo es aproximadamente una hora antes de la comida más grande del día porque ayuda a reducir la activación inmune que se produce después de comer. Una investigación presentada en *Circulation* (julio de 2003), demostró que consumir las vitaminas antioxidantes A, C, E y betacaroteno antes de la cena previene la elevación de la PCR observada después de las comidas.

16. **¿Ha levantado la voz airadamente en las últimas veinticuatro horas?**
    a. Sume 5 puntos si puede decir sinceramente que rara vez se enfurece.
    b. Sume 1 punto si sintió ira pero no gritó.
    c. No sume puntos si levantó la voz hoy.

Sea sincero. ¿Les gritó a sus hijos? ¿A su cónyuge? ¿En su oficina? ¿En el almacén? ¿A alguna persona? ¿Al perro? Hasta el más mínimo indicio de irritación en la voz refleja hostilidad interior. La hostilidad y la ira son emociones poderosas que le indican a su sistema inmune que usted se dispone a pelear. Lo que esto significa es que debe prepararse para el castigo de un sistema inmune hiperactivo. Un estudio del Departamento de ciencias del comportamiento de la Universidad Duke publicado en *Psychosomatic Medicine* (Medicina psicosomática, septiembre de 2004), demostró una asociación entre niveles elevados de ira y hostilidad y un aumento de los niveles de PCR.

17. **¿Siente ansiedad durante el día?**
    a. Sume 2 puntos si siente ansiedad sólo ocasionalmente.
    b. No sume puntos si siente ansiedad casi permanentemente.
    c. No sume puntos si nunca siente ansiedad, porque mentir tampoco es bueno para su sistema inmune.

¿Nervioso? ¿Le sudan las palmas? ¿Asustado? ¿O apenas ligeramente inquieto? Al sistema inmune poco le agrada el nerviosismo. La ansiedad transmite un mensaje fuerte y claro: una sensación de amenaza. Es ahí precisamente que el sistema de defensa entra en acción. Los estados frecuentes de ansiedad producen envejecimiento prematuro.

Después del episodio del 11 de septiembre en Estados Unidos, unos investigadores israelitas evaluaron el efecto de la ansiedad crónica sobre la salud y la función inmune estudiando los niveles de PCR de 721 hombres y 431 mujeres. En particular en las mujeres se encontró una asociación entre el miedo al terrorismo y una elevación de PCR, indicando la activación del sistema inmune.

18. ¿Siente total depresión algunas veces? ¿Tristeza? ¿Abatimiento? ¿Desesperación?
   a. Sume 5 puntos si es una persona positiva y optimista en términos generales.
   b. Sume 2 puntos si ha sentido depresión más de una vez durante el último mes.
   c. No sume puntos si siente depresión con frecuencia.

De las tres emociones más peligrosas (hostilidad, ansiedad y desesperación), la desesperación es quizás la peor. El mensaje que le envía al sistema inmune es que además de sentir ansiedad, ha tirado la toalla. La desesperación y la depresión se han relacionado con toda clase de condiciones, desde enfermedad cardíaca hasta deterioro cerebral y osteoporosis. Cuando es frecuente, la depresión requiere tratamiento. Son muchos los estudios que así lo han demostrado, incluido uno de los más importantes publicado *New England Journal of Medicine* (Revista de medicina de Nueva Inglaterra, octubre de 1996). Dicho estudio reveló una asociación entre la depresión y la osteoporosis. Otros estudios posteriores han demostrado una relación entre la depresión y una mayor incidencia de diabetes, enfermedad cardíaca, accidente cerebrovascular y cáncer.

19. **¿Durmió bien anoche?**
    a. Sume 5 puntos si casi siempre duerme como un bebé.
    b. Sume 3 puntos si suele dormir como un bebé.
    c. Sume 1 punto si muchas veces no logra dormir lo suficiente.
    d. No sume puntos si siente cansancio constantemente y siente que no logra dormir lo suficiente.

Durante el sueño, el sistema inmune logra finalmente relajarse, recargarse y repararse. Eso es algo que no puede hacer durante el día porque está demasiado ocupado defendiendo al organismo. Esta es la razón por la cual es tan difícil dormir cuando se está enfermo, puesto que el sistema inmune está muy ocupado. Durante el sueño ocurren toda clase de procesos de reparación, mientras que la falta de sueño es una causa importante de hiperactividad inmune, tal como lo han demostrado muchos estudios, entre ellos el publicado en *Journal of the American College of Cardiology* (Revista del Colegio americano de cardiología, febrero de 2004). Este estudio demostró que la falta de sueño a corto y largo plazo elevaba los niveles de PCR.

20. **¿Canta? ¿Tararea? ¿Suele mantener una melodía en su cabeza?**
    a. Sume 2 puntos si toca un instrumento o canta todos los días.
    b. Sume 1 punto si suele oír música en casa o en algún aparato portátil.

c. No sume puntos si no siente interés alguno por la música. No le ayudará, pero quizás tampoco promueva el envejecimiento.

La música no sirve solamente para apaciguar a las bestias salvajes, sino también para tranquilizar el sistema inmune. Cualquiera sirve: Bach, Beethoven, Earl Scruggs o Eminem. Una investigación realizada con bebés de una unidad de cuidado intensivo neonatal demostró que cuando se tocaban canciones de cuna, los bebés presentaban mejores niveles de oxígeno, menos infecciones y permanecían menos tiempo en el hospital (*Pediatric Nursing*, 1998).

21. ¿En qué época del año nació?
    a. Sume 2 puntos si nació en primavera.
    b. Sume 1 punto si nació en invierno o verano.
    c. No sume puntos si nació en otoño.

No, esto nada tiene que ver con astrología. Un estudio realizado por Caleb Finch y Eileen Crimmins, publicado en 2004 en el número del 17 de septiembre de la revista *Science* (Ciencia), demostró que, en promedio, las personas nacidas en la primavera envejecen más lentamente y tienden a vivir entre tres y seis meses más que las personas nacidas en el otoño.

La explicación podría estar en la variación estacional del peso al nacer y su impacto sobre nuestro sistema inmune (en los habitantes del hemisferio sur el patrón es el contrario).

CLAVE

Si su puntuación fue:

80-100: Envejece como un roble y vive en armonía con un sistema inmune sereno y seguro. Su sistema inmune no tiene necesidad de reaccionar excesivamente y hay paz en su torrente sanguíneo, pero siempre hay espacio para mejorar. Continúe leyendo y aprenda a reducir el ritmo de su proceso de envejecimiento todavía más.

60-79: Envejece como una tortuga gigante. Su sistema inmune es su amigo y tiene poco interés en volverse en contra suya, por el momento. Tiene posibilidades de superar ese logro y hacer que su sistema inmune funcione todavía mejor. Son varias las medidas que puede tomar para frenar el ritmo del proceso de envejecimiento y vivir una vida más sana y más larga. ¡Continúe aprendiendo!

40-59: Envejece como el común de los seres humanos, lo cual no es malo, pero podría envejecer mucho más lentamente y al mismo tiempo reducir el riesgo de enfermarse. El conocimiento es poder, de manera que esta es su oportunidad para aprender a disminuir la velocidad de su proceso de envejecimiento y prevenir las enfermedades. Son muchas las cosas que puede comenzar a hacer ahora mismo para mejorar su función inmunitaria, comenzando con la actitud mental correcta: tenga fe en su poder para modificar su salud y la velocidad a la cual envejece.

20-39: Envejece como una bala y marcha a toda velocidad hacia una enfermedad temida, si es que no la tiene ya. Esta puntuación es un llamado a frenar inmediatamente este proceso. Probablemente debería pasar directamente a la segunda parte para leer el programa de ultralongevidad; siempre podrá volver sobre la primera parte una vez que haya tomado las primeras medidas para lograr el control sobre su sistema inmune.

1-19: Es como un dinosaurio (al borde de la extinción). Una puntuación tan baja necesariamente refleja un intento por acelerar su propia muerte. Pero el simple hecho de que esté leyendo este libro significa que todavía hay esperanza. Haga una pausa. Respire. Piense con plena convicción que usted es una persona digna de cuidado. Siga leyendo. Este es el principio del camino hacia un ser completamente nuevo y usted lleva las riendas. ¡Hasta quienes obtienen esta puntuación tan baja pueden, y han podido, transformar sus vidas positivamente!

PRIMERA PARTE

LA NUEVA CIENCIA
DEL SISTEMA INMUNE

CÓMO FUNCIONA
EL SISTEMA INMUNE

EL ENVEJECIMIENTO ES UNA ENFERMEDAD autoinmune provocada por un ataque del sistema inmune contra el organismo del cual forma parte.

Sí, así es. El envejecimiento no es el resultado natural del correr de los años. En la naturaleza hay muchos ejemplos de organismos que pueden vivir indefinidamente sin mostrar señal alguna de envejecimiento. Pero como verá, a diferencia de los seres humanos, dichos organismos carecen de un sistema inmune complejo.

Según los hallazgos más recientes de la ciencia médica, todas las condiciones consideradas parte del envejecimiento —entre ellas la artritis, la osteoporosis, la enfermedad de Alzheimer, el cáncer, el accidente cerebrovascular, el deterioro cerebral, la debilidad pulmonar y la diabetes— no son sencillamente el resultado de la edad sino condiciones causadas por un sistema inmune excesivamente activo.

Lo que esto significa es que, por primera vez en la historia, la medicina cuenta ahora con una teoría verosímil y coherente sobre el envejecimiento, apoyada totalmente sobre la investigación médica.

NO ES SÓLO CUESTIÓN DE ANIVERSARIOS

Si respondió el cuestionario sobre el envejecimiento, ya descubrió que envejecer no es solamente cuestión de tener treinta, cuarenta y cinco o cincuenta años. Esas cifras apenas reflejan el paso de los años. Todos envejecemos en términos de los momentos pasados en la tierra. Los relojes marcan los minutos sin parar. El tiempo pasa. Sin embargo, eso no necesariamente significa que todos envejezcamos a la misma velocidad. Hay quienes envejecen mucho más lento año tras año.

Por tanto, si envejecer no es sinónimo del número de años de vida, ¿qué es? *El envejecimiento representa la acumulación de cambios en un organismo, un órgano, un tejido o una célula, acumulación que termina por menguar la función y llevar a la muerte. Además, este deterioro de la función es producto primordialmente de un sistema inmune excesivamente activo.*

Esto significa que el deterioro de la función de la piel, los huesos, el corazón, los nervios, los pulmones, los riñones y todos los demás órganos del cuerpo, es causado por un sistema inmune mucho más activo de lo que debería ser.

Piense en ello. La función es más importante que la edad cronológica. Realmente no nos interesa la edad real del corazón, por ejemplo, siempre y cuando funcione bien. Asimismo, sería intrascendente que usted tuviera 150 años si todos sus órganos estuvieran funcionando de manera óptima.

¿Y cuál es la causa de esta pérdida de función que conduce al envejecimiento? El sistema inmune.

¿Cómo es eso posible, si se supone que el sistema inmune es nuestro amigo? ¿No debería ayudarnos? ¿Y cómo es posible que nuestro sistema inmune promueva el envejecimiento?

Para comprender esta paradoja es necesario comprender dos cosas: la función del sistema inmune y la forma como envejecemos.

Como ya se dijo, el envejecimiento es sinónimo de deterioro de los órganos y de su función. El cerebro pierde neuronas y capacidad, los latidos del corazón se debilitan, la capacidad pulmonar disminuye, las articulaciones se tornan rígidas y los huesos se debilitan. Ya usted sabe o adivina el resto: se reduce la capacidad de la vejiga, se adelgazan los músculos, se oscurece la vista, se adelgaza la piel, hay un deterioro generalizado y, con el tiempo, sobrevienen la enfermedad y finalmente la muerte.

A pesar de lo que habrá oído muchas veces, los seres humanos no morimos realmente de viejos. Morimos por insuficiencia cardíaca, insuficiencia pulmonar, insuficiencia renal, insuficiencia hepática, insuficiencia cerebral, o a veces todo eso junto. Por tanto, el envejecimiento es realmente un deterioro progresivo de la función de nuestros órganos hasta un punto tal que sobreviene la enfermedad.

Pero la enfermedad no es necesariamente una característica de la vejez. No es raro encontrar personas muy ancianas sin ningún signo de enfermedad o de una función orgánica reducida.

La enfermedad no viene genéticamente programada. En efecto, tanto la enfermedad como el envejecimiento mismo —la disminución de la función de los órganos— son producto de un sistema inmune hiperactivo.

Nuestro sistema inmune es complejo y altamente evolucionado, y su propósito es uno solo: la defensa. Evolucionó en un mundo sembrado de peligros y de amenazas provenientes de distintos atacantes, y en la actualidad son casi milagrosas su capacidad y complejidad. Es asombroso pensar lo poderoso y diverso que es este sistema capaz de protegernos de un sinnúmero de posibles peligros.

Pero a medida que continuamos evolucionando y adaptándonos a un entorno cambiante, el equilibrio entre la función protectora y la actividad del sistema inmune es cada vez más importante.

En la actualidad contamos con vacunas, antibióticos, una mejor higiene y la capacidad de detectar a tiempo y de tomar medidas correctivas para reducir la probabilidad de contraer las infecciones serias para las cuales se ha preparado nuestro sistema inmune. Por consiguiente, en el mundo desarrollado la gente ya no muere tanto a causa de esas infecciones sino de otras condiciones como la enfermedad cardiovascular, la diabetes o la enfermedad de Alzheimer.

Estamos entrando en un período de la evolución humana en el cual nuestro sistema inmune comienza a ser tremendamente poderoso a fin de permitirnos alcanzar todo el potencial de nuestra existencia. Es una fortuna que seamos adaptables, recursivos e inteligentes. Estamos aprendiendo a controlar nuestro sistema inmune y, si aplicamos lo que nos ha enseñado la investigación científica, podremos prolongar nuestra longevidad para vivir hasta unas edades consideradas extremas, sin enfermedades ni decrepitud.

No quiero decir con esto que podamos cambiar el hecho de que nuestra edad cronológica aumenta cada año. No hablo de inmortalidad. Sin embargo, estamos aprendiendo a cambiar la *naturaleza* del proceso de envejecimiento, porque estamos aprendiendo a mantener el nivel de nuestra función orgánica.

El hecho es que no *todo* envejecimiento es provocado solamente por el sistema inmune. Los factores como la gravedad y la exposición a la radiación atmosférica tienen efectos nocivos y nos producen lesiones contra las cuales no sabemos protegernos todavía. Quizás llegue un día en el que vistamos trajes contra la gravedad y vivamos en ciudades higienizadas encerradas en burbujas, pero hasta entonces, no podremos combatir todas las causas externas del envejecimiento.

También parece probable que el envejecimiento esté programado genéticamente hasta cierto punto. En otras palabras, bien podría ser que estemos predestinados a envejecer. Sin embargo, así como es poco lo que sabemos ahora sobre esto, es posible que aprendamos más y podamos llegar a combatir nuestros propios genes.

Pero a pesar de los efectos de la gravedad y la radiación, y de los efectos preprogramados que promueven la senectud, la ciencia médica cree que los seres humanos debemos poder vivir hasta los 150 años.

Es probable que usted no desee vivir tanto tiempo porque imagina que la vida después de los 80 años ha de ser terrible. Sin embargo, hemos descubierto que las personas que tienen un sistema inmune excelente y viven una vida larga, florecen mucho después de los 80 años. El ser humano más viejo conocido fue Jeanne Calment, una francesa que vivió hasta los 122 años. Calment aprendió esgrima a los 85, montó en bicicleta a los 100 y grabó su propio disco de *rap* a los 121.

Hay que recordar que durante decenios, la ciencia ha venido ampliando el período máximo de existencia del ser humano. Como un mercado bursátil al alza, los topes siguen subiendo. En un momento la cifra fue 90, después 100, luego 110 y después 120; en la actualidad hemos rebasado ese tope. No está claro hasta dónde podremos llegar porque no tenemos prueba, pero sabemos que es más allá de los 122 años y esperamos que muchas personas vivas hoy superen ese límite.

Cuando se les pregunta qué han hecho para vivir tanto tiempo, estas personas que han roto la marca mencionan cosas curiosas como un trago de whisky todos los días, el gusto por el chocolate o el apetito sexual. Haya o no algo de cierto en esas afirmaciones, definitivamente hay otro factor más: el sistema inmune. Lo que está claro ahora es que las personas que viven más de 100 años tienen un sistema inmune capaz de resistir el exceso de estímulo y actividad.

Creo firmemente en los postulados recientes de la ciencia que dicen que el sistema inmune es el mediador de los efectos del envejecimiento y que la mejor forma de vivir una vida larga y saludable es mantener el sistema inmune en su nivel óptimo de funcionamiento.

¿QUÉ ES EL SISTEMA INMUNE?

El sistema inmune es uno de los sistemas más complejos con los cuales haya tropezado la ciencia. En esta sección presentamos una explicación breve de su funcionamiento y de lo que sucede cuando no funciona correctamente. Aunque usted no necesita saber todo esto a fin de aplicar los siete pasos sencillos presentados en la segunda parte del libro, siempre he pensado que una buena dosis de conocimiento no sobra, pues comprenderá mejor las recomendaciones del programa de ultralongevidad y conocerá mejor su razón de ser.

El sistema inmune es una colección de células y órganos del cuerpo encargados de defendernos del mundo. En otras palabras, su sistema inmune lo protege contra los invasores y transgresores que todos los días amenazan su cuerpo, trátese de virus peligrosos, bacterias letales, parásitos tóxicos o de partículas menos nocivas que entran en su cuerpo.

Es un sistema asombrosamente complejo, mucho más que cualquier otro del cuerpo humano, incluido el cerebro, pero que aún no comprendemos bien. Una de las dificultades para comprenderlo íntegramente es que el sistema inmune no consta solamente de un órgano. A diferencia del cerebro, el corazón o cualquier otro órgano que usted pueda señalar con el dedo, el sistema inmune no está localizado. No existe en un lugar determinado. Consta tanto de órganos como de células y existe prácticamente en todas partes del cuerpo.

¿CÓMO SE DESARROLLÓ EL SISTEMA INMUNE?

No todos los animales poseen sistema inmune. Por ejemplo, los organismos inferiores no lo tienen y, no obstante, muchas de esas criaturas parecerían poder vivir indefinidamente sin mostrar señales de envejecimiento. Los virus, los más simples de estos organismos, son ostensiblemente inmortales; y recientemente se descubrieron bacterias vivas atrapadas en un ámbar de origen prehistórico cuya edad se calculó en 250 millones de años.

También hay numerosas plantas que al parecer viven eternamente (la ciencia ha descubierto álamos temblones de ochenta mil años de edad y un acebo real de cuarenta y tres mil). Además, descubrimientos de hongos subterráneos enormes demuestran que estos organismos tienen por lo menos dos mil años y no muestran señal alguna de envejecimiento.

Tampoco muestran indicio alguno de envejecimiento muchas criaturas marinas simples como los erizos y los caracoles; los especimenes viejos no mueren más rápidamente que los jóvenes.

El sistema inmune aparece en la escala evolutiva solamente cuando comienzan a verse los organismos más complejos. No sabemos por qué se desarrolló, pero aunque suene extraño, es probable que en algún punto de un pasado muy distante se unieran dos tipos completamente diferentes de criaturas para formar un solo ser más adaptable y poderoso. Quizás fue algún moho de cieno tras absorber a un paramecio, o una medusa al tragar una ameba prehistórica, pero es posible que esa unión haya producido una combinación más ventajosa.

En efecto, parece que la medusa fue la primera criatura de la cadena evolutiva en poseer un sistema inmune rudimentario. Es probable que miles de millones de años atrás, una medusa absorbiera un cierto tipo de ameba, la cual actuó entonces como un sistema simbiótico de

GROG

Para facilitar la comprensión del lugar que ocupa el sistema inmune en la historia de la humanidad, supongamos que vivimos en el Pleistoceno y que uno de mis pacientes es Grog, un hombre cromañón.

Grog ha tenido un día difícil. En realidad, su vida siempre ha sido difícil. El hombre cromañón habitó la tierra entre cuarenta y diez mil años atrás cuando la vida no era fácil. No era fácil ser un hombre prehistórico. El cromañón es notable por el sinnúmero de fracturas e infecciones.

Grog, al igual que la mayoría de los miembros de su tribu, pasa el día cazando. Puesto que corre descalzo permanentemente, sufre incontables lesiones. Hoy vino a verme a causa de una terrible infección.

Al recopilar su historia familiar, veo que las noticias no son muy buenas. La madre de Grog murió a los dieciocho años, dando a luz a su segundo hijo. El padre de Grog cayó por un precipicio y se fracturó la columna; al no haber nadie que pudiera salvarlo, lo dejaron morir allí mismo.

La tribu de Grog tiene apenas una vaga noción del concepto de infección puesto que es algo extremadamente común. Sin embargo, nadie tiene la menor idea de cuál es la causa de las infecciones, en qué consisten o cómo manejarlas. Pero la tribu entierra a sus muertos y al parecer lo hace en parte porque se da cuenta que los cadáveres dejados por ahí, para que se pudran, favorecen las enfermedades.

El propio Grog es una infección ambulante: tiene llagas en la piel, un absceso mandibular, mala dentadura y un aliento fétido. Su recuento de glóbulos blancos es muy elevado porque su cuerpo está combatiendo la infección en todo momento; también tiene un nivel elevado de proteína C reactiva (PCR), lo cual indica gran actividad de su sistema inmune.

Pero hay algo de lo cual no sufre Grog y son las alergias. Cada uno de los poros de su cuerpo está lleno de mugre, pero eso ha significado que su sistema inmune no ha tenido tiempo nunca de desarrollar alergias. La mugre puede ser buena porque le da algo qué hacer al sistema inmune, evitándole el aburrimiento.

En este momento, Grog sufre una infección catastrófica. Pisó una piedra afilada mientras corría por el bosque persiguiendo un ciervo, caminó por el lodo con la herida abierta y se infectó el pie. La infección ha ido subiendo por la pierna hasta los ganglios linfáticos y la ingle, y en este momento no puede valerse por sí mismo.

No hay nada que yo o ningún otro médico pueda hacer porque en esta época el único remedio posible es tratar de drenar la infección. Ya es demasiado tarde para Grog y como la mayoría de los otros cromañones en su situación, no tardará en morir a causa de una infección sistémica generalizada.

defensa para su anfitrión, atacando y devorando cualquier posible invasor, como una bacteria, un moho o un virus.

Por su parte, la medusa representaba un ambiente seguro en el cual la ameba podía florecer, proporcionándole abundancia de alimento y nutrientes. Además, no había mayor probabilidad de rechazo, puesto que al carecer de un sistema inmune, la medusa no tenía una estructura interna para expulsar a la ameba. De ahí que pudiera nacer entonces esa alianza.

De ahí en adelante, el ADN de los dos organismos pudo duplicarse como parte del proceso reproductivo subsiguiente, dando lugar a un ser completamente nuevo, poseedor de un sistema inmune incipiente. A través de los millones y millones de años que siguieron, la evolución pudo haber perfeccionado el sistema hasta convertirlo en uno mucho más complejo, eficiente y resistente.

Claro está que todo esto es especulación, aunque no está fuera del ámbito de lo posible. Y si pudiéramos ver exactamente cómo actúan y reaccionan las células de nuestro sistema inmune, aparentemente por voluntad propia, la teoría adquiriría visos de realidad.

LA FUNCIÓN DEL SISTEMA INMUNE

El sistema inmune cumple dos funciones primordiales.

La primera es defensiva. Como ya se dijo, el sistema inmune debe protegernos en todo momento del día y de la noche, entrando en batalla contra todos los intrusos potencialmente dañinos que nos atacan constantemente.

La segunda función es más asombrosa. El sistema inmune debe almacenar recuerdos y no sólo unos cuantos. Debe almacenar en su banco de memoria un registro de todas y cada una de sus batallas y de todos y cada uno de los intrusos con los cuales ha entrado en contacto. Si no fuera así, con el tiempo sería incapaz de protegernos.

Después de todo, si no hubiera aprendido nada de sus batallas anteriores, continuaría dando la misma pelea una y otra vez, perdiendo el tiempo con intrusos inofensivos o no recordando cuáles armas utilizar en contra de los distintos invasores dañinos.

Los seres humanos existimos en un mundo en el cual somos cazadores o cazados. Todo lo que existe devora o es devorado como parte de un proceso que ocurre en muchos niveles, tanto dentro como fuera de nuestros cuerpos.

Los seres humanos nos consideramos depredadores, pero la verdad es que también somos presas pues vivimos bajo la amenaza constante de miles de millones de microbios cuya intención principal es atacarnos y, de ser posible, matarnos. A fin de combatir a esos enemigos hemos desarrollado un sistema de defensa altamente evolucionado y complejo.

Para comprender este concepto a cabalidad, tomemos un tema pertinente presente en todos los titulares de prensa: la seguridad de la patria.

Mi país, Estados Unidos, es susceptible de sufrir toda clase de ataques terroristas: desde el aire y desde el mar, con armas químicas y nucleares, por envenenamiento de las fuentes de agua y del aire. A fin de protegernos, los estadounidenses hemos desarrollado un sistema de defensa muy complejo para garantizar la seguridad de la patria. Patrullamos constantemente nuestra extensa frontera. Tenemos organismos de información encargados de recabar inteligencia en todo momento. Nuestras armas están siempre listas para frustrar cualquier invasión.

No contamos con una línea de defensa única sino que tratamos de proteger a nuestro país contra todas las posibles modalidades de ataque.

Lo mismo sucede en nuestro cuerpo. Debemos proteger el cuerpo que es, ni más ni menos, nuestro hogar. Para hacerlo, el sistema inmune tiene a su cargo una serie compleja de funciones semejantes a las del Departamento de seguridad de los Estados Unidos. Debe patrullar una frontera exterior gigantesca y además proteger un espacio interior muy vasto. Entre las cosas que amenazan nuestro cuerpo están los ataques provenientes tanto del exterior como del interior, del aire que respiramos, de los alimentos que consumimos, del agua que bebemos y del contacto con otras personas. Estamos expuestos a los agentes químicos y a la radiación. Nuestro sistema inmune debe defendernos en todos los frentes de ataque.

Los invasores externos pueden atacar no solamente la frontera más obvia, la piel, sino también otras fronteras, a saber, las de los órganos internos como los pulmones, los intestinos, el tubo digestivo, la nariz, la garganta, etcétera.

Esas fronteras son vulnerables a un sinnúmero de amenazas en forma de bacterias, virus, alergenos, parásitos, levaduras, mohos, sustancias químicas tóxicas, gases nocivos y hasta proteínas peligrosas como los priones.

A fin de derrotar a todos estos terroristas, nuestro sistema inmune posee decenas de armas especializadas y combatientes perfectamente entrenados. Los científicos han identificado por lo menos veinte tipos de células inmunes diferentes y todavía continúan descubriendo más. A pesar de su número, sus distintos tipos y su complejidad, basta con saber acerca de unas cuantas para comprender los mecanismos más importantes de protección del sistema inmune.

LOS PROTAGONISTAS DEL SISTEMA INMUNE

EL CUERPO HUMANO TIENE MÁS DE TREINTA órganos diferentes constituidos por más de doscientos tipos celulares distintos y cerca de cien trillones de células. El sistema inmune vigila permanentemente cada uno de los órganos a fin de detectar cualquier amenaza posible. A continuación aparecen algunos de los actores más importantes.

LA MÉDULA ÓSEA

La médula ósea es ese material rojizo presente prácticamente en todos los huesos del cuerpo, en donde se fabrican todas las células sanguíneas.

Dentro de la médula, en un armazón interno, residen las células madre de la médula ósea, las cuales se dividen constantemente para producir grandes números de glóbulos blancos y rojos.

Las células madre de la médula ósea continúan dividiéndose al mismo tiempo que fabrican los glóbulos rojos y blancos. Y mientras la médula produce millones de células cada segundo, el bazo destruye otras tantas, cumpliendo con su función de destituir a las células. El bazo es el encargado de sacar a las células sanguíneas de la circulación una vez que han cumplido con su ciclo de vida útil (ver más adelante).

Este proceso de nacimiento en la médula ósea y de muerte en el bazo debe ser perfectamente balanceado. Si no lo es, podemos sufrir algún trastorno. Por ejemplo, si el sistema inmune destruye más glóbulos rojos de los que fabrica, la persona se torna anémica y se verá siempre cansada y pálida. Si fabrica más glóbulos rojos de los que destruye, la persona desarrolla un trastorno denominado policitemia o presenta una sangre atestada de glóbulos rojos.

Una vez que se forman en la médula ósea, las células permanecen allí hasta que maduran, antes de salir a incorporarse en el torrente sanguíneo. Una vez allí, circulan por el cuerpo, las unas dedicadas a portar el oxígeno y el bióxido de carbono (los glóbulos rojos) y las otras (los glóbulos blancos) dedicadas a patrullar para evitar el ingreso de los invasores.

EL TIMO

El timo, ubicado en la parte superior del tórax delante de la tráquea, es el órgano más misterioso del cuerpo.

En los lactantes, el timo es gigantesco en términos relativos. Continúa creciendo hasta la pubertad y después comienza a contraerse. En los ancianos prácticamente ha desaparecido por completo.

El timo es algo así como un centro de entrenamiento para unos glóbulos blancos denominados células T, el sitio donde estas células van a madurar. El timo permanece especialmente activo durante los primeros años de vida porque es durante la juventud que las células T se ven expuestas constantemente a cosas nuevas, desde proteínas de los alimentos hasta gérmenes desconocidos. Las células T necesitan entonces de un espacio donde congregarse para intercambiar notas y aprender sobre las amenazas y los ataques.

Por ejemplo, supongamos que una de las células de su sistema inmune entra en contacto con un invasor extraño. Su deber es comunicar esa información a las otras células para que puedan tener presente a ese invasor. Es en el timo donde ocurre ese intercambio de información y ese entrenamiento.

¿Por qué se atrofia el timo posteriormente? La ciencia no tiene una respuesta definitiva, pero a medida que pasan los años, es menos lo que el sistema inmune debe aprender. Por tanto, lo que se piensa actualmente es que la necesidad de tener un timo grande disminuye a medida que crecemos. Sin embargo, aunque el timo disminuye en tamaño y capacidad, de todas maneras puede seguir entrenando a un cierto número de células T hasta la edad de ochenta, noventa y más años.

EL BAZO

Otro centro importante de entrenamiento y reunión del sistema inmune es el bazo. Este órgano grande, del tamaño de un puño, está localizado en el lado izquierdo del abdomen, debajo de las costillas.

El bazo es lugar permanente de reunión para todas las células del sistema inmune. La sangre se desvía hacia el bazo, donde las células se encuentran y conversan entre sí para intercambiar información sobre lo que han visto y aprendido, sobre los enemigos a los cuales han vencido y los anticuerpos que han fabricado.

La sangre tarda cerca de un minuto en recorrer todo el cuerpo desde que el corazón la bombea, lo cual significa que una célula puede pasar por el bazo unas 1400 veces al día. Realmente son muchos viajes.

El bazo también es importante porque es allí donde el cuerpo decide en qué momento ha envejecido demasiado un glóbulo rojo o uno blanco. Una vez tomada la decisión de dar de baja a una célula, esta se descompone y el sistema procede a reciclar sus elementos constitutivos.

Los seres humanos podemos vivir sin el bazo; en caso de ruptura, el hígado puede asumir sus funciones. Sin embargo, si el bazo deja de funcionar o se extirpa, la inmunidad se ve comprometida; las personas que no tienen bazo son más susceptibles a las infecciones.

EL SISTEMA LINFÁTICO

Prácticamente todo el mundo sabe acerca del torrente sanguíneo: es una malla de vasos a través de los cuales la sangre recorre todo el cuerpo. Sin embargo, pocas personas saben de la existencia de otro sistema circulatorio completamente diferente: el sistema linfático, a través del cual viaja la linfa.

La linfa es un líquido transparente que recorre todo el cuerpo cumpliendo su función de limpiar y nutrir los tejidos. De la misma manera que la sangre regresa al corazón a través de las venas, la linfa también se recicla y regresa al corazón, esto a través del sistema linfático.

El sistema linfático es una especie de sistema secundario de transporte para las tropas encargadas de proteger al cuerpo. Lo mismo que el sistema circulatorio, consta de una serie de vasos y tubos. La diferencia principal entre el sistema circulatorio y el linfático es que este último no cuenta con la ayuda de una bomba para impulsar el líquido. En el caso de la sangre, la bomba es el corazón. La linfa, para regresar al corazón, se vale de un proceso más pasivo a base de contracciones musculares y la ayuda de la gravedad.

Seguramente habrá notado que los pies se le hinchan durante un viaje largo en avión o en automóvil. Esto se debe a la falta de movimiento. Puesto que los músculos no pueden movilizar la linfa, esta se acumula, por efecto de la gravedad, en la parte más baja del cuerpo, los pies.

Quizás también sepa sobre una condición denominada edema, la cual es producto de la acumulación de linfa. Esta hinchazón ocurre cuando es imposible devolver el exceso de líquido a la circulación.

El sistema circulatorio es muy extenso y se ramifica desde la aorta, su tronco principal, a través de las arterias menores, las arteriolas, los capilares, las venas y las vénulas. A pesar de eso, todavía hay una gran porción de tejidos a los cuales no pueden llegar los capilares.

Es allí donde entra a operar la linfa, la cual debe ayudar a movilizar nutrientes tales como la glucosa (azúcar) para que lleguen hasta cada una de las células, incluidas aquellas a las cuales el sistema circulatorio no alcanza a nutrir. La linfa baña y nutre todos los tejidos del cuerpo. Una vez utilizados dichos nutrientes, es necesario reciclarlos o, de lo contrario, el cuerpo se hincharía como el hombre de las llantas Michelin.

A lo largo del recorrido del sistema linfático hay unas estaciones de paso conocidas como ganglios linfáticos. Son puestos de avanzada, cuyos centinelas tienen la misión de impedir el paso a todo lo que no debe pasar por los canales linfáticos. El sistema linfático podría proporcionar a cualquier germen o microbio un acceso rápido y directo al corazón y al torrente sanguíneo, de tal manera que los linfocitos (células T y células B) se congregan en los ganglios linfáticos esperando a que algo malo trate de penetrar por allí. Cuando detectan ese algo, salen a atacarlo antes de que se aventure a llegar al corazón y al torrente sanguíneo.

Cuando hay un problema latente en el cuerpo, los ganglios linfáticos se agrandan. Por ejemplo, cuando se inflaman las glándulas del cuello es porque los ganglios pudieron haber encontrado algún virus asentado en la garganta a la espera de poder lograr acceso a los pulmones o a la sangre. Cuando responden a una infección, los ganglios pueden inflamarse en cualquier parte del cuerpo como la ingle, el cuello, el tórax, el abdomen, etcétera.

LOS GLÓBULOS BLANCOS

Los glóbulos blancos son quizás las células más importantes de nuestro sistema inmune, así como las mejor conocidas y más numerosas. Su nombre los distingue de los glóbulos rojos, esas células en forma de disco cuyo oficio es llevar el oxígeno y el bióxido de carbono desde los pulmones al resto del cuerpo.

La mayoría de las personas quizás piensen que los glóbulos blancos son apenas unas esferas sin forma que flotan en el torrente sanguíneo, patrullando al azar. Pero la verdad es que los glóbulos blancos actúan de manera deliberada en el desempeño de su misión de vigilancia. En realidad hay muchos tipos de glóbulos blancos, cada uno de los cuales cumple una función especializada. Además, los glóbulos blancos no se encuentran solamente en la sangre sino en cada uno de los órganos del cuerpo, desde el cerebro hasta el hígado, los pulmones y en todo el sistema linfático.

La primera línea de defensa son los linfocitos. El sufijo *cito* significa "célula", de tal manera que los linfocitos son las células de la linfa o linfáticas. Los más importantes de conocer son los linfocitos B (mejor conocidos como células B) y los linfocitos T (mejor conocidos como células T).

LAS CÉLULAS B

Las células B reciben su nombre porque el primer órgano donde se estudiaron fue en la bolsa de Fabricius, la cual existe solamente en las aves. En los seres humanos, las células B se originan en la médula ósea.

Estas células cumplen dos funciones principales: mantienen una base de datos de memoria y crean unas estructuras proteicas complejas que se utilizan como armas en contra de las amenazas y los invasores. Estas estructuras complejas se denominan anticuerpos, a los cuales nos referiremos más adelante.

Las células B llevan un registro de cada una de las interacciones que ha tenido el sistema inmune. Esto significa que en su cuerpo hay almacenado un banco de memoria (no en su cerebro sino en su sistema inmune) de cada uno de los gérmenes y virus con los cuales usted ha entrado en contacto, todas las proteínas que ha consumido, todas las partículas de polen que ha inhalado. Imagine: por cada una de esas interacciones hay una célula B flotando en el interior de su cuerpo en la cual hay un registro de ese encuentro.

De cierta manera, la memoria del sistema inmune es más impresionante que la del cerebro. La mayoría de nosotros podemos apenas evocar recuerdos vagos de nuestra primera infancia. Sin embargo, nuestro sistema inmune recuerda la primera vacunación, la cual quizás tuvo lugar pocos días después del nacimiento. Los estudios indican que al parecer el sistema inmune almacena recuerdos de nuestra vida en el seno materno.

Poco después de nacer, usted seguramente recibió vacunas contra la difteria, el tétano y la tosferina. Si bien el recuerdo de esa inmunización puede desvanecerse ligeramente y se requiera un refuerzo para traerlo nuevamente a la memoria del sistema inmune, hay un remanente de ese recuerdo que perdura durante toda la vida.

Estos recuerdos almacenados son de vital importancia para su supervivencia; son los que le brindan inmunidad para no sufrir ciertas enfermedades más de una vez.

Por ejemplo, después de contraer la rociola una vez en la infancia, usted se torna inmune y por lo general no sufre nuevamente la enfermedad en la edad adulta. Asimismo, después de inmunizarse para el tétano, no sucumbirá a la infección bacteriana causante de esa enfermedad. Sus células B tienen ese recuerdo almacenado e impiden que usted sufra nuevamente la enfermedad.

El recuerdo de la exposición previa a esas amenazas es crucial porque es el que le permite al sistema inmune reaccionar más rápida y eficazmente en contra de amenazas serias, en caso de encontrarlas nuevamente. Sin ese recuerdo y esa reacción rápida, la exposición a males como el tétano o la difteria podría ser fatal.

También es importante que su sistema inmune recuerde contactos y exposiciones anteriores aunque no sean letales, puesto que así se reduce la probabilidad de que reaccione exageradamente frente al ataque de gérmenes no letales. Por ejemplo, si su sistema inmune reaccionara con todas sus armas cada vez que usted consume un determinado alimento o respira un cierto polen, usted permanecería en un estado constante de hiperactividad y de batallas inmunitarias innecesarias.

Un ejemplo de una reacción exagerada del sistema inmune es la alergia, la cual puede desencadenar problemas serios tales como asma o hasta anafilaxis, la cual puede ser letal. Hablaremos de esto más adelante.

Las células B cumplen otra función importante. Fabrican anticuerpos, cuyo papel dentro del sistema de seguridad del organismo es semejante al que desempeña el Cuerpo de ingenieros del ejército de los Estados Unidos en el sistema de seguridad de la patria. En esto, las células B trabajan en estrecha colaboración con las células T para construir unas estructuras mecánicas y químicas complejas, las cuales son unas armas mortíferas para neutralizar a los invasores.

Los anticuerpos son proteínas complejas fabricadas de conformidad con unas especificaciones exactas. Las células B fabrican cada uno de los anticuerpos con el propósito de neutralizar a un invasor específico. La ciencia médica todavía no comprende con exactitud el proceso de fabricación de dichos anticuerpos. Lo que se sabe es que, para producirlos, las células B se alían con los macrófagos.

¿Qué es un macrófago? El sufijo *fago* viene del griego *phagon* que significa "comer" y *macro* viene del griego *macron* que significa "grande". Por tanto, un macrófago es un "gran devorador".

Los macrófagos patrullan constantemente el cuerpo, lo cual significa que son una especie de policía militar. Los macrófagos están siempre vigilantes en todos y cada uno de los órganos del cuerpo. Se desplazan a toda hora entre los trillones de células de los órganos como lo haría una ameba en una placa de Petri.

Estos devoradores voraces de forma globular buscan todo tipo de invasores que hayan podido penetrar las defensas del cuerpo. Cuando se encuentran con alguno, lo capturan, lo cortan en miles de trozos minúsculos y después salen con los trozos a mostrarlos por todo el cuerpo a fin de darlos a conocer para que las demás tropas puedan saber exactamente cuál es su apariencia.

¿Suena exageradamente dramático? En realidad se asemeja mucho a la verdad. Cuando los macrófagos encuentran un invasor, lo sujetan con unos dedos parecidos a los de la ameba, lo envuelven y lo tragan para dejarlo cautivo. Después liberan las enzimas para digerirlo y descomponerlo en trozos minúsculos. Esos trozos se convierten en pedazos de proteínas lo suficientemente pequeños para poder transportarlos, pero lo suficientemente grandes para dejar una "huella" única que identifica al invasor devorado y digerido por el macrófago.

A continuación, el macrófago escupe los trozos digeridos de huellas proteicas y los exhibe en su superficie, como si publicara un aviso de "Se busca" para alertar al resto del sistema inmune. Entonces se movilizan las células B para ir a reconocer el aviso de "Se busca", o el trozo del invasor, y aprender su forma. Después proceden a construir un anticuerpo que se ajuste perfectamente a la forma del invasor. Ese anticuerpo es capaz de reconocer al invasor y adherirse a él la próxima vez que tropiece con él.

A continuación, las células B comienzan a fabricar millones y millones de copias de este anticuerpo, las cuales liberan al torrente sanguíneo. Los anticuerpos viajan en la sangre y, en caso de entrar en contacto con uno de los invasores, se adhieren inmediatamente a él, desencadenando una serie de eventos que culminan en la muerte del invasor.

Nuestras células B fabrican los anticuerpos de acuerdo con unas especificaciones excepcionalmente precisas a fin de que actúen específicamente contra un germen en particular. Y los anticuerpos deben encajar perfectamente; de no ser así, puede haber problemas serios, el más grave es que el anticuerpo no sepa reconocer correctamente y neutralizar la amenaza.

Si, por ejemplo, el anticuerpo se acoplara equivocadamente a un ojo, el resultado sería la ceguera. Si se acoplara al cerebro, habría daño cerebral. Tan pronto como los anticuerpos se adhieren a algo, se produce una reacción en cadena para neutralizar o matar a ese algo.

Cuando una célula B aprende a producir un anticuerpo con la ayuda de un macrófago, guarda para siempre esa información en su memoria. En efecto, la célula B queda programada de por vida para reconocer a un invasor específico. En caso de tropezarse con él nuevamente, comenzará a producir millones de copias de su anticuerpo y además se reproducirá a sí misma miles de veces a fin de crear una fuerza de células hijas. Cada célula hija también hereda el conocimiento para reconocer al invasor y producir su anticuerpo específico.

Se piensa que las células B viven entre uno y seis años. Las células B se reproducen (mediante división celular) con el propósito de mantener su memoria colectiva, la cual es crucial para nuestra supervivencia. Además, tienen la capacidad de multiplicarse rápidamente tan pronto reconocen una amenaza conocida. Esta habilidad para multiplicarse contribuye a construir una reacción colosal tan pronto como un invasor conocido se aventura al interior del cuerpo.

La inteligencia colectiva de estas células es enormemente poderosa.

LAS CÉLULAS T

El otro grupo importante de linfocitos es el de las células T (cuyo nombre se deriva del timo, el órgano donde maduran).

Vistas bajo el microscopio, las células T se parecen a las células B. Son esféricas y tienen un núcleo grande y poco citoplasma (la sustancia que rodea al núcleo). Estas células son la infantería de marina del sistema de seguridad de la patria. Así como cada infante de marina tiene su propia función o especialidad militar, también las células T tienen su propia ocupación militar especializada.

Según su ocupación, las células T se dividen en colaboradoras, supresoras y citotóxicas. Esas funciones son muy especializadas, como lo son las de los infantes asignados al escuadrón de bombardeo, o al grupo de reconocimiento, etcétera. Algunas células T (citotóxicas o CD8) atacan directamente a los invasores o a las células infectadas, mientras que otras (las colaboradoras, o CD4, y las supresoras) ayudan a regular la reacción inmune y evitan que se sobreestimule.

Las células T citotóxicas (o asesinas) identifican los organismos ajenos presentes en nuestras células y proceden a destruir las células infectadas reconociendo los cambios acaecidos en las proteínas de su superficie. Trabajan concertadamente con las células T supresoras y colaboradoras, las cuales se encargan de regular la actividad de las células T citotóxicas.

Las células T supresoras ejercen su acción reguladora impidiendo que las células T citotóxicas maten a las células sanas. Las células T colaboradoras o CD4 ayudan a matar a las células infectadas. Usted seguramente habrá oído hablar de las células CD4 en el contexto de la infección por VIH porque son el blanco de ataque del virus de la inmunodeficiencia humana. Cuando los niveles de las células CD4 son bajos, es señal de que la infección por VIH es seria.

También son importantes unas células especializadas conocidas como células asesinas naturales (NK, por su sigla en inglés), las cuales están entrenadas para destruir las células cancerosas o infectadas. Las células asesinas se parecen a las citotóxicas, pero son más poderosas.

Supongamos que usted se expone a un virus. Una de las razones por las cuales los virus son tan peligrosos es porque no se limitan a viajar por los tejidos y la sangre, ocultándose en ellos a la espera de que el cuerpo los destruya. Se introducen dentro de las células, obligando al cuerpo a destruir algunas de sus propias células infectadas.

Una vez dentro de sus células, el virus manipula el ADN, combinándolo con el suyo propio y engañando así a las células para que lo reproduzcan. Así, el virus utiliza el sistema de procesamiento del ADN de sus células para reproducir su propio ADN.

Cuando un virus infecta de esta forma a una célula, la situación comienza a parecerse a la escena de la película *Alien* en la cual los extraterrestres crecían dentro del cuerpo de los personajes y los reventaban para salir de ellos.

Infortunadamente, la única forma de impedir que ese extraterrestre peligroso, que es el virus, se reproduzca, es matando las células infectadas. Es en ese momento cuando entran las células T asesinas. Las células asesinas naturales detectan la señal de auxilio de las células infectadas por el virus. El llamado puede provenir de cualquier tipo de célula: de la garganta, la nariz, los intestinos o la piel.

Cuando las células asesinas detectan una célula infectada, utilizan un arma especial para destruirla: inyectan una especie de tapón en la membrana externa de la célula. El tapón, el cual tiene un pequeño orificio, es una proteína denominada perforina. Por allí, la célula asesina inyecta una sustancia denominada granzima (o, más exactamente, proteasa exógena de serina), la cual tiene el efecto de destruir a la célula como una bomba.

Así es como las células asesinas naturales proceden para destruir las células infectadas por los virus. Hay otras partes del sistema inmune que atacan directamente a los virus, pero las células asesinas naturales son las encargadas de matar a las células infectadas, entre ellas las portadoras del VIH. Esta es la razón por la cual es importante tener un recuento elevado de células asesinas en la sangre.

Las células asesinas son llamadas a participar en muchas misiones de búsqueda y destrucción. También son importantes para matar las células cancerosas que brotan en el cuerpo, ojalá antes de que formen tumores. El cáncer no es tan raro como piensa la mayoría de la gente; en efecto, las células cancerosas son bastante comunes. Lo que sucede es que, por diversas razones, la mayoría de esas células no logran crecer hasta convertirse en tumores capaces de matarnos. Una de esas razones es que las células asesinas naturales las eliminan antes de que tengan la oportunidad de reproducirse.

Hay varias terapias que han demostrado aumentar la actividad de las células asesinas tales como la imagenología dirigida, el *qigong*, las técnicas especiales de respiración, el ginseng y ciertas plantas medicinales de China.

LAS CÉLULAS HEMATOGÉNICAS

Además de los linfocitos y los macrófagos, la tercera línea de células inmunes está constituida por las células hematogénicas o formadoras de sangre. Estas células son el origen de los glóbulos rojos y de muchos de los glóbulos blancos. Como parte del examen de rutina, el médico por lo general solicita un cuadro hemático para medir el número y los tipos de glóbulos blancos presentes en una gota de sangre. Cuando hay un número elevado (o una concentración elevada) de glóbulos blancos, por lo general es señal de alguna infección o afección física.

En una gota de sangre pueden verse muchos tipos de glóbulos blancos. Cerca de la mitad de ellos son los neutrófilos, llamados también células polimorfonucleares.

Yo prefiero darles el nombre de *Pac-Man,* puesto que las figuras de ese juego de video se parecen a ellas. Lo mismo que *Pac-Man,* estas células detectan a los invasores, los persiguen y literalmente los engullen tan pronto los atrapan.

Algunos de los demás glóbulos blancos son los eosinófilos, los basófilos y los monocitos. Cada uno de esos tipos de células tiene su propia función especializada. Por ejemplo, los eosinófilos desempeñan un papel en las reacciones alérgicas y también en trastornos como el asma. También participan en la lucha contra los parásitos.

Como ya usted sabe, nuestro sistema inmune cuenta con muchos guerreros especializados dotados de armas especiales para luchar contra amenazas diversas y a veces desconocidas. Los mencionados anteriormente son apenas algunos de los soldados acuartelados permanentemente para proteger el organismo. En este momento, todos están ocupados trabajando en su cuerpo.

LA SEGURIDAD FRONTERIZA Y LOS ALT

Tal como vimos anteriormente, una de las principales funciones de nuestro sistema de seguridad de la patria es proteger la frontera, la cual es muy extensa y abarca todas las superficies que entran en contacto con el mundo exterior. Los invasores están siempre al acecho y su intención no es solamente observar sino también atacar. Por tanto, no son suficientes unas cuantas células del sistema inmune para patrullar esas fronteras.

Es aquí donde entran en escena los ALT o tejidos linfoides asociados (por su sigla en inglés). Los ALT son agrupaciones grandes de células inmunes apostadas en puntos relativamente equidistantes a lo largo de las fronteras. Por ejemplo, en los intestinos se encuentran los GALT (tejidos linfoides intestinales), los cuales se asemejan a miles de fuertes distribuidos por todo el revestimiento intestinal para proteger la frontera entre el cuerpo y el contenido del intestino.

La frontera intestinal es especialmente importante, no solamente por su extensión (aproximadamente el área de una cancha de tenis cuando se abre y se extiende) sino también por los asaltos constantes de las bacterias y los microbios empeñados en pasar. La única barrera es una membrana delgada de una célula de espesor.

Esa labor tan importante requiere de un pie de fuerza muy grande, razón por la cual los GALT representan cerca de la mitad de todas las células de nuestro sistema inmune. La mayoría de las células presentes en ellos son células T, pero también permanecen allí en esos puestos de vigilancia las células B y los macrófagos.

Sin embargo, las fronteras de nuestra patria orgánica se extienden más allá del intestino. También están la piel y las membranas mucosas que revisten la nariz, la boca, los senos nasales, la garganta y los pulmones. Cada una de esas fronteras necesita su propia fuerza de defensa, de modo que así como los GALT del intestino, también están los SALT, NALT, TALT y BALT, siglas que se refieren a los tejidos linfoides de la piel, la nariz, la garganta y los bronquios. Estas agrupaciones de tejido linfoide representan más del 70 por ciento de nuestro sistema inmune.

EL SISTEMA DEL COMPLEMENTO

Ya hemos visto varios mecanismos mediante los cuales las células del sistema inmune combaten las amenazas. Por ejemplo, un macrófago o un polimorfonuclear es capaz de devorar un germen, mientras que una célula asesina natural (NK) es capaz de inyectar una granada de granzima en una célula infectada.

El sistema inmune tiene varias otras formas de eliminar las amenazas contra el organismo utilizando herramientas complejas mediante las cuales puede deshacerse de más de un invasor a la vez. Después de todo, ante la invasión de miles de millones de enemigos, la lucha cuerpo a cuerpo de nada le serviría.

Una de esas herramientas son los anticuerpos, unas armas químicas producidas por las células B. Sin embargo, hay otro proceso que tiene lugar cuando el anticuerpo se adhiere a su objetivo. La misma asa o cola molecular encargada de enviar la señal al sistema inmune de que ha atrapado algo también provoca el despliegue de un sistema de armas químicas conocido como el complemento.

El sistema del complemento es un aparato de guerra química excesivamente complicado. Para tratar de describirlo en términos sencillos se lo puede comparar con un arsenal de armas nucleares. El sistema del complemento está siempre presente en nuestro cuerpo, pero sus componentes, los cuales se calculan al menos en treinta, por lo general permanecen desarmados.

Los componentes del complemento se producen principalmente en el hígado, pero también los fabrican los macrófagos y otras células del sistema inmune. Por separado, son inofensivos, pero cuando se ensambla todo el aparato puede ocurrir una reacción nuclear.

El detonante para armar el complemento se produce cuando los anticuerpos ensartan tantas presas que es imposible continuar sin ayuda adicional. Ese nivel crítico de la batalla inicia el ensamblaje o la activación del sistema del complemento.

La activación del complemento es una de las funciones más impresionantes del cuerpo humano. Por fortuna se produce solamente cuando hay problemas serios como una pneumonía o una meningitis por neumococo. También ocurre cuando hay transplante de órganos, y en ese caso la reacción del sistema inmune es tan vigorosa que puede provocar el rechazo del órgano. Es por eso que es preciso administrar medicamentos para suprimir la activación del complemento.

Lo mismo que en una reacción nuclear, una vez activado el sistema del complemento, es difícil parar la cadena de reacciones, la cual suele culminar con la muerte de los invasores.

La destrucción se caracteriza por extravasación capilar, hinchazón, acumulación de linfa y liberación de señales de auxilio, las cuales atraen cada vez más guerreros de todas partes del cuerpo. Además se liberan pirógenos (sustancias químicas que elevan la temperatura del cuerpo produciendo fiebre) y se despliegan en general todas las armas disponibles, entre ellas el óxido nítrico y los radicales libres.

Todo este proceso hace sentir muy enferma a la persona. En caso de continuar por mucho tiempo si la amenaza es abrumadora, puede llevar a shock, falla orgánica y muerte. Por consiguiente, la activación del complemento suele reservarse solamente para los casos más graves.

EL SISTEMA DE COMUNICACIÓN

El último detalle que usted debe conocer acerca del sistema de seguridad de la patria es el sistema de comunicación.

Las comunicaciones son cruciales en la guerra: los satélites, los teléfonos celulares, la radio y los sistemas de microondas sirven para comunicar las estrategias y localizar el enemigo a fin de vencerlo.

El cuerpo humano tiene un sistema de comunicación semejante.

La principal categoría de los aparatos de comunicación es la de las citocinas, de las cuales se han descubierto más de un centenar. Las citocinas son proteínas en las cuales se cuentan las interleucinas, los interferones, el factor de necrosis tumoral, los pirógenos y las proteínas del shock. Su función es enviar señales por todo el cuerpo hasta llegar a las partes más distantes del sistema inmune.

Supongamos que a usted se le encarna una uña del pie. Los primeros en enfrentarse con el enemigo en el dedo son los *Pac-Man*, pero si descubren que la infección es demasiado poderosa para combatirla solos, envían un mensaje pidiendo refuerzos. Ese mensaje viaja por el torrente sanguíneo en forma de citocinas y actúa a la vez como señal de auxilio y de localización. Esta señal trabaja en forma de citocinas.

Las citocinas les indican al resto de las células inmunes a dónde ir porque dejan un rastro que las demás células siguen como lo haría un sabueso, llegando así exactamente hasta el dedo, donde la infección está provocando desastres.

Las compañías farmacéuticas investigan constantemente las citocinas y la forma de activarlas o desactivarlas para tratar distintas condiciones. Las citocinas se utilizan para tratar ciertas enfermedades infecciosas como la hepatitis, causada por un virus. Por ejemplo, para la hepatitis C se utiliza el tratamiento con interferón. En las enfermedades autoinmunes, como la artritis reumatoidea o la colitis, se utilizan bloqueadores de las citocinas tales como el Enbrel, el Humira y el Remicade, con el propósito de bloquear los efectos de la activación del sistema inmune.

El sistema inmune es tan complicado que tendríamos que escribir varios volúmenes para explicar todos estos detalles. Sin embargo, esta breve introducción le bastará para comprender los principios básicos. Conocer la forma de operar de su sistema inmune podría salvarle la vida porque mientras más sepa sobre él, mejor lo tratará y mejor lo tratará él a usted.

CÓMO PUEDE FALLAR
EL SISTEMA INMUNE

EL SISTEMA INMUNE ES NOTABLE por su tamaño, complejidad y eficiencia. Sin embargo, al igual que los seres humanos en quienes reside, el sistema inmune puede ser bastante falible. Su debilidad radica principalmente en dos aspectos: por una parte, la posibilidad de ser doblegado por los invasores y, por la otra, una reacción exagerada.

El primer problema se presenta cuando el sistema inmune organiza una reacción inadecuada frente a los invasores, los cuales logran vencer la red defensiva. Todos conocemos muy bien este proceso: la infección que se afianza y un sistema inmune incapaz de combatirla. Esa situación se produce cuando un germen letal da lugar a una infección como la fiebre tifoidea, la difteria o el tétano.

La otra posibilidad se presenta cuando el sistema inmune queda prácticamente inutilizado por algún invasor (como el VIH), por ciertas condiciones (como las enfermedades de inmunodeficiencia), o por algún medicamento inmunosupresor (como los fármacos administrados a los receptores de transplantes u otros más frecuentes como los esteoroides, entre los cuales están la prednisona o la cortisona). En esos casos, el sistema inmune es incapaz de defendernos contra invasores a los cuales podría despachar fácilmente en otras circunstancias.

Infortunadamente, la falla del sistema inmune continúa siendo la causa principal de muerte en los países en desarrollo, los cuales han carecido históricamente de acceso a las vacunas y los antibióticos modernos, a los servicios de saneamiento y acueducto, y también a fuentes de alimentos sanos (en efecto, en los países en desarrollo mueren millones de personas cada año solamente a causa de las aguas contaminadas). Las enfermedades como la tuberculosis y la malaria son todavía causa principal de muerte en el mundo.

De cierta manera, el tipo de envejecimiento al que nos referimos en este libro es concretamente una enfermedad de los países ricos y desarrollados. En Nigeria hay pocos sanatorios para pacientes con enfermedad de Alzheimer. En Sudán se realizan muy pocas cirugías de puentes coronarios. En el mundo en desarrollo hay apenas algunos problemas serios derivados de las enfermedades asociadas con el envejecimiento porque las personas generalmente no viven lo suficiente para sufrirlas.

En otras palabras, en el tercer mundo, el sistema inmune tiene suficiente con hacer lo suyo en contra de la gran cantidad de invasores todavía prevalecientes en el entorno. La situación en el mundo desarrollado es diferente. En lugar de las enfermedades infecciosas, los problemas autoinmunes causaron más del 50 por ciento de las muertes en los Estados Unidos en 2005, mientras que las infecciones (influenza, neumonía, sepsis) provocaron apenas un 4 por ciento de las muertes. Un 6 por ciento del resto de las muertes en los Estados Unidos se debe a trauma (accidentes, suicidio), mientras que un 23 por ciento se atribuye al cáncer (ayudado y apoyado por el sistema inmune, tal como veremos más adelante).

En los Estados Unidos contamos con las ventajas tecnológicas y económicas que ayudan a prolongar la vida, pero que al mismo tiempo contribuyen en parte al envejecimiento de la población y las demás enfermedades asociadas con él.

Esto no es malo y tampoco es algo de lo cual debamos sentirnos culpables. Después de todo, estamos en condiciones de realizar los mejores estudios sobre el envejecimiento y el sistema inmune. Cuando la medicina y las medidas de salud pública logren desterrar las fuentes externas que atacan nuestra salud, podremos quizás encontrar también una cura para las enfermedades del envejecimiento y evitarles a las naciones en desarrollo la necesidad de reinventar la rueda en lo que se refiere a reforzar el sistema inmune.

LA ACTIVACIÓN INMUNE: LA PRUEBA DE LA PCR

En nuestro medio, el peligro más grande ocurre cuando el sistema inmune se torna hiperactivo.

A mediados de los años 90, el doctor Paul Ridker, de la Facultad de Medicina de Harvard, encabezó el primer grupo de investigadores en estudiar y reconocer la asociación entre la activación inmunitaria y condiciones como la cardiopatía, el accidente cerebrovascular y la mala circulación. Mientras estudiaba el corazón, Ridker observó niveles elevados de la proteína C reactiva (PCR) en la sangre de los pacientes que habían sufrido ataques cardíacos.

La prueba más común para determinar la activación del sistema inmune es la de la PCR y, mientras más elevado el nivel de PCR, mayor la actividad del sistema inmune. (Otra forma común de medir la actividad del sistema inmune es con base en la velocidad de sedimentación, la cual se refiere a la rapidez con la cual los glóbulos rojos se depositan en el fondo del tubo de ensayo; mientras más rápidamente se depositan, mayor es la actividad del sistema inmune. Esto es así porque cuando el sistema inmune se activa hay mayor presencia de proteínas en la sangre, como la PCR y otras citocinas, que se adhieren a los glóbulos rojos y hacen que estos se adhieran entre sí. Eso hace que los glóbulos caigan o se "sedimenten" más rápidamente, elevando la velocidad de sedimentación.)

Otros estudios del grupo de Ridker demostraron que los niveles de PCR también eran mejores indicadores del riesgo de infarto cardíaco que el colesterol, la presión arterial, la historia familiar o cualquiera de los otros factores de riesgo tradicionales.

Aunque antes de la investigación de Ridker ya había una prueba básica de PCR, el trabajo de su grupo fue crucial para desarrollar una prueba mucho más sensible capaz de detectar con mucha mayor precisión los niveles de PCR.

El desarrollo de esta prueba altamente sensible fue un paso fundamental para identificar el vínculo entre la activación inmune y la cardiopatía, puesto que Ridker descubrió que el riesgo de infarto aumentaba aunque los niveles de PCR estuvieran apenas ligeramente elevados. La prueba altamente sensible demostró ser mucho más precisa que cualquier otra prueba en la historia de la medicina para distinguir entre las personas que podrían estar a salvo de un infarto y aquellas que podrían correr el riesgo de sufrirlo.

Después de Ridker, muchos otros investigadores han confirmado esos hallazgos. Lo que es todavía más interesante es que se ha demostrado que los niveles elevados en la prueba de PCR de alta sensibilidad sirven para predecir muchas otras enfermedades aparte de la cardiopatía. La PCR es un factor excelente de predicción de las siguientes condiciones: aneurismas de la aorta abdominal, enfermedad de Alzheimer, fibrilación auricular (latidos irregulares), diabetes, hipertensión, degeneración macular (una causa importante de ceguera), osteoporosis, accidente cerebrovascular, muerte cardíaca súbita, cáncer de próstata y de colon, y otros cánceres.

Es de notar que los niveles de PCR se elevan incluso antes de manifestarse las enfermedades, lo cual significa que la activación inmune precede a la enfermedad.

Los científicos apenas comienzan a comprender e identificar la participación concreta del sistema inmune como *causa* de estas enfermedades. Lo que los investigadores han llegado a comprender, en parte gracias al trabajo de pioneros como el doctor Ridker, es que es igualmente fácil que se produzca fuego amigo dentro del cuerpo como fuera de él.

¿Qué es fuego amigo en términos médicos? Si en la guerra pueden salir heridos los civiles inocentes, lo mismo puede ocurrir dentro del cuerpo. Cuando el sistema inmune está en pie de guerra para defenderse de una amenaza, sus municiones pueden lesionar accidentalmente a unas víctimas inocentes: el corazón, el cerebro, los vasos sanguíneos, el páncreas o cualquier otro espectador inocente que puede salir herido por fuego amigo aunque el sistema inmune no tenga nada contra él.

En su labor de protegernos, el sistema inmune trata de apuntarle a una infección específica, pero no puede coordinar sus fuerzas con la precisión absoluta necesaria para atacar solamente la infección. Cuando sus muchas armas hieren otras partes del cuerpo, puede crear problemas serios.

Es fácil comprender la razón por la cual es crítico el equilibrio entre la labor protectora y destructora del sistema inmune, porque cuando se pierde puede aparecer la enfermedad.

LA HISTORIA DE CYNTHIA

Cynthia vino a verme la primera vez por un diagnóstico de uveitis, una enfermedad de las capas intermedias del ojo que suele terminar en ceguera; en efecto, la uveitis es la quinta causa de ceguera en los Estados Unidos. Sobra decir que Cynthia estaba muy preocupada, en particular porque nadie había descubierto la causa del problema.

Cynthia dijo que acudía cada cuatro meses a consulta con su oftalmólogo, quien le había formulado el uso diario de gotas de esteroides a fin de impedir que el sistema inmune le destruyera la vista. Sin embargo, las gotas le preocupaban porque sabía que podían tener efectos secundaros serios como la catarata. Aún así, el oftalmólogo le había dicho que era cuestión de escoger entre una ceguera por uveitis o una por catarata, la cual se podía operar.

Cynthia era una mujer sana y activa, pero sufría de pirosis. Cuando medimos sus niveles de PCR, estaban elevados, 3.3 miligramos por litro o casi cinco veces por encima del ideal. Nos preguntamos inmediatamente si la bacteria culpable pudiera ser el *Helicobacter pylori*, el cual no solamente activa el sistema inmune sino también produce pirosis. En vista de que la presencia del *Helicobacter pylori* se puede detectar mediante un simple análisis de sangre, procedimos a solicitarlo. El resultado fue positivo.

El tratamiento para esta infección es un esquema de dos semanas con una combinación de antibióticos, una de las únicas formas comprobadas de erradicar esta bacteria. Tres meses después de haberse sometido al tratamiento, el oftalmólogo de Cynthia no encontró evidencia alguna de uveitis. Cynthia nos dijo que su médico estaba optimista pero tenía sus reservas puesto que no estaba convencido de la conexión entre la uveitis y el *Helicobacter*.

Sin embargo, tampoco encontró evidencia de uveitis durante la cita de control dos meses después. Sorprendido, el oftalmólogo programó un siguiente control a los dos meses, pero tampoco encontró uveitis. Entonces, a partir de ese momento, comenzó a explorar la posibilidad de infección por *Helicobacter* en todos sus pacientes con uveitis.

Dos años después se publicó en la revista *Infection* (Infección, abril 1 de 2005) el primer informe de la literatura médica en el cual se confirmaba la relación entre la uveitis y la infección por *H. pylori*. Lo que descubrieron los investigadores fue que los anticuerpos contra el *H. pylori* habían terminado por alguna razón en los ojos de los pacientes con uveitis.

El caso de Cynthia es un ejemplo perfecto del fuego amigo. En su esfuerzo por combatir y erradicar una infección gástrica, las células B se reprodujeron y fabricaron los anticuerpos contra ella. Los anticuerpos viajaron por el torrente sanguíneo en busca de su objetivo militar, pero como suele suceder algunas veces, no dieron en el blanco y terminaron hiriendo a los espectadores inocentes. En lugar de atacar el blanco, el *Helicobacter*, los anticuerpos llegaron a los ojos de Cynthia y desencadenaron una reacción inmune que habría podido dejarla ciega.

LA CONEXIÓN ENTRE EL ENVEJECIMIENTO Y UN SISTEMA INMUNE HIPERREACTIVO

A mayor edad, mayor es la probabilidad de que ocurra un desastre como el que le sucedió a Cynthia. Esto se debe en parte a la enorme base de datos que nuestro sistema inmune ha venido construyendo sobre los distintos invasores.

A causa de esa memoria, el sistema inmune reacciona con fuerza creciente a un número cada vez mayor de invasores foráneos. Con el tiempo, el cuerpo puede llegar a acumular un depósito de datos tan grande que termina confundiendo al sistema inmune, el cual ya no logra distinguir entre lo propio y lo ajeno.

Los estudios demuestran que, a medida que envejecemos, aumenta cada vez más el número en el torrente sanguíneo de anticuerpos específicos contra los órganos. Tal como lo indica su nombre, los anticuerpos específicos contra los órganos son fabricados por nuestro sistema inmune (células B y sus hijas) para atacar a los órganos específicos como el páncreas, el cerebro y el hígado. Por ejemplo, en un estudio realizado en Palermo, Italia y publicado en *Mechanisms of Aging and Development* (Mecanismos del envejecimiento y el desarrollo, en marzo de 1997), se compararon los niveles de anticuerpos específicos para los órganos en personas jóvenes, viejas y ancianas. El hallazgo: el número de anticuerpos aumenta con la edad. La única excepción fueron los ancianos centenarios en quienes no se vio aumento del número de anticuerpos específicos para los órganos al compararlos con los jóvenes. Una de las características de las personas que viven cien años o más es que no tienen anticuerpos específicos contra los órganos.

¿Por qué querría nuestro sistema inmune producir anticuerpos contra nuestros propios órganos? Con los años, el número de registros almacenados en la base de datos del sistema inmune se multiplica a causa de la exposición constante a cosas nuevas y diferentes. Es inevitable que algunos de los anticuerpos producidos en respuesta a los virus o a los alimentos, por ejemplo, terminen haciendo una reacción cruzada con nuestros propios órganos. A medida que crece la base de datos crece también la probabilidad de que algunos de esos anticuerpos ataquen nuestros propios tejidos y no solamente a los virus y las bacterias para los cuales fueron creados. Pero los centenarios sanos, cuyo sistema inmune está sano y no reacciona exageradamente, no tienen anticuerpos específicos contra los órganos.

Este y otros estudios semejantes sugieren que uno de los principales factores para envejecer bien es la ausencia de anticuerpos específicos contra los órganos. En otras palabras, mientras más tranquilo el sistema inmune, mejor el estado de salud. Eso es precisamente lo que pretende lograr el programa de ultralongevidad en siete pasos.

EL SISTEMA INMUNE Y LOS INVASORES

Así como el sistema de defensa del país tendría que pasar una dura prueba en caso de que varios invasores atacaran a la vez, también las oportunidades de que nuestras defensas fallen se multiplican cuando el cuerpo se ve en la necesidad de enfrentar a muchos posibles terroristas.

Esa confusión hace que el sistema inmune funcione mal y afecte nocivamente al cuerpo.

El proceso mediante el cual la activación del sistema inmune daña nuestro cuerpo se ha podido dilucidar a través de la investigación de varias condiciones, en particular la ateroesclerosis o el endurecimiento de las arterias como causa del infarto, el accidente cerebrovascular y otras crisis circulatorias.

La ateroesclerosis es producto de la acumulación de placa en las paredes de las arterias. Esta acumulación puede ocurrir en cualquiera de las arterias, desde la carótida en el cuello hasta la aorta o las arterias del cerebro. Hay muchos tipos de placa, pero la que se forma en las paredes de las arterias está compuesta de grasa (lípidos), principalmente colesterol, una mezcla de células (por ejemplo, macrófagos y fibroblastos) y una sopa química hecha de cosas como citocinas, enzimas y radicales libres.

La placa se acumula lentamente en las personas que fuman, que tienen determinados factores genéticos y que presentan valores elevados de colesterol y presión arterial. La acumulación de placa se torna peligrosa y puede causar un ataque cardíaco o un accidente cerebrovascular cuando llega al punto en el cual se activa el sistema inmune. Esta situación generalmente se produce como se describe a continuación.

Por cualquiera de muchas razones, por ejemplo, en respuesta a una infección, al estrés, a la falta de sueño, a una mala oxigenación, el cuerpo envía una señal generalizada para levantar en armas al sistema inmune. Tal como mencionamos anteriormente, las encargadas de enviar esta señal son las citocinas, liberadas por los glóbulos blancos.

Al llamado de corneta de las citocinas, los macrófagos se activan y, como sabuesos sobre un rastro, salen a buscar cualquier posible invasor o sitios donde haya disputas con el enemigo. Los macrófagos se pegan entonces al revestimiento de los vasos sanguíneos, atrincherándose poco a poco dentro de la pared de la arteria al acecho de su presa.

Una vez dentro de la pared arterial, los macrófagos devoran todo aquello que les parezca ajeno, como las partículas pequeñas de colesterol que se han acumulado allí. Convencidos de que están combatiendo a un enemigo, los macrófagos liberan más citocinas, las cuales amplifican la reacción inmune en ese lugar. Entonces llegan más macrófagos, atraídos al lugar por el "rastro" de las citocinas.

También siguen la señal química otras células, como las células T y las células dendríticas, hasta que se forma un campo de batalla microscópico dentro de la pared arterial.

Cada uno de los soldados libera sus propias armas químicas, desde anticuerpos hasta radicales libres y enzimas que digieren las proteínas, hasta que ese pequeño campo de batalla se convierte en una especie de llaga en la pared arterial, una placa jugosa que puede romperse y estallar dentro de la arteria. Esta ruptura hace que se forme un coágulo para bloquear el flujo de sangre hacia la arteria en cuestión, lo cual puede a su vez provocar un infarto, un accidente cerebrovascular o algún otro desastre circulatorio.

Asimismo, la activación inmune también puede dañar las células cerebrales en enfermedades como el Alzheimer. La activación original, o el llamado a tomar las armas, podría comenzar por alguna razón totalmente ajena, en un sitio muy distante del cerebro. Podría originarse

PICOS DE ENVEJECIMIENTO

Cuando la gente piensa en el envejecimiento, generalmente lo hace en términos de tiempo, como si fuera cuestión de la marcha del reloj: un segundo, un minuto, una hora, un día más viejos. En realidad, el paso del tiempo y el envejecimiento de los seres humanos no son equivalentes. El envejecimiento ocurre en forma de picos.

Todos conocemos los picos de crecimiento. Quien tiene hijos habrá notado que la velocidad a la cual crecen es variable. Hay semanas en las que parecen crecer dos centímetros y otras en las que parecen estancarse.

Recientemente se ha descubierto que el proceso de envejecimiento es igual. Recordemos que el envejecimiento ocurre cuando mueren las células. Claro que es muy diferente de lo que ocurre con el crecimiento y el desarrollo. Los niños no *envejecen* mientras crecen, sino que *maduran* para alcanzar la plena expresión de la vida. Por su parte, el envejecimiento es un proceso de senescencia o pérdida de función derivada de la pérdida de las células y de la reserva orgánica. El proceso de envejecimiento ni siquiera comienza una vez que hemos alcanzado la plena madurez, hacia final de la segunda década de la vida o comienzos de la tercera.

Pero al igual que el crecimiento, el envejecimiento ocurre en picos. Son períodos durante los cuales se pierde la función orgánica con mayor rapidez que en otros momentos. El impacto de esos picos depende de lo exagerada que sea la activación del sistema inmune; mientras más intensa y prolongada su activación, más profundo será el pico de envejecimiento.

¿Cuántas veces le ha dado la impresión de que una persona ha envejecido mucho en muy poco tiempo? Si pudiera ver en su interior, encontraría toda clase de evidencias de activación inmune: niveles elevados de PCR, recuentos altos de glóbulos blancos y glóbulos blancos activados patrullando el cuerpo en actitud destructiva.

Por otra parte, cuando vemos a una persona que se ve muy joven para su edad, generalmente es una persona serena, tranquila, sana, que rara vez come más de la cuenta. En su interior seguramente encontraríamos niveles bajos de PCR, recuentos bajos de glóbulos blancos, niveles reducidos de interleucinas, etcétera.

A fin de desacelerar el proceso de envejecimiento es necesario evitar los picos causados por una activación inmune innecesaria. Eso se traduciría en una vida extraordinariamente larga y sana.

en respuesta a una infección o debido a la obesidad, a la falta de estado físico o a otro centenar de microbatallas libradas en las placas arteriales en todo el cuerpo.

En el cerebro, los macrófagos se llaman células microgliales o microglías. Allí, estos macrófagos se activan en respuesta a las mismas señales —citocinas, PCR, etcétera— y comienzan a devorar todo lo que les parece ajeno. Muchas veces, esos objetivos que parecen extraños son depósitos de una proteína denominada amiloide. Cuando un macrófago devora una proteína extraña, como el amiloide, se desencadena una reacción en cadena que lleva, nuevamente, a una respuesta inmune exagerada. Esa reacción excesiva en el cerebro daña las neuronas y en últimas provoca la pérdida de la función cerebral característica de la enfermedad de Alzheimer.

Otras condiciones caracterizadas por una respuesta inmune exagerada son la artritis, la diabetes, la osteoporosis, el asma, el accidente cerebrovascular, la hipertensión, el enfisema y la obesidad.

LA HISTORIA DE LEONARD

Conocí a Leonard, o Lennie, en octubre de 2003. Lennie tenía setenta y nueve años y me fue remitido por su hermano a quien yo venía tratando desde hacía varios años.

El problema de Lennie era serio: ateroesclerosis progresiva y un infarto inminente. Había consultado a su médico tras experimentar dolores en el pecho y dificultad para respirar. El médico, muy acertadamente, le recomendó hospitalizarse inmediatamente para someterse a exámenes del corazón. Lennie estaba asustado porque su médico le había dicho que quizás tendría que someterse a una operación de puentes coronarios. Puesto que era lo último que deseaba, y sintiendo que era suficientemente mayor como para rehusar la cirugía y buscar otras alternativas, le pidió ayuda a su hermano.

Con ocasión de la primera consulta conmigo pensé que quizás se trataba de un caso de un sistema inmune excesivamente reactivo, el dolor en el pecho y la dificultad para respirar necesariamente ponen en estado de alerta a cualquier sistema. Pero además, Lennie sentía dolores en todo el cuerpo, los cuales atribuía a la edad: se sentía cansado, mentalmente lento y había subido de peso.

Un examen de sangre rápido confirmó nuestras sospechas. El nivel de PCR se había disparado hasta 15.8 (cuando el nivel ideal es inferior a 0.7). Había otras anomalías también. El nivel de azúcar en la sangre estaba elevado, indicando una tendencia a la diabetes. También estaba elevada la presión arterial y el recuento de glóbulos blancos estaba por encima del ideal. Lennie mostraba todos los signos clásicos de hiperactividad del sistema inmune.

La pregunta correcta no era dónde estaba el problema sino si ya era demasiado tarde.

Claro está que a todos nos preocupaba la posibilidad de que el sistema inmune de Lennie hubiera operado en alto durante mucho tiempo, pero Lennie no daba su brazo a torcer: rehusaba someterse a una cirugía de puentes coronarios, o a una angiografía o colocación de endoprótesis.

Inmediatamente iniciamos con él nuestro programa de ultralongevidad a fin de controlar su sistema inmune. El programa comenzó con ejercicios de respiración a base de *qigong* y taichí, además de una caminata todos los días. Se le instituyó un nuevo régimen alimenticio a base de comidas bajas en calorías y azúcar y altas en fibra. Para acompañar la dieta comenzó a tomar suplementos de vitamina B, C y E, aceite de pescado junto con aspirina y Lipitor, una estatina para reducir el colesterol, la cual puede tener un efecto benéfico sobre la activación del sistema inmune.

Para tranquilizar su cuerpo físico, su alma y su sistema inmune, también nos aseguramos de que Lennie se sometiera a masajes y se rodeara de aromas y música agradables.

Lennie cumplió el programa al pie de la letra. Al cabo de dos semanas se sentía mucho mejor. Transcurridas tres semanas, su nivel de PCR había descendido de 15.8 a 14, la glicemia se había normalizado, había perdido tres kilos y medio, y su presión arterial había descendido 20 puntos.

Lennie continúo su programa con mucho entusiasmo. Al cabo de ocho semanas, la PCR había descendido a 0.4, Lennie se sentía maravillosamente y sus síntomas desaparecieron. No presentó más signos de activación inmune; había logrado evitar la cirugía de puentes coronarios. Lennie continúa bien y no ha abandonado el programa.

Tal como se dijo anteriormente, nuestro sistema inmune, lo mismo que el Departamento de seguridad nacional, cumple dos funciones principales:

1. Responder en caso de desastres y emergencias
2. Proteger las fronteras

Como verá más adelante, cuando no se manejan correctamente esas funciones se produce la activación exagerada del sistema y, por tanto, se desencadena el proceso de envejecimiento.

LA RESPUESTA EN CASO DE DESASTRES Y EMERGENCIAS

Responder a los desastres y las emergencias es una forma segura de provocar una activación exagerada del sistema inmune.

LESIONES FÍSICAS

Las lesiones físicas son un tipo de desastre. Supongamos que usted sufre una fractura, o recibe una herida por arma blanca, o un disparo. La reacción inmune a ese tipo de lesión es excesivamente intensa (en términos de la seguridad de la patria, es el equivalente a un huracán, una erupción volcánica o un bombardeo).

La persona gravemente herida que llega al departamento de urgencias de un hospital viene con su sistema inmune fuera de control. Es algo fácil de reconocer puesto que el recuento de glóbulos blancos está disparado, la velocidad de sedimentación se sale del mapa, y el nivel de PCR rebasa todos los topes. El sistema inmune responde con todas sus armas a fin de derrotar la lesión, inundando la circulación con glóbulos blancos para que lleguen al sitio de la lesión.

Por ejemplo, si la lesión es una herida por arma blanca, el sistema inmune tiene que defender el cuerpo sellando el sitio de penetración, destruyendo las bacterias que penetraron por el orificio y tratando de dilucidar lo sucedido (sólo puede comprender lo sucedido cuando llegan los exploradores al sitio para evaluar el daño). En un principio, lo único que sabe el sistema inmune es que el cuerpo ha encendido sus alarmas a causa de algún desastre. Puesto que el trauma puede ser letal, el sistema inmune tiene que actuar como si se tratara de una amenaza capaz de matar en poco tiempo.

Por consiguiente, las lesiones físicas son una de las emergencias que pueden dar lugar a una reacción abrumadora del sistema inmune.

Muchas veces, cuando les pregunto a mis pacientes cómo fue la muerte de uno de sus parientes ancianos, me responden: "Murió por una fractura de cadera". La verdad es que nadie muere realmente por la fractura de la cadera propiamente. Aunque lógicamente hay dolor, no puede decirse que una lesión de alguna de las estructuras vitales de la cadera sea letal. Sin embargo, de acuerdo con un estudio publicado en

JAMA (junio 6 de 2001), la tasa de mortalidad por fracturas de cadera es del 13.5 por ciento dentro de los seis primeros meses en los casos de pacientes de más de cincuenta años.

Estas muertes se deben a la activación inmune provocada por la lesión. La activación inmune eleva la tasa de ataques cardíacos, accidentes cerebrovasculares y coágulos letales, y son ellos los que pueden matar.

HIPOXIA

Otro tipo de emergencia es la hipoxia o el bajo nivel de oxígeno. La hipoxia ocurre en situaciones tales como ahogamiento, asfixia, grandes alturas, y apnea del sueño, una condición común en la cual la persona deja de respirar mientras duerme porque la lengua se desliza hacia la parte posterior de la garganta bloqueando la vía aérea (la palabra *apnea* viene del griego y quiere decir "ausencia de respiración"). Puesto que la persona está dormida, no puede responder. El nivel de oxígeno se reduce y cuando llega a un nivel muy bajo, la persona despierta apenas durante el tiempo necesario para reanudar la respiración.

Se han hecho pruebas repetidas que han demostrado que las personas que sufren de apnea del sueño tienen niveles muy altos de PCR. Cuando se corrige esta condición, los niveles descienden, demostrando que el sistema inmune se activa cuando hay hipoxia.

La alteración de la función pulmonar también se ha vinculado con la activación inmune puesto que generalmente produce hipoxia. En una revisión de catorce estudios publicados (reportados en *Thorax* en 2004), se observó que la menor función pulmonar se asociaba con evidencia de activación inmune (niveles elevados de PCR y de glóbulos blancos, y la presencia de citocinas como el factor de necrosis tumoral alfa).

Los seres humanos vivimos sin oxígeno apenas tres o cuatro minutos, pero aunque logremos sobrevivir, la falta de oxígeno causa un daño serio al cuerpo y es una señal fuerte y clara para el sistema inmune de que el peligro es grave.

INFECCIONES Y OTROS ATAQUES

Un tercer tipo de emergencia es el equivalente a un ataque terrorista contra el territorio nacional. Los culpables pueden ser algunos entre cientos de malhechores, incluidos los estreptococos, la gripe aviar, la neumonía, la infección renal o la bronquitis.

Todos estos terroristas pueden matar. Por tanto, también provocan una reacción vigorosa del sistema inmune. En efecto, la ciencia médica ha demostrado que mientras mayor el número de infecciones serias que una persona haya tenido, mayor es su riesgo de sufrir un infarto, un accidente cerebrovascular o cáncer.

En un estudio publicado en *American Journal of Cardiology* (Revista americana de cardiología) en 2003, los investigadores informaron acerca de una asociación fuerte entre el número de anticuerpos a microbios específicos (por ejemplo, *Clamydia pneumonia*, citomegalovirus, herpes simplex 1, y *Helicobacter pylori*) y la presencia de enfermedad coronaria (bloqueo y estrechamiento de las arterias que irrigan el corazón). En otras palabras, mientras mayor la frecuencia con la cual la persona se haya infectado, mayor es la probabilidad de que sufra de enfermedad coronaria.

Eileen Crimmins y Caleb Finch, de la Facultad de Gerontología de la Universidad del Sur de California, con el apoyo económico del Instituto nacional del envejecimiento, estudiaron los registros europeos de salud pública de los siglos XVIII y XIX. Su investigación demostró que las generaciones que habían sobrevivido a infecciones descontroladas de la infancia vivieron menos tiempo que las que sufrieron menos enfermedades de la infancia. Los autores sugirieron que luchar repetidamente contra las distintas infecciones de la infancia activaba el sistema inmune y aumentaba la probabilidad de morir más adelante por enfermedad cardiovascular, a una edad relativamente joven.

La infección también se ha asociado con el cáncer. Galeno, el famoso médico griego, fue el primero en observar la conexión entre las dos cosas hace casi dos mil años. Desde entonces, son muchas las infecciones que se han asociado con distintos tipos de cáncer. En la actualidad, las infecciones virales y bacterianas explican una quinta parte de los cánceres en el mundo entero.

Algunas infecciones vinculadas con el cáncer son el *Helicobacter pylori* ya mencionado (cáncer gástrico), la esquistosomiasis (cáncer de la vejiga), el virus de Epstein-Barr (linfoma), el virus del papiloma humano (cáncer de cuello uterino) y la hepatitis B y C (cáncer del hígado).

Tal parece que las infecciones crónicas de todo tipo aumentan el riesgo de cáncer. Por ejemplo, se sabe que la infección crónica de los huesos (osteomielitis) causa cáncer de los huesos, y la bronquitis crónica se ha asociado con el cáncer pulmonar. En febrero de 2006, los investigadores de la Universidad de California, en San Francisco, encontraron un virus en tumores de próstata que nunca antes habían detectado, lo cual sugiere una posible relación entre las infecciones virales y el cáncer de la próstata.

Las infecciones crónicas también se han relacionado con enfermedades cerebrales tales como la demencia y la enfermedad de Alzheimer. En 1998, los investigadores de la Universidad Hahnemann de Medicina, en Filadelfia, identificaron la presencia de una bacteria denominada *Clamydia pneumonia* en el cerebro de diecisiete de diecinueve pacientes con enfermedad de Alzheimer.

En efecto, los cambios cerebrales característicos de la enfermedad de Alzheimer se pueden reproducir en ratones con una simple inoculación sinusal de la misma *Clamydia* (*Neurobiology of Aging,* abril de 2004). También se ha encontrado asociación entre la enfermedad de Alzheimer y otras infecciones como el herpes (*Neurobiology of Aging*, mayo-junio de 2004).

Las infecciones también se han visto implicadas en muchos otros trastornos autoinmunes clásicos. Por ejemplo, se sabe que las infecciones de la garganta causadas por estreptococos desencadenan enfermedad autoinmune de los riñones y de las válvulas del corazón. La infección de garganta en sí no es muy peligrosa, casi todos los pacientes mejoran espontáneamente, pero si no se administran antibióticos contra el estreptococo, es mayor la probabilidad de desarrollar enfermedad renal autoimune y problemas valvulares (cardiopatía reumática). Antes del descubrimiento de la penicilina a finales de los años 20, las tasas de fiebre reumática y de cardiopatía reumática eran excesivamente elevadas en comparación con las actuales.

Las infecciones también se han asociado con la esclerosis múltiple (virus del herpes humano), la artritis reumatoidea (infecciones por estreptococo), la enfermedad de Crohn (*Mycobacterium paratuberculosis*), la miocarditis (virus Coxsackie B), y otras enfermedades autoinmunes.

Tal como indica toda esta información, la reacción inmediata de nuestro sistema inmune a una infección específica produce una activación duradera que se prolonga durante mucho tiempo después de erradicada la infección inicial, generando problemas que pueden durar toda una vida.

CÁNCER

Podría decirse que el cáncer es una guerra a muerte en el cuerpo. El sistema inmune se activa de sobremanera cada vez que hay un cáncer, y la posibilidad de daño es enorme.

Hay un cúmulo de evidencia que sugiere que nuestro cuerpo libra escaramuzas contra el cáncer en todo momento. Es frecuente que alguna célula del cuerpo sufra una mutación que la transforma en célula cancerosa. Esas mutaciones del ADN ocurren por muchas razones, entre ellas la exposición a la radiación, la exposición a niveles tóxicos de algunas sustancias químicas, o como subproducto de nuestro propio metabolismo; un virus que infecta a la célula, un daño causado por los radicales libres, o sencillamente alguno de los errores que suelen ocurrir a veces durante el proceso de división y reproducción celular.

Cuando realizan autopsias minuciosas, los investigadores suelen encontrar células cancerosas, aunque la persona no haya muerto a causa de esa enfermedad. Por ejemplo, hasta en un tercio de las autopsias se encuentran cánceres microscópicos en la glándula tiroides, y células cancerosas en la próstata de más de un 80 por ciento de los hombres de 80 años o más.

Aunque el cáncer se origina generalmente a nivel celular, esas células cancerosas no siempre se convierten en tumores letales porque nuestro sistema inmune detecta y destruye las células anormales precozmente. Nuestro sistema inmune patrulla constantemente en busca de células que pudieran ser cancerosas. Sin embargo, no es cosa fácil detectarlas debido a la naturaleza misma de las células.

Las células cancerosas comienzan siendo normales, pero la mutación les hace perder el control sobre el proceso natural que regula su división y reproducción. Al poco tiempo, las células cancerosas comienzan a dividirse y multiplicarse muy rápidamente, una célula se convierte en dos, dos en cuatro, cuatro en ocho, y así sucesivamente, hasta que se forma un tumor constituido por millones de células, el cual puede ser letal.

El problema es que nuestro sistema inmune percibe a estas células como propias del cuerpo; a menos que la mutación dé lugar a una célula extraña, al sistema inmune le es muy difícil diferenciarlas de las células normales. Esto plantea un desafío enorme. La similitud entre las células cancerosas y nuestras propias células normales genera una especie de disfraz que les permite a las primeras pasar desapercibidas, con lo cual logran crecer sin control alguno hasta que se convierten en tumores.

Antes de que la célula cancerosa se convierta en tumor debe ocurrir otro paso más: la formación de una red vascular independiente. Los tumores son masas sólidas de células y todas las células necesitan alimento, hasta las células cancerosas. Para crecer, el tumor en potencia necesita el mismo combustible que el resto de las células: proteína, azúcar, vitaminas y minerales. En efecto, a causa de su rápido crecimiento, el tumor de células cancerosas por lo general necesita más sangre que una colección de células normales.

Los tumores desarrollan su propio aporte sanguíneo a través de un proceso denominado angiogénesis. *Angio* significa "vaso sanguíneo" y *genesis* significa "comienzo", por tanto, la angionégenesis es el comienzo o la iniciación de los vasos sanguíneos. Lo sorprendente es que nuestro sistema inmune puede contribuir inadvertidamente al proceso de angiogénesis produciendo compuestos conocidos como factores de crecimiento angiogénico. Cuando hay un tumor canceroso, no es bueno que haya un aporte sanguíneo adicional. Infortunadamente, nuestro sistema inmune puede contribuir a él sin saberlo. He aquí la razón por la cual ocurre ese proceso:

Lo más probable es que los macrófagos patrulleros identifiquen un tumor en crecimiento, el cual reconocen como ajeno y como una posible amenaza, por consiguiente, atacan. Su lucha contra el tumor es semejante a la que lanzarían contra cualquier otra amenaza: devorar parte de las células tumorales, liberar citocinas y pedir la ayuda de más macrófagos y de otros combatientes.

LOS GENES Y LA INMUNIDAD

Una de las preguntas más frecuentes es cuál es el efecto de los genes sobre la inmunidad y el envejecimiento. La respuesta es que realmente no se sabe.

Los investigadores médicos han identificado decenas de genes que aparentemente regulan la función del sistema inmune. Entre ellos, los genes que codifican para la producción de anticuerpos y los genes responsables de producir las citocinas. La medicina también ha identificado determinados genes que inciden en la inmunidad y el envejecimiento, los cuales varían ligeramente de una persona a otra. Esas diferencias genéticas podrían explicar al menos en parte las variaciones de la función inmune y las diferencias en la velocidad a la que envejecen las personas.

Para bien o para mal, todos nacemos con un conjunto de genes con los cuales vivimos toda la vida. Claro está que heredamos los genes de nuestros padres, de tal manera que la mayoría de nosotros tenemos una idea de lo que nos espera. Pero el hecho de que en nosotros haya una combinación de los genes de nuestros padres, significa que no seguiremos el mismo camino genético al pie de la letra.

Ahora que los análisis genéticos son más comunes, estamos aprendiendo más acerca de nuestra conformación genética específica. El proyecto del genoma humano culminó en un mapa de todo el genoma humano en el cual se identificaron todos y cada uno de los genes de la especie humana. Sin embargo, el proyecto identificó solamente los treinta mil genes comunes a todos los seres humanos pero no las ligeras variaciones genéticas de las cuales somos todos portadores y que hacen que cada uno sea único.

Para quienes han decidido tomar cartas en el asunto de su salud, conocer su conformación genética podría servirles para dirigir sus esfuerzos de prevención. Por ejemplo, si los genes de una persona indican un mayor riesgo de enfermedad cardíaca, controlar el colesterol y la presión arterial será más importante para ella que para alguien que no corre ese riesgo.

Sin embargo, puesto que el sistema inmune es un protagonista tan importante en el proceso de la enfermedad y el envejecimiento, todo el mundo debe tratar de mejorarlo, independientemente de la historia genética de cada quien.

En esencia, hasta donde sabemos actualmente, las pruebas genéticas nos pueden dar información sólo sobre los riesgos, las posibilidades y las probabilidades futuras. No nos hablan sobre lo que nuestro sistema inmune hace en este momento. No nos dicen si está reaccionando a nuestro estado emocional, o a una infección. No nos da información alguna acerca de los efectos constantes del medio ambiente, de nuestros sentimientos, hábitos y tensiones. Por tanto, independientemente del grado de perfeccionamiento de las pruebas genéticas, estas probablemente no nos proporcionarán la respuesta definitiva sobre nuestro estado de salud y cómo mejorarlo. A pesar de nuestros genes, nuestro sistema inmune continuará siendo un factor determinante de nuestro estado de salud y de la velocidad a la cual envejecemos.

En su esfuerzo por proteger al organismo, los macrófagos también generan más flujo sanguíneo. La intención es traer más sangre a la zona para ayudarse en su acción defensiva. Eso es bueno cuando se trata de combatir una infección. Más flujo sanguíneo significa más circulación, la cual ayuda a combatir el mal diluyendo y lavando los gérmenes o las bacterias responsables. Sin embargo, cuando se trata de un cáncer, el flujo adicional hacia el tumor tiene el efecto contrario porque le aporta más nutrientes para favorecer su crecimiento.

Ese mayor flujo también puede tener la pésima consecuencia de ayudar a las células cancerosas a desprenderse del tumor principal y viajar a sitios distantes del cuerpo. Este proceso, llamado metástasis, es el que hace que el cáncer finalmente se torne letal. El crecimiento y la diseminación del cáncer es mortal, y es así como nuestro sistema inmune se convierte en cómplice desprevenido del proceso. Es otra forma de fuego amigo.

Apenas comenzamos a aprender a controlar nuestro sistema inmune y a darle las instrucciones necesarias para matar las células cancerosas en lugar de ayudarlas a crecer inadvertidamente. La estrategia de bloquear los efectos que terminan alimentando al tumor a fin de que no pueda crecer se conoce como terapia antiangiogénica. Las compañías farmacéuticas invierten miles de millones de dólares al año en su carrera por desarrollar el primer fármaco campeón para bloquear la angiogénesis.

Lo interesante es que se ha demostrado que muchos compuestos diferentes bloquean el crecimiento de los vasos sanguíneos hacia los tumores, entre ellos ciertas vitaminas, hierbas y algunos medicamentos formulados y no formulados. La posibilidad de utilizar una serie de compuestos de fácil consecución y poco tóxicos para frenar el crecimiento y la diseminación del cáncer es un descubrimiento esperanzador que nos permitirá aprovechar el poder de nuestro sistema inmune y bloquear sus acciones negativas.

LAS EMOCIONES

El sistema inmune también se activa en respuesta a desastres percibidos pero imposibles de constatar. Nuestro sistema inmune se vale de diversas estrategias para vigilar el territorio de nuestra patria orgánica y detectar las posibles amenazas. Una de ellas consiste en interceptar las líneas de comunicación de nuestras emociones. Así es: nuestro sistema inmune escucha lo que sucede a nivel de nuestras emociones para adquirir una ventaja.

Esta habilidad ha evolucionado a través de los tiempos para garantizar la supervivencia de la especie. Nuestro sistema inmune es lo suficientemente inteligente para reconocer la importancia de saber, por ejemplo, que sentimos miedo. El miedo por lo general da paso al dolor, la infección, las lesiones y hasta la muerte. El sistema inmune percibe el miedo como una amenaza o al menos como un aviso de amenaza. Asimismo, el sistema inmune reconoce la hostilidad, la desesperación y la frustración como posibles peligros.

Las nuevas investigaciones médicas indican que la probabilidad de contraer enfermedades relacionadas con el envejecimiento aumenta con el miedo, la ira o la depresión. En un estudio de diez años publicado en *JAMA* (mayo 17 de 2000), se observó una correlación entre el grado de hostilidad medido y la acumulación de placa calcificada en las arterias coronarias. En ese mismo estudio se encontró también una relación entre la hostilidad y la elevación de la presión arterial; mientras mayor la hostilidad sentida, mayor el riesgo de hipertensión.

En un estudio del Departamento de Ciencias del comportamiento de la Universidad de Duke, publicado *Psychosomatic Medicine* (Medicina psicosomática, septiembre-octubre de 2004), se determinó que un mayor grado de ira y hostilidad era un factor de predicción de la elevación de los niveles de PCR.

Se ha demostrado que también la ansiedad activa el sistema inmune; en un estudio con 1100 hombres y mujeres realizado en 2004 se observó una correlación entre al grado de miedo de un ataque terrorista y el nivel de activación inmune (*Psychosomatic Medicine,* julio-agosto de 2004).

La depresión y la desesperación también inciden en la activación del sistema inmune. Tal como se informó en *Biological Psychiatry* (Psiquiatría biológica, abril 7 de 2006), en un estudio realizado con más de cinco mil personas en Finlandia, la presencia de depresión severa entre los hombres se asoció con una elevación de PCR. También se encontró asociación entre la depresión y niveles elevados de PCR en un estudio con 127 hombres y mujeres publicado en *Psychosomatic Medicine* (septiembre-octubre de 2004).

La ciencia médica venía sospechando desde hace algún tiempo una conexión fuerte entre las emociones y la salud, pero apenas ahora comenzamos a comprender por qué existe esta conexión y cómo funciona. La investigación demuestra que una clave para prevenir la enfermedad está en la capacidad de manejar las emociones. Esta es la razón por la cual la bioretroalimentación (*biofeedback,* en inglés), la meditación, el yoga, la compasión y otros medios de trabajar las emociones pueden anular o mitigar los efectos adversos del miedo, la hostilidad y la depresión.

¿Cómo percibe el sistema inmune estas emociones? Pues de forma muy parecida a como lo hace el cerebro: a través de los mensajeros químicos como la adrenalina, la serotonina, la dopamina y otros neurotransmisores.

Los científicos todavía no saben dónde se originan las emociones en el cuerpo. Lo más probables es que se inicien en el cerebro, junto con los pensamientos, pero esta es apenas una teoría. Hay otras hipótesis según las cuales el asiento de las emociones está en los centros nerviosos del intestino.

Lo que se sabe es que cuando experimentamos determinadas emociones liberamos ciertas sustancias químicas al torrente sanguíneo. El miedo, por ejemplo, provoca la liberación de adrenalina, cortisol y otras sustancias. Tal parece que el amor está ligado a una mezcla de dopamina y oxitocina. Todavía no se ha descifrado el patrón exacto ni la impronta química de cada emoción puesto que los sentimientos son algo muy complejo.

Lo que está claro es que no es solamente el cerebro el que crea o detecta los estados emocionales. La investigación ha demostrado también una participación muy activa del sistema inmune.

En su libro *Molecules of Emotion* (Las moléculas de las emociones), Candace Pert, investigadora del Instituto Nacional de Salud, describe cómo demostró que los glóbulos blancos del sistema inmune contienen receptores que detectan los mismos neurotransmisores a los cuales recurre el cerebro para comunicar las emociones, a saber, la adrenalina, la serotonina, la oxitocina y la dopamina. En otras palabras, nuestro sistema inmune tiene un procedimiento bien desarrollado para detectar nuestras emociones y responder a la amenaza que las haya causado.

LA HISTORIA DE JENNIFER

Jennifer tenía cincuenta y dos años y estaba atrapada. Sufría de hipertensión, tenía alto el colesterol y se sentía fatigada. Además se sentía extremadamente deprimida principalmente a causa de que su esposo había desarrollado la enfermedad de Alzheimer con todas sus manifestaciones.

Cada vez que Jennifer acudía a mi consultorio dedicábamos la mayor parte del tiempo a hablar de sus estrategias para manejar la situación. No obstante, pese a todos nuestros esfuerzos, no lográbamos que se liberara de las garras de la depresión.

Todas las veces encontrábamos elevados sus niveles de PCR y de leucocitos. A pesar de un programa consistente en ejercicio regular, una alimentación sana y medicamentos para la presión y el colesterol, el sistema inmune de Jennifer permanecía en estado de alerta permanente.

Como era de esperarse, el esposo de Jennifer falleció. Ella vivió su duelo y trabajó con una terapeuta para comprender todo lo sucedido y cuál era su situación de vida. Después de una larga ausencia, regresó a Canyon Ranch, donde notamos que sus síntomas todavía no desaparecían y, peor todavía, sus niveles de PCR continuaban elevados.

Le pedimos que iniciara el programa de ultralongevidad. Puesto que las necesidades de cada paciente son diferentes, no todo el mundo debe hacer énfasis en los mismos pasos. En el caso de Jennifer, debíamos trabajar en sus emociones. Le prescribimos una caminata diaria, yoga y ejercicios de respiración de *qigong*. También continuó con su trabajo de duelo e incorporó una terapia de desensibilización y reprocesamiento a base de movimientos oculares. Esta nueva terapia le ayudó a manejar el trauma de la pérdida y el trastorno del estrés postraumático.

Los resultados comenzaron a verse lentamente. Jennifer informó que se sentía mejor.

No la vi personalmente durante los seis meses siguientes. Cuando regresó, todo el personal quedó agradablemente sorprendido y complacido. Tras dedicarse diligentemente a mejorar su estado de ánimo y fortalecer su sistema inmune, Jennifer había logrado una transformación completa. Se veía más joven, su estado afectivo era mucho más alegre y había perdido quince kilos de peso. Anteriormente había ensayado todas las dietas habidas y por haber, pero al concentrarse concretamente en apoyar a su sistema inmune, finalmente había encontrado la forma de perder peso. Además, la presión arterial estaba más baja que nunca, lo mismo que su colesterol, y los marcadores de su sistema inmune estaban dentro del rango óptimo.

Jennifer no recordaba haberse sentido tan bien nunca antes. Estaba llena de energía, con mucho ánimo y muy positiva ante la vida. Había recuperado su salud.

SEGURIDAD FRONTERIZA

El sistema inmune debe patrullar las fronteras del cuerpo, esas zonas donde termina nuestro cuerpo y comienza el mundo exterior. Esa frontera es gigantesca y abarca no solamente la piel y las vías respiratorias, sino también el tracto reproductivo y el intestino (piense por un momento en el intestino. Los seres humanos consumimos una gran cantidad de alimento; el sistema inmune debe investigarlo todo a fin de encontrar posibles viajeros peligrosos.)

Los puntos por donde pueden ingresar los invasores son innumerables y el sistema inmune debe estar atento a todos ellos. Como ya se dijo, solamente la superficie del intestino delgado es del tamaño de una cancha de tenis, y si a eso se agrega la superficie de los pulmones de cerca de setenta y cuatro metros cuadrados, y la de la piel de casi dos metros cuadrados, es fácil reconocer que nuestro sistema inmune patrulla continuamente una frontera equivalente casi al 80 por ciento de una cancha de baloncesto profesional.

La patrulla fronteriza es muy capaz de protegernos, pero también puede ser causa de hiperactividad del sistema inmune y, por ende, de un envejecimiento prematuro. Pensemos por ejemplo en el caso de la exposición a un estreptococo. Las amígdalas reaccionan contra la bacteria, lo cual activa una respuesta inmune visible no solamente en la garganta sino en todo el sistema inmune. ¿Por qué? La respuesta al estreptococo es tan poderosa que provoca una movilización masiva de los anticuerpos y la activación del sistema del complemento. Esta reacción abrumadora puede atestar los riñones de anticuerpos, complemento y citocinas, y provocar incluso una insuficiencia renal.

Una patrulla excesivamente celosa en los pulmones es causa de asma, puesto que la reacción de las células inmunes a las amenazas inhaladas como el polen, el polvo o el humo puede desencadenar una reacción de hinchazón y constricción de la vía aérea, provocando dificultad para respirar, tos y sibilancia: asma. En otras palabras, es la reacción exagerada del sistema inmune la causante de la dificultad respiratoria, no la sustancia inhalada propiamente.

AMIGOS Y ENEMIGOS

No todos los extraños que logran cruzar la frontera desencadenan una reacción inmune, lo cual está bien. A través de millones de años, nuestro sistema inmune ha evolucionado para poder reconocer la diferencia entre los turistas amistosos y los terroristas hostiles.

Los turistas amistosos ingresan al cuerpo, o bien porque van de paseo, o porque tienen la intención de quedarse y hacer amistad con nosotros (y no de atacarnos). La mayoría de los microbios que viven a nuestro alrededor y dentro de nuestro cuerpo no tienen malas intenciones, ni siquiera los ácaros microscópicos que habitan en nuestras cejas, ni las bacterias amigables que viven en nuestra piel. En efecto, algunos de esos extranjeros son más que simples turistas, son parte esencial de nuestro sistema. Podríamos decir que nuestro sistema inmune subcontrata otras fuerzas de seguridad para ayudarle en su labor de protección.

En el intestino, por ejemplo, el sistema inmune se vale de las bacterias simbióticas para ayudarnos a defender nuestra salud. La "simbiosis" se refiere a la ayuda mutua entre las bacterias y nuestro cuerpo. Es una especie de programa de comida a cambio de trabajo, en el cual las bacterias se ganan su sustento alimentándose de la porción indigestible de nuestra alimentación a cambio de contribuir a proteger la frontera intestinal contra otras bacterias, levaduras o microbios que llegan con intenciones terroristas.

Subcontratar sabiamente algunas de las labores de seguridad con bacterias buenas y deseables es una estrategia importante para prevenir las enfermedades autoinmunes, la activación inmune y el envejecimiento. Cada vez es mayor la evidencia científica de que nuestro sistema inmune no puede prescindir de esos tipos de microorganismos para madurar y funcionar apropiadamente.

LOS ANTIBIÓTICOS: UNA ESPADA DE DOBLE FILO

Uno de los problemas de utilizar antibióticos con frecuencia es que son medicamentos muy potentes que aniquilan las bacterias buenas de nuestro intestino; es como si nos enfrentáramos con nuestros mejores aliados y los asesináramos. Entonces perdemos nuestras defensas, dejando la vía libre a los malos.

Además, en muchos hospitales hay una preocupación sobre la creciente resistencia de las bacterias a los antibióticos. El personal de un hospital típico formula tantos antibióticos que los gérmenes que viven en las cabeceras de las camas, en los equipos de monitoreo, en los lavamanos, en las cerraduras de las puertas y prácticamente en todas partes han adquirido resistencia a la mayoría de esas armas de la medicina. Algunas de las bacterias más fuertes son resistentes a *todos* los antibióticos, hasta los que son más poderosos.

Por ejemplo, ya no es posible curar ciertas formas de tuberculosis con ninguno de los antibióticos conocidos. Bacterias como el estafilococo áureo, resistente a la meticilina, y el enterococo, resistente a la vancomicina, han desarrollado una resistencia profunda y constituyen un peligro serio para los pacientes.

Por tanto, una consecuencia indeseada de la administración de antibióticos es promover la resistencia entre la multiplicidad de bacterias que residen en nuestro intestino. Este proceso crea unas bacterias más crueles e invasoras capaces de activar nuestro sistema inmune todavía más.

La ciencia ha demostrado que el uso de antibióticos está relacionado con otras enfermedades provocadas por la activación inmune. Por ejemplo, el uso de antibióticos en la infancia aumenta el riesgo de desarrollar asma más adelante, según un estudio publicado en *Chest* (marzo de 2006). Ese informe reveló que incluso un solo esquema de antibióticos administrado a un niño antes de cumplir su primer año de vida duplicaba el riesgo de asma; otros estudios en los cuales se incluyeron más de veintisiete mil niños confirmaron el hallazgo.

El uso de antibióticos también puede aumentar el riesgo de desarrollar cáncer más adelante. Se determinó que el riesgo de desarrollar cáncer de mama era 50 por ciento mayor entre las mujeres con una historia de haber utilizado antibióticos durante más de 50 días en la vida (*JAMA*, febrero de 2004).

Si bien los antibióticos pueden salvar vidas en casos de infecciones que amenazan la supervivencia, son muchas las ocasiones en que estos se formulan cuando el cuerpo es perfectamente capaz de erradicar la enfermedad por su cuenta. Los ejemplos más típicos son la gripa, los resfriados, el dolor de garganta, la bronquitis y hasta las infecciones del oído o de los senos nasales. Los centros para el control y la prevención de las enfermedades calculan que hasta un tercio de todos los antibióticos que se formulan cada año en los Estados Unidos son innecesarios.

¿ES BUENO O MALO EL SISTEMA INMUNE?

Seguramente usted ya estará preguntándose si realmente su sistema inmune es bueno o si lo estará matando.

El sistema inmune es sobresaliente en su capacidad para defendernos. Sin embargo, en el proceso, es grande el daño colateral que puede provocar, promoviendo la enfermedad y el envejecimiento.

¿Por qué son así las cosas? Nadie lo sabe a ciencia cierta, pero parece que se debe a que los seres humanos todavía estamos algo crudos. Hubo una época, no hace mucho tiempo, cuando la principal causa de muerte era la infección. Nuestro sistema inmune ha evolucionado a través de los milenios para protegernos contra esos ataques letales.

La ciencia médica prácticamente ha logrado vencer las infecciones; hemos erradicado o minimizado la polio, la viruela y la mayoría de los virus que terminaban matando a la gente, con la notoria excepción del VIH (el cual ataca concretamente al sistema inmune).

Para quienes habitan el mundo desarrollado, los problemas médicos que nos ayudaron a forjar la evolución del sistema inmune, en el transcurso de cientos de miles de años, ya no son los factores críticos que fueron antes. Hoy la gente muere a causa de enfermedades del corazón, cáncer, accidente cerebrovascular, hipertensión, insuficiencia renal, enfisema, enfermedad de Alzheimer o todas aquellas enfermedades del sistema inmune.

Así como usted está aprendiendo a conocer el sistema inmune a través de este libro, la ciencia también adquiere mayor conocimiento sobre él día tras día. El estudio del sistema inmune no es muy distinto al de las moléculas. Estas últimas están compuestas de átomos con sus protones y electrones, pero al mirar más de cerca se reconocen también los quarks y los neutrinos; y al mirar todavía más de cerca se encuentran partículas cada vez más y más pequeñas.

LA HIPÓTESIS DE LA HIGIENE

Cuando se administran antibióticos en la infancia, se perturba el crecimiento normal de las bacterias deseables. La investigación demuestra que los niños tratados con antibióticos tienen mayor probabilidad de desarrollar asma más adelante, además de alergias y condiciones cutáneas. También es más elevada entre ellos la incidencia de la enfermedad de Crohn.

Es interesante señalar que en los países donde se formulan pocos antibióticos (por política o por falta de ellos), los científicos han encontrado tasas menores de alergia, asma, eccema, colitis, artritis reumatoidea y enfermedad de Crohn.

Ahora se piensa que la exposición a la mugre, en particular a los gérmenes que viven en ella, es un aspecto central del desarrollo y la función del sistema inmune.

Hubo una época en la cual los niños entraban constantemente en contacto con todos los gérmenes, hongos y otros microbios del suelo y nuestros alimentos estaban llenos de

El sistema inmune es semejante. Mientras más atentamente se estudia, mayor es la complejidad que se descubre. No hay duda de que no lo comprendemos en su totalidad, pero en los últimos diez años hemos aprendido más sobre él que nunca antes. Ahora sabemos que vivimos en armonía con el sistema inmune y que, a fin de aprovechar las bacterias de la tierra. Aunque no comíamos tierra propiamente, sí consumíamos los alimentos que crecían en ella como la zanahoria, la papa, el rábano, etcétera. En la actualidad, los alimentos se cultivan en sistemas hidropónicos estériles o en suelos parcialmente esterilizados por el uso de plaguicidas y herbicidas.

La biomasa más grande, o la suma total del peso de la materia orgánica, se encuentra en la corteza terrestre, debido a la masa enorme de microorganismos del suelo que la constituyen. Tal parece que para el sistema inmune es importante que convivamos estrechamente con esos microorganismos; si no estamos suficientemente expuestos a ellos, el riesgo de desarrollar trastornos alérgicos y autoinmunes aumenta.

La relación normal entre nuestro sistema inmune y las bacterias benéficas, o simbióticas, es importante puesto que sirve para entrenar al sistema inmune para que se sienta cómodo con ciertas proteínas foráneas y se abstenga de atacar nuestro propio cuerpo. Esta teoría, conocida como la hipótesis de la higiene, comienza a ser ampliamente reconocida.

su poder al máximo, debemos lograr el equilibrio. Necesitamos un sistema inmune listo, deseoso y capaz de frenar la amenaza de las enfermedades infecciosas, pero sin ser hiperactivo.

Continúe leyendo para aprender a lograr ese estado de equilibrio, esa utopía de la función inmune y la salud perfecta.

SEGUNDA PARTE

EL PROGRAMA DE ULTRALONGEVIDAD EN SIETE PASOS

SIETE PASOS PARA FORTALECER EL SISTEMA INMUNE

NUESTRO SISTEMA INMUNE, como primera línea de defensa, ha evolucionado para reaccionar y protegernos contra todo tipo de amenazas. Mientras mayor la amenaza, más contundente su reacción.

El sistema inmune también actúa por iniciativa propia, detectando lo que sucede a nivel de nuestras emociones y del entorno, a fin de reaccionar ante el más mínimo indicio de amenaza.

Es lógico que nuestro sistema defensivo haga lo que esté a su alcance para mejorar nuestras probabilidades de sobrevivir. La falta de oxígeno o de agua, la mala nutrición, el exceso de estrés, las infecciones graves y las heridas peligrosas representan una amenaza para la vida y evocan unas respuestas inmunes necesarias.

Sin embargo, el costo de esas reacciones es el daño colateral que se produce como parte de la batalla inmunológica. Tanto la amenaza misma como la reacción del sistema inmune debilitan el cuerpo.

El sistema inmune poderoso y robusto que nos ha permitido sobrevivir y reproducirnos en un mundo peligroso es también el causante de las enfermedades y el envejecimiento. Si el mundo fuera perfecto, nuestro sistema de defensa se limitaría a protegernos sin provocar daños a largo plazo. Y eso es algo que puede llegar a ser realidad: un sistema inmune tranquilo, que reaccione con toda intensidad solamente cuando se necesite. Sin embargo, para lograr este equilibrio perfecto, debemos aprender a controlar y aprovechar la respuesta inmune. El objetivo debe ser matizar el poder del sistema inmune con sabiduría y templanza en lo que respecta al momento y la forma de activarse.

La investigación científica ha identificado muchos caminos para lograr este objetivo. Esa investigación es la base del programa de ultralongevidad en siete pasos.

La mayoría de las personas adoptan una actitud pasiva frente a su salud; esperan hasta que ocurre algún problema para decidirse a actuar.

Asumir el control del sistema inmune significa adoptar una actitud activa frente a la salud. Esto es algo que usted podrá hacer siguiendo los pasos necesarios para prevenir la activación excesiva del sistema inmune, en lugar de esperar hasta que se desborde. El conocimiento es poder, y el poder para controlar el sistema inmune es la clave para vivir una vida larga y sin enfermedades.

En los próximos capítulos usted aprenderá siete pasos sencillos para mantener un sistema inmune sano y frenar el envejecimiento. Los pasos son los siguientes:

- **Primer paso: Respirar.** Aprender a respirar correctamente es la primera clave para envejecer saludablemente. Aunque usted ya conoce la importancia de la respiración, ahora conocerá más a fondo el por qué y también cómo mejorarla.
- **Segundo paso: Comer.** No es para nada una sorpresa el hecho de que la alimentación afecta el sistema inmune. La buena noticia es que si usted sigue los pasos de este capítulo no solamente se sentirá mejor, sino que logrará un peso sano. ¡Imagine poder controlar su peso y mejorar su salud al mismo tiempo!

- **Tercer paso: Dormir.** El sueño es mucho más importante para su sistema inmune de lo que usted creería. Aquí aprenderá no solamente por qué es crucial el sueño, sino que descubrirá cómo dormir mejor.
- **Cuarto paso: Bailar.** Esto no quiere decir que usted alcanzará la eterna juventud a punta de valses, sino que una rutina de ejercicio rítmico podrá traducirse en más años de vida saludable. En este capítulo le explicaré las razones y le sugeriré ejercicios que quizás nunca ha considerado.
- **Quinto paso: Amar.** No es necesario estar enamorado de otra persona para experimentar el amor. El amor de todo tipo, por algo o por alguien, es el antídoto para las emociones negativas y es bueno para el sistema inmune.
- **Sexto paso: Tranquilizar.** Usted y su sistema inmune podrán permanecer tranquilos si toma medidas para crear un entorno calmado. En este capítulo encontrará recomendaciones para mejorar su mundo y, de paso, su salud.
- **Séptimo paso: Fortalecer.** Aquí pasará su atención de su entorno externo a su mundo interior, a fin de traer paz a su mente y a su cuerpo.

Son solamente siete pasos los que hay entre usted y una vida larga y saludable.

PRIMER PASO: RESPIRAR

¿Qué es liviano como una pluma pero ni siquiera la persona más fuerte lo puede sostener durante diez minutos?

Esta es quizás una de las adivinanzas más antiguas sobre la respiración pero, en lo que a mí respecta, tengo una mucho más interesante: ¿Por qué la respiración es uno de los aspectos más esenciales de la buena salud y, no obstante, nadie piensa en ella? Precisamente porque es tan fundamental y a la vez automática.

Durante el transcurso de un día respiramos cerca de veintiocho mil veces. ¡Veintiocho mil veces! Es aproximadamente el mismo número de veces que nos acostamos a dormir durante toda la vida y, no obstante, pensamos mucho más en el sueño que en la respiración.

Respirar correctamente puede ser la clave de la buena salud. El doctor Robert Fulford, renombrado osteópata y sanador, dijo alguna vez: "La respiración define la existencia: respiramos por primera vez al nacer y por última vez en el momento de morir. La respiración es el medio por el cual nos conectamos con el universo; sin la respiración no habría conciencia". O como dijera Bhante H. Gunaratana en *Mindfulness in Plain English*: "La respiración es común a todos los seres humanos, la llevamos a donde quiera que vamos, está siempre presente, constantemente disponible, incesante desde el nacimiento hasta la muerte".

Respirar podría parecer un acto aburrido y rutinario, pero en realidad es un proceso complicado y asombroso. Es una parte tan esencial de la vida que hasta podríamos decir que respirar es sinónimo de vivir, y vivir es respirar. Todos los seres vivientes respiran: las personas, los perros, las plantas, los árboles, en realidad el planeta entero. La respiración es la realidad central y constante de la existencia.

¿Por qué respiramos? La razón principal es para intercambiar el oxígeno y el bióxido de carbono. Normalmente, el aire que inhalamos contiene un 21 por ciento de oxígeno, mientras que el que exhalamos tiene un 18 por ciento, lo cual significa que extraemos cerca de un 3 por ciento de oxígeno del aire que respiramos para utilizarlo en nuestro cuerpo y ayudar a producir la energía que necesitamos para funcionar.

Por otra parte, el aire que inhalamos contiene cerca de 0.04 por ciento de bióxido de carbono, mientras que el que exhalamos contiene entre 3.5 y 5 por ciento de este gas, dependiendo del nivel de esfuerzo físico.

A pesar de que es imposible vivir sin realizar este intercambio de gases, la mayoría de nosotros no respiramos correctamente. Cuando estamos preocupados, atemorizados, bajo estrés, o afectados por muchas otras emociones que pueden llevarnos a retener la respiración o a respirar irregularmente, respiramos incorrectamente. El estado emocional afecta la respiración y esta a su vez afecta el estado emocional. Por ejemplo, es bastante común que los médicos encuentren pacientes en urgencias quejándose de síntomas de infarto sólo para descubrir más adelante que no están respirando correctamente.

Un ejemplo clásico y común de esta condición se conoce informalmente como ataque de pánico. Estos ataques rara vez son producto del pánico genuino. La mayoría de los casos sobrevienen por no saber respirar.

Lo que sucede es lo siguiente: Supongamos que la persona está nerviosa o angustiada; eso hace que los músculos del tórax y del abdomen se contraigan, lo cual restringe la respiración y provoca respiraciones cada vez más rápidas y superficiales. La respiración rápida reduce los niveles de bióxido de carbono en la sangre, lo cual hace que sea más difícil para el cuerpo tener acceso al oxígeno transportado por la hemoglobina de la sangre.

Este proceso crea un círculo vicioso de mayor tensión, mayor ansiedad y respiraciones más cortas, el cual a su vez conduce a respiraciones más rápidas y superficiales que amplifican los síntomas, hasta que la persona siente que sencillamente no puede respirar. Entonces, la persona puede desarrollar dolor en el pecho o adormecimiento de los dedos y las manos; podría incluso llegar a desmayarse.

Por simple que parezca este proceso, es tan avasallador que la mayoría de las personas tienen dificultad para recuperar el control de la respiración durante esa clase de ataques.

La solución clásica de respirar dentro de una bolsa de papel casi siempre sirve para detener el ataque. Cuando uno respira el aire exhalado dentro de la bolsa de papel, inhala más bióxido de carbono, lo cual normaliza al poco tiempo los niveles de este gas en la sangre, venciendo la dificultad de tener acceso al oxígeno. Este proceso revierte los síntomas y es eficaz para detener el ataque de pánico.

Valga decir que la mala respiración es la causa principal de la condición denominada "hipertensión de bata blanca". Cuando la persona llega al consultorio del médico puede ponerse tensa, con lo cual la respiración se hace más superficial, la frecuencia cardíaca se eleva y se reduce su variabilidad. Eso provoca la elevación de la presión arterial. Cuando el médico pone la banda alrededor del brazo, puede alarmarse con la lectura, pero la verdad es que no hay hipertensión, es sencillamente cuestión de mala respiración a causa de la ansiedad.

TRES TIPOS DE RESPIRACIÓN

Hay tres tipos diferentes de respiración. El primero es el más restrictivo y es el que se origina en los hombros y las clavículas. Se observa en las personas que sienten pánico o que tienen verdadera dificultar para respirar, como sucede con quienes sufren de enfisema. También se la conoce como respiración clavicular porque se vale de estos huesos para ayudar a movilizar el aire.

Normalmente, el diafragma se encarga por si solo de realizar el trabajo de inhalar. Cuando se contrae el diafragma (un músculo de capas delgadas en forma de cúpula ubicado entre los pulmones y el abdomen), los pulmones se expanden, succionando el aire por entre la boca como si fueran un fuelle. Cuando hay dificultad para respirar, o cuando el diafragma está débil o enfermo, es necesario recurrir a otros músculos para reemplazar su función. Esos son los músculos unidos al cuello y las clavículas.

El nervio frénico, el cual se origina en el cuello, es el encargado de desencadenar la contracción del diafragma. Esa es la razón por la cual cuando hay una fractura de la columna cervical, la persona no puede respirar independientemente.

La respiración clavicular, la cual se origina en la parte alta del tórax, el cuello y los hombros, es la forma más anormal de respirar. Se produce cuando hay una deficiencia respiratoria seria o durante momentos de estrés extremo, como sucede con los ataques de pánico.

El segundo tipo de respiración se centra en el pecho y es el patrón más común. Las personas que respiran de esa manera por lo general sienten algo de estrés durante el transcurso del día, razón por la cual no respiran bien. Sin embargo, no se dan cuenta de ello porque el aire continúa entrando y saliendo, y no sienten dificultad alguna. Pero el mensaje que el sistema inmune recibe es que no todo está en calma.

Este patrón se conoce como respiración torácica y es el tórax el que ejerce el movimiento, por lo general hacia arriba. Los músculos del cuello y de las clavículas no se esfuerzan como en la respiración clavicular, y el tórax y los pulmones se expanden, pero la expansión es restringida por la tensión y el endurecimiento de los músculos alrededor del abdomen y las costillas. Esto hace que el tórax se mueva principalmente hacia arriba, permitiendo menos entrada de aire y produciendo una respiración más rápida.

Aunque este tipo de respiración ocurre con frecuencia, especialmente en situaciones de estrés y ansiedad, casi siempre pasa desapercibida. La respiración es un proceso automático y hasta la respiración anormal es subconsciente. Es solamente observando atentamente la respiración que es posible tomar conciencia de la forma como respiramos y podemos proceder a corregirla.

El tercer tipo de respiración se origina en el abdomen y de ahí su nombre de respiración abdominal. Todos debemos aspirar a respirar de esa manera.

Cuando respiramos desde el abdomen la relajación es mayor y la respiración es más profunda. Esto envía el mensaje al sistema inmune de que no hay ansiedad. Ese importante mensaje es transmitido después por todo el cuerpo, desde el cerebro hasta el corazón. Así, todo el cuerpo se relaja y el sistema inmune también.

Cuando respiramos desde el abdomen, este se expande y se mueve hacia afuera con cada inhalación. Aunque el tórax se levanta ligeramente, no lo hace tanto como con la respiración torácica puesto que el abdomen se encarga de todo el movimiento. Eso sucede porque, para inhalar, el diafragma debe contraerse y descender hacia el abdomen para crear el efecto de vacío que permite la entrada de aire a los pulmones.

POR QUÉ RESPIRAMOS

La idea más generalizada es que respiramos para recibir oxígeno, pero la verdad es que los niveles de ese gas no son los que controlan nuestra respiración. Es el nivel de bióxido de carbono en la sangre el que ejerce el control primordial sobre la respiración.

Por ejemplo, cuando los nadadores desean permanecer bajo el agua largo tiempo, hiperventilan (respiran rápida y profundamente) antes de lanzarse a la piscina. Esto baja los niveles de bióxido de carbono y la urgencia de respirar nuevamente, con lo cual pueden permanecer bajo el agua más tiempo.

Es solamente en situación de falta severa de oxígeno (por ejemplo, a gran altura) que este gas entra a ser el motor de las respiraciones. Pero en general, la capacidad de exhalar y evacuar el bióxido de carbono es el factor más importante para regular la respiración.

Esto nos obliga a traer a colación otra noción equivocada. La sabiduría popular dice que la parte más importante de la respiración consiste en inhalar profundamente una buena cantidad de oxígeno. Realmente es todo lo contrario. La exhalación es más importante. Debemos concentrarnos en la forma como exhalamos.

Nuestra sangre es una portadora eficiente del oxígeno, para este efecto se vale de la hemoglobina, la sustancia que les da el color rojo a las células sanguíneas. En una situación normal, más del 95 por ciento de la hemoglobina de la sangre cumple su labor de transportar el oxígeno. Aunque ese nivel descendiera a 85 u 80, o hasta un 70 por ciento, habría suficiente oxígeno disponible para mantenernos vivos.

Sin embargo, cuando el porcentaje de hemoglobina portadora desciende a menos del 70 por ciento, la mayoría de las personas desarrollan cianosis, o una apariencia azulada y cadavérica. Aún así, hay un poco de margen de tolerancia para adquirir y utilizar el oxígeno, lo cual se logra con cada inhalación.

Casi todo el mundo puede llenar fácilmente sus pulmones con una buena respiración profunda, pero las personas que sufren enfermedades pulmonares tienen mayor dificultad para evacuar el aire. Por ejemplo, los asmáticos o quienes sufren de enfisema por lo general inhalan bien pero exhalan mal, razón por la cual producen una sibilancia.

Las personas con un grado serio de asma o enfisema utilizan una técnica especial para respirar arrugando los labios para exhalar a través de los labios apretados. Esto les ayuda a exhalar mejor porque impide que las pequeñas vías aéreas se colapsen durante la exhalación forzada, cuando tienen que hacer fuerza para exhalar.

Una respiración profunda completa nos permite llevar lentamente el aire a los pulmones, lo cual desacelera el ciclo respiratorio. El hecho de bajar la frecuencia respiratoria de doce respiraciones por minuto (una respiración cada cinco segundos) a seis respiraciones por minuto o menos, tiene un efecto profundo sobre los niveles de estrés y sobre el sistema inmune.

LAS FASES DE LA RESPIRACIÓN

Para lograr controlar la respiración y enviar un mensaje calmado y tranquilo al sistema inmune, es importante reconocer y comprender las cuatro fases de la respiración.

La primera es la fase de inhalación y corresponde a la entrada de aire a los pulmones.

La segunda fase es la meseta de la inhalación (o inspiratoria), la cual se produce después de inhalar y antes de exhalar.

Entonces comienza la tercera fase (o de exhalación), seguida de otra meseta durante la cual hay un descanso. Esta cuarta fase se denomina meseta de exhalación (o espiratoria), o valle de la respiración, y es la parte más importante del ciclo respiratorio. Al inhalar, la frecuencia cardíaca se acelera ligeramente y al exhalar se hace ligeramente más lenta. En el fondo de la respiración o meseta espiratoria, la frecuencia cardíaca está en su punto más bajo y es posible sentir una sensación generalizada de bienestar en ese nivel de relajación.

Examinemos estas fases. Al iniciar la respiración, la entrada de aire produce una sensación de bienestar. Pero al continuar con el ciclo, el tórax se llena hasta el punto de no poder inhalar más. Cuando se llega a la máxima expansión del tórax se siente un ligero malestar o zozobra; el cerebro envía la orden de suspender la inhalación.

Es entonces cuando comienza la meseta inspiratoria, donde la sensación de comodidad dura tan solo un momento antes de sentir la urgencia de exhalar. Al hacerlo, la sensación vuelve a ser agradable. Al final de la exhalación se llega a la meseta espiratoria, donde los músculos del tórax y el diafragma están relajados y prácticamente no queda aire en los pulmones.

En la primera parte de la meseta de la exhalación hay una sensación esencial de reposo, pero si se permanece en ella durante mucho tiempo, comienza a sentirse tensión y la necesidad de inhalar nuevamente.

Este estado alternante de tensión y relajación ocurre entre doce y veinte veces por minuto, dependiendo de la rapidez de la respiración. Es un microcosmos fascinante de la lucha entre la tensión y el sosiego en la vida.

Una vez que usted reconozca y comience a comprender las cuatro fases de la respiración, dedique unos minutos a sentir y apreciar cada una de las fases y la alternancia entre el placer y la tensión que viene con cada respiración. Reconozca también esa sensación especial de paz que siente en la meseta de la exhalación, en el fondo de cada respiración.

LA RESPIRACIÓN Y LA SALUD

Cuando la respiración es incorrecta suceden varias cosas. Supongamos que usted siente una amenaza. Sus músculos se contraen. Al apretarse los músculos del tórax y del abdomen, la respiración se restringe. Usted no puede respirar completa y profundamente con ese grado de ansiedad. Ante esa restricción de la respiración, el sistema inmune siente que hay una amenaza.

Nuestro sistema inmune espera que las alarmas sean lo más tempranas posibles a fin de disponerse a protegernos. Esa es su función. Por tanto, cuando la alarma temprana se presenta en forma de una respiración superficial o restringida, el sistema inmune se pone a trabajar, envía señales a sus fuerzas y se prepara para la batalla.

Hay ahora un nuevo acerbo de investigación que demuestra que todos los trastornos de la respiración, desde el asma hasta la tuberculosis, desde el enfisema hasta las enfermedades intersticiales de los pulmones, tienen relación con la hiperactividad del sistema inmune.

Más de doce estudios recientes han confirmado la conexión entre la restricción de la respiración y la activación inmune. La conclusión de esos estudios, tal como se informó en *Thorax* (Tórax, marzo de 2004), fue que una menor función pulmonar se asociaba con la activación sistémica de la respuesta inmune, medida con base en los recuentos de glóbulos blancos, de los niveles de PCR y del factor de necrosis tumoral alfa.

Por consiguiente, no sorprende que un estudio sobre la longevidad realizado durante veintinueve años (el Buffalo Health Study) haya
demostrado que la función pulmonar y la capacidad respiratoria son
factores excelentes para predecir la supervivencia a largo plazo, tanto
de hombres como de mujeres (*Chest*, marzo de 2000).

En otro estudio con veintiún voluntarios quienes debían aplicar
una técnica de respiración consciente se observó que la función inmune, medida con base en la actividad de las células asesinas naturales
(NK), mejoró después de que los sujetos asistieron a una clase para
aprender a respirar correctamente y con conciencia (*Journal of Alterna-
tive and Complementary Medicine* — Revista de medicina alternativa y
complementaria, abril de 2005).

El sistema inmune no es el único que se beneficia de una respiración correcta. También el cerebro se favorece. Un estudio realizado en
Japón (publicado en *Neuroscience Research* — Investigación neurocien-
tífica, noviembre de 2004) demostró que durante la respiración abdominal relajada, las ondas del cerebro entran también en un patrón de
relajación, pasando a un ritmo más lento y acompasado. La respiración
deliberada y consciente crea un patrón lento y organizado a nivel de las
ondas cerebrales, el cual se puede observar en el electroencefalograma
(EEG). A la sincronización entre la respiración y el cerebro, u otros
sistemas, se le ha dado el nombre de arrastre y es un fenómeno que
también se transmite al corazón en forma armónica y rítmica.

Una de las formas de medir el nivel de arrastre entre la respiración
y los latidos del corazón es midiendo el pulso, pero no de la manera
tradicional. Normalmente, cuando medimos el pulso tomamos un promedio de la frecuencia cardíaca durante treinta o sesenta segundos. Una
forma más precisa de medir el pulso es con base en el intervalo entre
latidos. Si examinamos atentamente el corazón de esta manera, midiendo con exactitud el intervalo entre los latidos durante todo un minuto,

vemos que los latidos del corazón normal varían ampliamente. Esa variación entre latidos se denomina variabilidad de la frecuencia cardíaca.

Podría pensarse que los latidos deberían ser muy regulares, pero la verdad es que la regularidad es sinónimo de peligro. Mientras más regulares los latidos, más enferma la persona.

En efecto, la persona más enferma de todas es aquella que ha tenido que someterse a un transplante de corazón y ahora posee un corazón nuevo. La frecuencia cardíaca de esa persona tiende a ser regular en un 100 por ciento, sin ninguna variabilidad, lo cual no es bueno. El corazón transplantado es separado de sus conexiones más normales; al cortar los nervios que controlan normalmente la frecuencia cardíaca, el corazón transplantado recibe muy pocas señales sobre la velocidad a la cual debe latir. En efecto, muchas veces es necesario implantar un marcapasos artificial para proporcionarle mayor variabilidad al corazón transplantado.

La variabilidad de la frecuencia cardíaca se ha estudiado extensamente. Se ha observado una asociación entre una pobre variabilidad y el aumento de la mortalidad después de un infarto (*Journal of Cardiovascular Electrophysiology* — Revista de electrofisiología cardiovascular, enero de 2005), y también se ha demostrado una asociación con la depresión, la ira y la ansiedad. En un estudio realizado en Dinamarca con 643 hombres y mujeres sanos, publicado en el *European Heart Journal* (Revista europea del corazón, diciembre de 2003), se demostró la relación entre una menor variabilidad de la frecuencia cardíaca y la activación del sistema inmune, medida en términos de la PCR y de los niveles de glóbulos blancos.

En otras palabras, mientras la variabilidad de la frecuencia cardíaca sea menor, mayor la hiperactividad del sistema inmune. Sin embargo, una buena respiración puede mejorar la variabilidad y reducir la activación inmune.

Los seres humanos más jóvenes y despreocupados —los niños— tienen una frecuencia cardíaca supremamente variable; es completamente aleatoria. Eso es muy sano. Las conexiones entre el corazón, el cerebro y la respiración de un niño son muy fuertes, de tal manera que cada respiración produce una variación previsible de la frecuencia cardíaca.

Esta variabilidad se relaciona con el ciclo de la respiración. Al inhalar, la frecuencia cardíaca se acelera y, al exhalar, se desacelera.

Es relativamente fácil medir la variabilidad de la frecuencia cardíaca por medio de un monitor especializado, el cual mide con exactitud la frecuencia entre los latidos, arrojando una gráfica de tiempo.

Ya hay productos comerciales para enseñar a las personas a mejorar la variabilidad de su frecuencia cardíaca por medio de la respiración y de la bioretroalimentación (*biofeedback*).

En esencia, cuando nos concentramos conscientemente en nuestra respiración producimos una variabilidad saludable de la frecuencia cardíaca y una función inmune sana. Eso se traduce en una vida más sana y más larga.

ACTÚE: RESPIRE

Hay un cúmulo de evidencia adicional sobre el vínculo entre la respiración dificultosa o deficiente y la activación del sistema inmune y enfermedades como el enfisema, el asma y la bronquitis. Igualmente importante es el hecho de que casi siempre mejora el funcionamiento del sistema inmune cuando se tratan esas condiciones.

Aprender a respirar correctamente es una forma de apoyar al sistema inmune. La buena noticia es que hay muchas cosas que todo el mundo puede hacer para mejorar la respiración y, por consiguiente, el sistema inmune.

TOME CONCIENCIA

Quizás la forma más importante de cuidar la respiración sea tomar conciencia de ella. Cuando lo haga, usted se sorprenderá al descubrir cuán desordenada es realmente su respiración.

En este preciso momento, mientras lee, preste atención a su cuerpo. Tome conciencia de la tensión de los músculos del tórax, la nuca, los hombros y el abdomen. Preste atención especialmente al abdomen, el cual debe expandirse libremente con cada inhalación.

Seguramente descubrirá que retiene la respiración con frecuencia y que respira irregular e intermitentemente. Hay muchos patrones de respiración patológicos, entre los cuales se cuenta una condición conocida como respiración de Cheyne-Stokes, caracterizada por períodos alternantes de apnea e hiperpnea; en otras palabras la persona alterna entre respiraciones muy lentas o ausentes y respiraciones profundas y rápidas cada minuto aproximadamente.

A diferencia de los monitores cardíacos, los monitores de la respiración todavía no se utilizan de manera generalizada (aunque en este momento estamos desarrollando un aparato pequeño para ayudar a las personas a controlar sus hábitos de respiración). Hasta tanto se generalicen, las siguientes son las mejores formas de monitorear la respiración:

1. **Preste atención a las cuatro etapas de la respiración:** Inhalación, meseta, exhalación, meseta. El objetivo es prolongar la exhalación y la meseta de la exhalación. Aprecie y disfrute la paz y la relajación que se siente en la meseta de la exhalación.

   Si le toma el tiempo a su respiración, verá que la relación entre la inhalación y la exhalación es aproximadamente de uno a dos: la exhalación debe durar el doble de la inhalación, y la meseta de la exhalación debe ser más prolongada que la de la inhalación. La persona que respira muy bien puede prolongar durante bastante tiempo la meseta de la exhalación. Para algunas personas eso puede ser incómodo, pero si usted se siente a gusto haciéndolo, podrá hallar mucha paz. Una persona experimentada puede permanecer en la meseta de la exhalación treinta segundos o más.

Su objetivo durante los ejercicios de respiración debe ser respirar lenta y rítmicamente. En el estado de relajación, la frecuencia respiratoria puede llegar a ser de dos o tres respiraciones por minuto. Esto significa dejar entre siete y diez segundos para cada inhalación (incluida la meseta de la inhalación) y entre catorce y veinte segundos para la exhalación (incluida la meseta de la exhalación).

2. **Sienta la respiración:** Una forma fácil de verificar su respiración consiste en sentarse con los brazos cruzados sobre el abdomen. Con cada inhalación, sus brazos deben subir y desplazarse hacia delante. Eso significa que su abdomen se expande y que su respiración es abdominal. Si sus brazos no suben o si se desplazan hacia atrás, debe concentrarse en relajarse y expandir el abdomen con cada respiración.

    También puede ayudarse a tomar mayor conciencia de la respiración poniendo la mano derecha sobre la parte alta del abdomen y la mano izquierda sobre la parte superior del tórax. Al inhalar, su mano derecha debe alejarse de la columna y su mano izquierda debe permanecer bastante quieta o moverse hacia afuera apenas ligeramente.

Si su mano derecha se queda quieta o se hunde hacia adentro con cada respiración mientras que su mano izquierda sube y se desplaza hacia afuera, es porque está respirando con el tórax y las clavículas. Concéntrese en relajar el abdomen y en expandirlo hacia afuera con cada inhalación. Continúe de esa manera lo más lentamente que le sea posible.

3. **Concéntrese en la respiración:** Si siente que tiene dificultad para dominar esa técnica, ensaye algunos pensamientos que le ayudarán a concentrarse.

   Con cada inhalación, piense en la palabra *energía*.

   Con cada exhalación, piense en la palabra *relajación*.

   Repita las palabras mentalmente con cada respiración; le servirán de mantra para mantener la concentración. Haga una pausa después de cada palabra en el pico y en el valle de cada respiración, prolongándola lo suficiente para demorarse en la fase de la meseta.

MEJORE LA MECÁNICA DE SU RESPIRACIÓN

La mejor forma de comunicarle a su sistema inmune que todo está bien es respirando correctamente. He aquí algunas sugerencias para hacerlo.

1. **Incluya ejercicio físico:** El ejercicio físico vigoroso le exigirá respirar profundamente a fin de movilizar el oxígeno por el cuerpo. Cualquier ejercicio sirve: caminar, correr, trotar, jugar bolos, bailar o patinar. Hasta subir escaleras en la casa o remontar colinas en su vecindario le servirá. El objetivo no es otro que sumar una rutina diaria de algún tipo de ejercicio para fortalecer su respiración.

2. **Respire contra la resistencia:** Quizás usted crea que la mejor manera de acompasar la respiración sea por medio de actividades como inflar un globo y no se equivoca, es un buen ejercicio. Sin embargo, los músculos que utilizamos para inhalar (el diafragma) tienden a ser más débiles que los que utilizamos para inflar un globo (la pared del tórax y los músculos abdominales).

Es lo mismo que sucede con los demás músculos del cuerpo: los cuádriceps son más fuertes que los isquiotibiales y los bíceps son más fuertes que los tríceps. En otras palabras, hay más fuerza en la flexión que en la extensión. Los brazos son más fuertes en flexión que en extensión. Lo mismo sucede con la respiración. Son muchos los músculos que pueden intervenir en la exhalación, todos los del tórax y hasta los del abdomen, pero para inhalar solamente hay un músculo: el diafragma.

Puesto que la mayoría de las personas pueden inflar fácilmente un globo, aprender a succionar aire es quizás más difícil.

Por ejemplo, en los programas de reacondicionamiento de los pacientes, los médicos de los hospitales indican una serie de ejercicios de succión, como inhalar aire por entre un pitillo que ofrece resistencia. El dispositivo que utilizan para este efecto es transparente y tiene una esfera que indica la fuerza con la cual la persona utiliza el diafragma.

Usted puede hacerlo fácilmente en su casa. Cierre el puño y llévelo delante de la boca para inhalar a través de él; mientras más pequeña la abertura del puño, más difícil será succionar el aire. Mientras inhala contra la resistencia creada por el puño, concéntrese en el abdomen y el diafragma, cerciorándose de expandir el abdomen con cada inhalación.

Repita este ejercicio durante cuatro o cinco respiraciones dos veces al día, pero no en forma consecutiva, sino alternando con respiraciones normales. De lo contrario, estará practicando retener la respiración en lugar de fortalecer el diafragma.

Otra idea para la casa es utilizar un espirómetro de incentivo. Los médicos suelen recomendar este aparato sencillo para ayudar a los pacientes a recuperarse más rápidamente de una cirugía o para ayudarlos a mejorar la respiración después de un episodio de neumonía o bronquitis. El aparato se consigue en cualquier farmacia por un costo bajo. Los espirómetros de incentivo presentan resistencia a la inspiración, lo cual contribuye a fortalecer el diafragma.

3. **Suspire:** Sí, suspire. Si siente que su respiración es forzada, irregular o rígida, incluya unos cuantos suspiros en su día. Los suspiros crean un poco más de resistencia a la salida del aire, lo cual contribuye a relajar los músculos del tórax.

   Para relajar los músculos del tórax y el abdomen y corregir la respiración irregular, respire profundamente por la nariz hasta llenar completamente los pulmones. Después, al exhalar, diga "ahhhhhhhhhhhh", como en un suspiro.

   Repita este ejercicio tres veces consecutivas para relajar la musculatura del tórax y del abdomen.

4. **Nade:** La clase de respiración rítmica que se necesita para hacer nado libre, por ejemplo, ayuda a crear capacidad pulmonar y acompasar al mismo tiempo la respiración. Los nadadores de-

sarrollan una capacidad pulmonar tremenda gracias al ejercicio constante de respirar al tiempo que se desplazan por el agua.

5. **Ensaye el RESPeRATE:** El RESPeRATE es un dispositivo móvil que emite sonidos para establecer un ritmo a la respiración. Ayuda a mejorar la cadencia de la respiración y hasta puede llegar a bajar la tensión arterial. El RESPeRATE se puede adquirir por Internet en www.resperate.com.

6. **Cante o toque un instrumento de viento:** Para poder cantar o tocar la flauta, el saxofón o algún otro instrumento de viento es necesario controlar la respiración. Si no sabe cantar ni tocar, ensaye a silbar. Todas estas son formas amenas de mejorar la técnica de respiración, para no mencionar el efecto terapéutico de la música para el sistema inmune (véase el paso seis).

7. **Ingrese a Internet:** En Internet encontrará muchos sitios excelentes relacionados con instrucciones o productos para la respiración y la salud. Estos son algunos: www.breathing.com, www.buteyko.com, www.nishinojuku.com, www.resperate.com y www.freezeframer.com (en todos la información está en inglés).

SEGUNDO PASO: COMER

- *La parte más difícil de una dieta no es cuidar lo que uno come, sino ver lo que comen los demás.*
- *Sabrá que tendrá que ponerse a régimen cuando le diagnostiquen el virus devorador de carnes y el médico le dé treinta años más de vida.*
- *¿Conoce la historia del tipo que inició una dieta, juró que dejaría de beber y de comer en exceso y que al cabo de catorce días había perdido dos semanas?*
- *¿Y qué tal la del mendigo? El que le dice a una mujer, en la puerta de una cafetería, que lleva una semana sin comer, y ella le responde: "Cómo me gustaría tener su fuerza de voluntad".*

Quizás haya tantos chistes sobre dietas como la cantidad de dietas que hay. Sin embargo, seguir un régimen alimenticio no es motivo de broma, como tampoco lo es encontrar la forma de elegir correctamente la alimentación.

La mayoría de las personas sabe que los alimentos proporcionan energía, vitaminas y minerales, pero lo que pocas personas saben es que los alimentos también brindan una señal muy importante para el sistema inmune y, por consiguiente, para el proceso de envejecimiento.

El sistema inmune responde a la comida de muchas maneras diferentes, y no solamente al alimento ingerido en un momento determinado sino al patrón de la alimentación, a la forma de comer, al entorno e incluso a la compañía a la hora de comer.

Cada una de esas señales ejerce su propio impacto sobre el sistema inmune. Por ejemplo, beber una copa de vino con la cena en compañía de los amigos tiene un impacto muy diferente que beberse una botella en la soledad de la casa sentado al frente de una computadora. Asimismo, comer un desayuno nutritivo en la tranquilidad del hogar, en compañía de la pareja, le envía al sistema inmune un mensaje muy diferente del que recibe cuando el desayuno es igualmente nutritivo pero cargado de ansiedad por estar en compañía del jefe.

Aunque el tema de la comida es muy amplio, en lo que respecta al sistema inmune se reduce a seis aspectos a los cuales es preciso prestar atención: el hambre, los patrones de alimentación, las emociones y la comida, la cantidad de alimento consumido, el entorno a la hora de comer y la digestión.

EL HAMBRE

En la actualidad son pocas las personas que comen porque sienten hambre. La disculpa suele ser un evento social, una reserva para cenar, o sensaciones como el aburrimiento, la depresión, la ansiedad o el estrés. Muchos de mis pacientes nunca sienten hambre. Hasta reconocen no recordar la última vez que sintieron hambre.

Sin embargo, todo el mundo debe sentir un poco de hambre cada tres horas aproximadamente. No es una sensación de inanición, sino una señal para recordar que el cuerpo necesita reponer combustible. Esa señal discreta cada tantas horas indica que el equilibrio de las hormonas del hambre es correcto. Por lo general, las personas que no sienten hambre se exceden al comer.

Son varias las hormonas que producen la sensación de apetito y la investigación científica apenas comienza a conocer más sobre ellas. Es bastante probable que en el futuro oigamos hablar mucho más sobre la leptina, la grelina, la adiponectina, la obestatina y otras hormonas que todavía están por descubrirse.

La investigación sugiere que las hormonas ejercen un impacto poderoso sobre el sistema inmune y que la sensación de hambre es uno de los recursos del cuerpo para hacernos saber cuán bien está funcionando nuestro sistema inmune.

Por ejemplo, la leptina es crítica para mantener el peso. Se encarga de anular el apetito y le informa al cerebro cuando hemos comido lo suficiente. La leptina también acelera el metabolismo y nos hace quemar más calorías. Por lo tanto, parecería bueno tener mucha leptina rondando por ahí, cualquier cosa que reduzca el apetito y refuerce el metabolismo serviría también para ayudar a bajar de peso.

Sin embargo, lo que sucede en realidad es que las personas delgadas tienen niveles bajos de leptina, mientras que esos niveles son altos en quienes tienen sobrepeso. Esto tiene sentido cuando reconocemos que la leptina es producida por las células grasas y que su propósito es regular el apetito y el peso. Por tanto, cuando una persona sube de peso (aumenta la cantidad de grasa) se produce más leptina, se reduce el apetito y el metabolismo se intensifica. Este proceso tiene el efecto de alentar al cuerpo a perder kilos para volver a su peso original.

Lo contrario sucede cuando la persona pierde peso pues, aunque los niveles de leptina se reducen, el apetito aumenta y el metabolismo se hace más lento. Este proceso contribuye a que la persona recupere el peso perdido y regrese a su punto de partida. Estoy seguro de que muchos lectores conocen perfectamente este patrón; es una función protectora inherente a la fisiología cuyo propósito es mantener el peso en un punto determinado.

La investigación indica que la leptina ejerce un efecto poderoso sobre el sistema inmune, más precisamente, lo activa. Por tanto, las personas delgadas, cuyos niveles de leptina son bajos, activan menos su sistema inmune, mientras que las personas pasadas de peso, cuyos niveles de leptina son más elevados, presentan mayor activación inmune y podrían llegar a sufrir más problemas como la artritis, la diabetes, la enfermedad cardíaca, la hipertensión y el cáncer.

Ahora comprendemos que la activación del sistema inmune provocada por la leptina y las demás hormonas del hambre es una de las razones principales por las cuales la obesidad se ha asociado con tantas enfermedades diferentes.

LOS PATRONES DE ALIMENTACIÓN

Los patrones de alimentación son otra consideración importante para la salud. Estos patrones varían de acuerdo con nuestro trasfondo familiar, cultural, étnico y profesional. Por ejemplo, las personas que trabajan por las noches se alimentan de manera diferente a quienes trabajan de nueve a cinco, los que vienen de familias grandes tienen patrones de alimentación diferentes a los que vienen de familias pequeñas, etcétera.

Los estudios actuales sugieren que en muchos casos de obesidad en donde la mayoría de los miembros de la familia, si no todos, tiene sobrepeso, el culpable rara vez es un gen heredado. Tal parece que el rasgo heredado tiene relación con el patrón de comportamiento frente a la comida; si los padres suelen comer abundantemente o comen con frecuencia comidas chatarra, lo más probable es que los hijos hagan lo mismo.

Muchos de los patrones de alimentación más comunes son el reflejo de problemas emocionales. Las personas que sienten ansiedad cuando están solas en las noches son propensas a adoptar un patrón de alimentación encaminado a calmar su ansiedad. Recurrir a alimentos para tranquilizar el alma como las galletas, las tortas o las hamburguesas con queso puede generar un hábito de comer que comienza antes de un día de tensiones y termina con una comida ligera a la media noche. Como es obvio, eso estimula directamente el sistema inmune.

Independientemente de cuál de los muchos patrones sea el suyo, lo más importante es que lo reconozca y comprenda el impacto que tiene sobre su salud.

La mayoría de las personas pueden identificar intuitivamente esos patrones porque los han tenido toda la vida. Por ejemplo, si usted no es una persona madrugadora, seguramente tiende a saltarse el desayuno, almorzar tarde y sentarse a comer cuando el resto del mundo se está yendo a dormir. Ese patrón significa que consume cerca del 80 por ciento de las calorías del día después de las 4 p.m.

Como bien lo sabe ya, consumir el mayor volumen de las calorías en una sola comida estimula exageradamente el sistema inmune y causa un pequeño pico de envejecimiento. Una forma de frenar ese proceso es distribuir el consumo de las calorías durante el día.

Claro está que no siempre es fácil modificar esos hábitos. Una de las preguntas que me hacen con más frecuencia es: "Doctor, ¿debo desayunar aunque no sienta hambre en las mañanas?"

El problema no está en lo que deba o no hacer la persona al levantarse. Si la persona no siente hambre en la mañana es porque probablemente consumió su desayuno en la cena de la noche anterior.

En otras palabras, continuó comiendo después de las 9 o las 10 p.m., disfrutando un bocado quizás cargado de carbohidratos y un exceso de calorías. Es obvio que no sentirá hambre al despertar.

La forma de ayudar a una persona a abandonar ese hábito es pedirle que desayune al levantarse en la mañana. Si lo hace así, sentirá hambre nuevamente al medio día y tomará su almuerzo. Para cuando llegue la hora de la cena no sentirá el mismo apetito de siempre porque habrá comido correctamente durante el día; y el ansia de comer tarde en la noche también disminuirá.

Lo mismo que la temperatura corporal y el metabolismo, el apetito tiene su propio termostato, el cual se encarga de anunciarnos cuándo comer. El termostato del apetito está graduado para apagarse cuando hemos consumido suficientes calorías en el día para mantener el peso. Por tanto, si la mayoría de las calorías se han consumido antes de las tres de la tarde, el apetito a la hora de la comida y de la cena será menor.

Además, si la persona suplementa la dieta con unos bocados pequeños, bajos en calorías durante el día, tendrá poco apetito en la noche y comerá menos, despertando con hambre al día siguiente. Este hábito contribuye a perpetuar un patrón sano de alimentación.

LAS EMOCIONES Y LA COMIDA

Tal como lo mencionamos anteriormente, otro motivo de preocupación está en la relación entre las emociones y la comida. En la mayoría de las personas, la comida produce un estado de calma, satisfacción y hasta euforia leve, por razones relacionadas con la química y la supervivencia. A pesar de nuestros refrigeradores llenos, nuestros genes todavía nos impulsan a salir a buscar comida, uno de los instintos más primordiales para la supervivencia. Y con la comida viene la liberación de la serotoni-

LA ALIMENTACIÓN, LA EDAD
Y LAS ALERGIAS

El momento de la vida en la cual ingerimos determinados alimentos tiene un efecto importante sobre el sistema inmune. Por ejemplo, el efecto de comer cereales por primera vez a los cinco meses es diferente que comerlos por primera vez a los cinco años.

No olvide que su sistema inmune está detectando, identificando y procesando constantemente la información acerca de las miles de proteínas con las cuales usted entra en contacto todos los días. Hay una verificación permanente de las proteínas extrañas contra la base de datos de amenazas almacenada en la memoria de más de mil millones de células B que flotan en el torrente sanguíneo. Esa base de datos comienza a acumularse desde el momento mismo del nacimiento y cada minuto del día recibe algún registro nuevo. Este proceso refleja que el aprendizaje del sistema inmune es adaptativo.

También en los primeros años de vida, si un registro queda "mal archivado" en la base de datos, su impacto puede ser duradero. Es también durante el período vulnerable entre los tres y los seis meses de edad, cuando el sistema inmune apenas comienza a aprender, que se producen errores comunes de archivo.

Antes de los tres meses de edad, la inmunidad depende en gran medida de la información que pasa de la madre al hijo a través de la placenta y de la leche materna. Los anticuerpos maternos (producidos por el sistema inmune de la madre) se transfieren a través de la sangre y de la leche para proteger al bebé contra las amenazas con las cuales pueda tropezar durante las primeras semanas de vida.

Sin embargo, hacia los tres meses de edad, el sistema inmune ha madurado lo suficiente para comenzar a crear anticuerpos y almacenar sus propios datos de memoria. Durante este período de enorme sensibilidad, la exposición a las proteínas foráneas equivocadas puede producir efectos indeseados. Por ejemplo, cuando a los bebés se les alimenta con los primeros cereales o granos entre los tres y los seis meses, la probabilidad de desarrollar enfermedades autoinmunes como la diabetes de tipo 1 y la enfermedad celíaca (alergia al gluten) se eleva considerablemente.

Por consiguiente, es muy importante tener presente esa vulnerabilidad al alimentar a los niños (es preferible introducir los cereales en la dieta un poco más adelante, entre los seis y los nueve meses de edad).

na, uno de los neurotransmisores que inducen la calma. Por tanto, si no nos sentimos bien, nuestro primer instinto es buscar la comida puesto que ella adormece la tensión, la ansiedad, el miedo y la desesperación.

En realidad aquí hay una contradicción, porque si bien la persona siente que se calman sus emociones, en realidad está poniendo en alerta al sistema inmune. El pobre debe entonces clasificar todos esos alimentos malsanos para verificar si algún invasor se ha colado junto con ellos. Esta activación explica la razón por la cual comer para calmar las emociones es uno de los peligros más comunes de nuestra relación con los alimentos.

Uno de los ejercicios sencillos para vencer esta necesidad de calmar las emociones consiste en verificar si hay hambre. En pocas palabras, usted debe comer solamente para calmar el hambre y no para calmar los nervios, la ira o la tristeza.

Verificar el hambre es una forma excelente de descubrir la raíz emocional de la necesidad de comer. Cada vez que tenga en su mano la cuchara o el tenedor, haga una pausa y piense: "¿En realidad tengo hambre en este momento?"

Si la respuesta es afirmativa, ¡adelante y disfrute!

Si la respuesta es negativa, la siguiente pregunta deberá ser: "¿Entonces por qué estoy a punto de comer esto?"

Es bastante probable que encuentre la respuesta a esa pregunta en un estado emocional de tensión, ansiedad, ira, melancolía o quizás aburrimiento.

LA CANTIDAD DE ALIMENTO

En lo que respecta al sistema inmune, la cantidad de alimento ingerido es tan importante como la calidad. ¿Por qué? Mientras mayor la cantidad de alimento ingerido en una sola comida, mayor el esfuerzo que debe realizar el sistema inmune.

Hay un estudio en el cual los investigadores midieron los niveles de PCR después de las comidas, el cual reveló que mientras más elevado el contenido calórico de la comida, más se elevaba posteriormente el nivel de PCR. Esto significa que el sistema inmune de las personas que comen menos pero más veces al día reacciona con menos fuerza que el de las personas que consumen todas las calorías del día en unas pocas comidas grandes.

¿Por qué sucede así? Aunque los científicos todavía no están seguros, una de las teorías más verosímiles es la que dice, como ya lo mencionamos, que una parte importante de nuestro sistema inmune reside en los intestinos, donde debe patrullar uno de los puntos de entrada más importantes para los gérmenes, los microbios y otras amenazas. Cada vez que ingerimos algo, el sistema inmune alerta a sus centinelas para que recorran las fronteras y se aseguren de que no han sido violadas.

A través del proceso de la digestión, los alimentos se descomponen en moléculas cada vez más pequeñas, las cuales son absorbidas por el intestino delgado. Lo ideal es que las proteínas complejas grandes se digieran en su totalidad hasta descomponerse en sus elementos básicos conocidos como aminoácidos. Las proteínas tienen la capacidad inherente de estimular el sistema inmune y provocar una reacción, mientras que los aminoácidos no, puesto que no son lo suficientemente grandes y complejos para hacerlo.

Sin embargo, el mismo proceso por el cual se absorben los alimentos es el que permite el paso de los invasores a través de la membrana intestinal, es decir, la barrera que separa al cuerpo de los intestinos.

Estos invasores, conocidos como antígenos, cruzan el revestimiento intestinal y, al hacerlo, activan el sistema inmune. Se han realizado estudios extensos que revelan que cerca del 2 por ciento de todos los antígenos que ingerimos con los alimentos logran cruzar la membrana intestinal.

Una vez que los antígenos penetran dentro del organismo, la probabilidad de que desencadenen una reacción inmune es mucho mayor. Este proceso es una de las formas como se desarrollan las alergias a los alimentos.

Si un 2 por ciento de los antígenos que ingerimos con los alimentos logra penetrar dentro de nuestro sistema y provocar una reacción inmune, entonces mientras más grande la comida, mayor la probabilidad de que se active el sistema. Por tanto, con sólo consumir una cantidad abundante de comida estimulamos poderosamente el sistema inmune.

Esta investigación contribuye a aclarar por qué son tantos los datos sobre el envejecimiento que señalan que restringir la ingesta de calorías tiene un efecto profundo sobre el proceso de envejecimiento, hasta el punto en que cuando se le reduce a un tercio la ingesta de calorías a un ratón de laboratorio el animal vive 30 o 40 por ciento más de lo que viviría en su entorno natural. En términos humanos, si tomamos la actual esperanza de vida de setenta y cinco u ochenta años y le aumentamos un 30 o 40 por ciento, el promedio de vida llega a cerca de los 100 años.

Cada vez es mayor la evidencia de que una de las formas de vivir una vida larga y saludable es reduciendo la cantidad de alimentos o, más concretamente, la cantidad de calorías que ingerimos. Hasta ahora, los experimentos con muchas especies de animales confirman el efecto de la restricción de las calorías sobre la longevidad. Los ratones, las ratas, los hámsters, la mosca de la fruta, los monos, los mandriles y los chimpancés viven más tiempo cuando se les alimenta con menos calorías de lo normal.

Sin embargo, cuando a las personas se les pide que consuman menos calorías, sobreviene un problema: la psicología de la privación. Se necesita la disciplina de una máquina para mantener una ingesta de alimentos bajos en calorías. Cuando la persona se siente privada de alimento, se llena de emociones negativas. El asunto se vuelve una obsesión y la persona se siente terriblemente mal. Si hace trampa, se siente culpable. O si logra cumplir durante un determinado tiempo, después se premia tan generosamente que termina comiendo mucho más que antes.

En nuestro programa de ultralongevidad fomentamos lo contrario. Les pedimos a los participantes que coman con *más* frecuencia, siempre y cuando sean alimentos bajos en calorías.

Al comer constantemente una mayor cantidad de alimentos bajos en calorías y sentir la sensación de satisfacción sin haber consumido muchas calorías, es posible evitar que se active el sistema inmune.

La mayoría de las personas conoce ya esta técnica psicológica. Por ejemplo, todos sabemos que cuando salimos a cenar, llegamos al restaurante, ya es tarde y tenemos hambre, por lo cual terminamos pidiendo dos entradas, una cesta de pan y un plato principal, además de dos bebidas, postre y hasta el mantel. Por tanto, conviene comerse antes una ensalada para evitar esa sensación exagerada de hambre.

El patrón ideal de comida es el siguiente: coma algo pequeño cada vez que sienta hambre. Coma con frecuencia pero consuma pocas calorías. De esa forma, sentirá una sensación de satisfacción y su sistema inmune no tendrá que esforzarse demasiado.

Notará que cada tres horas siente algo de hambre. Cuando eso suceda, coma algo bajo en calorías (y hablo de algo como un puñado de maní o de uvas pasas). Tres horas después probablemente sentirá hambre nuevamente. Entonces vuelva a comer algo bajo en calorías.

Al consumir pequeñas cantidades de alimento con mayor frecuencia se previenen los picos de activación inmune que se producen después de las comidas abundantes. En efecto, podría decirse que las comidas abundantes crean un pico de envejecimiento, el cual acelera el reloj de manera acumulativa al activar el sistema inmune. Pero una estrategia sostenible de alimentación eficaz para reducir la ingesta total de calorías y la activación inmune que se produce después de una comida abundante reduce la velocidad del envejecimiento.

EL ENTORNO

El ambiente en el cual se consumen los alimentos también importa.

Son muchas las personas que comen mientras conducen, o de pie delante de un mostrador, o mientras trabajan. Esto no solamente produce desorden y mugre, sino que atenta contra la salud. Al comer de esa manera tan desagradable se eleva el nivel de estrés, lo cual es poco amable con el sistema inmune.

Tal como hemos dicho, cada vez que comemos, el sistema inmune moviliza sus tropas para asegurarse de que no haya entrado al organismo ningún enemigo peligroso. Si encima de la actividad de comer añadimos un alto nivel de estrés, el sistema inmune se activa mucho más.

Trate de comer siempre sentado en un ambiente tranquilo y dedicado solamente a eso: a comer. Y no coma mientras trata de hacer malabares con dos o tres asuntos más. Poder hacer varias cosas al mismo tiempo es una destreza envidiable, pero no en la mesa.

Claro está que no siempre es posible comer en el ambiente apropiado porque la vida moderna es demasiado agitada. Pero siempre que pueda, trate de comer en un ambiente social. Las redes sociales, así como reducen la activación del sistema inmune, también lo hacen a la hora de las comidas.

Infortunadamente, muchas familias estadounidenses han perdido el ritual de la cena familiar. En Europa todavía prevalece el valor de las comidas como motivo para socializar. Esas conexiones sociales mejoran la digestión y reducen el estrés impuesto sobre el sistema inmune. Esto podría explicar en parte la denominada paradoja de los franceses quienes, pese a consumir comidas ricas en grasa saturada, no desarrollan enfermedad coronaria con la misma frecuencia que los estadounidenses.

LA DIGESTIÓN

Es extraño ver que muy pocas personas piensan en la digestión mientras comen, aunque si no fuera por la digestión, no habría razón alguna para comer. La digestión es la única forma de convertir los alimentos en la energía y las materias primas necesarias para el crecimiento, el funcionamiento y la reparación del cuerpo.

El proceso de la digestión descompone sistemáticamente los alimentos complejos en sus componentes básicos, los cuales se utilizan con distintas finalidades en el cuerpo. Los combustibles como las grasas y los azúcares se queman inmediatamente o se almacenan para suplir las necesidades futuras de energía, el ADN se descompone en sus nucleótidos constitutivos, y las proteínas se reducen a sus elementos básicos, los aminoácidos.

Nuestro cuerpo utiliza veinte aminoácidos diferentes a partir de los cuales puede construir decenas de miles de proteínas diferentes. Muchas de ellas son únicas del ser humano y unas pocas pueden ser exclusivas de cada persona. El tamaño de las proteínas varía, desde una

DIETAS DE ELIMINACIÓN

Cuando el sistema inmune de un paciente se alza en armas, debemos considerar la posibilidad de que determinados alimentos estén contribuyendo a esa activación. Algunas pistas nos las dan los síntomas después de las comidas, como la distensión o el dolor de estómago, la rasquiña, el rubor, el exceso de gases, los calambres, el malestar o la fatiga. El sistema inmune también puede activarse sin una aparente explicación, produciendo artritis, colitis o psoriasis, por ejemplo. Algunas veces pueden aparecer en la sangre niveles elevados de anticuerpos en respuesta a determinados alimentos. En esas situaciones, recomendamos probar con una dieta de eliminación.

Durante una dieta de eliminación se suspenden, por un período de por lo menos diez semanas, todos los alimentos que pudieran ser desencadenantes, a fin de observar el efecto. No siempre es fácil saber cuáles alimentos eliminar y, si bien las pruebas de sangre ayudan hasta cierto punto, no son siempre exactas o fidedignas.

Entonces se le pide a la persona que elimine los alimentos que ofrecen la mayor probabilidad de provocar la reacción, entre los cuales se cuentan los lácteos, los alimentos que contienen gluten, las nueces, los mariscos, los huevos y la soya.

Tomemos el ejemplo de Daria, quien venía sintiéndose enferma durante unos doce años. A sus cuarenta años, los médicos le habían diagnosticado una fibromialgia, lupus y una enfermedad autoinmune de la tiroides.

Dos años antes de conocernos, Daria había tenido que suspender su trabajo como diseñadora de interiores a causa de una fatiga excesiva, dolores generalizados y una sensación desagradable de corrientazos que le recorrían el cuerpo. La madre de Daria había vivido durante años con esclerosis mútiple, y Daria temía que le diagnosticaran esa misma enfermedad que había condenado a su madre a la inmovilidad de una silla de ruedas.

Cuando hicimos los exámenes de sangre, encontramos el sistema inmune de Daria excesivamente activo, hasta tal punto que los médicos le habían formulado altas dosis de esteroides (prednisona) y montones de analgésicos, ninguno de los cuales hacía efecto alguno.

Cuando conocí a Daria, su nivel de PCR estaba en 6.3 (cuando debería ser inferior a 0.7) y el recuento de leucocitos estaba en 11.7 (cuando debería estar en 5). La velocidad de sedimentación estaba en 29 (lo normal es 10), ¡y el colesterol estaba en 467!

Sobra decir que ni Daria ni yo nos sentimos muy felices con semejantes resultados. Por tanto, el primer paso fue someterla a una dieta de eliminación. Suspendió los lácteos, el gluten, la soya, los mariscos, los huevos y las nueces. En un principio fue difícil porque eran algunos de sus alimentos predilectos, acomodarse en el sofá para disfrutar unas pastas era uno de sus mayores placeres, pero su salud andaba tan mal que estaba dispuesta a hacer lo que fuera. De igual manera, detestaba los medicamentos con sus efectos secundarios.

Para complementar la dieta, Daria comenzó a concentrarse en masticar muy bien los alimentos, controlar la calidad de los mismos, mejorar sus hábitos y aplicar todas las demás técnicas importantes para comer correctamente.

El objetivo de todo este proceso era reducir la cantidad de antígenos de los alimentos que cruzaban el revestimiento intestinal y que pudieran estar provocando la reacción de su sistema inmune. Técnicamente no era alérgica a ninguno de los alimentos prohibidos, pero estos sencillamente provocaban la activación de su sistema inmune.

Después de ocho semanas de cumplir con este programa, Daria pudo suspender la prednisona y rebajó ocho kilos. Emocionada, continúo con el programa y seis meses después había rebajado quince kilos. Un año después, su nivel de PCR estaba en 0.8, los niveles de glóbulos blancos y de hormona tiroidea se habían normalizado, y el colesterol se había reducido a 191.

cadena de unos pocos aminoácidos (en el caso de los polipéptidos) hasta miles de aminoácidos unidos entre sí como las cuentas de un collar.

La secuencia específica de los aminoácidos es la que hace que cada proteína sea única y es también la que confiere la estructura tridimensional que les permite a las proteínas realizar su función concreta en el cuerpo.

Nuestro sistema inmune no reacciona a los aminoácidos sino a las cadenas de aminoácidos convertidos en proteínas. Nuestro sistema inmune descubre en las proteínas de otros organismos, sean plantas o animales, unos posibles invasores. Por ejemplo, las proteínas de la superficie de un estafilococo, de un virus del herpes, de una ameba o de cualquier otro parásito son identificadas como extrañas y potencialmente peligrosas.

Uno de los objetivos de la vía digestiva es descomponer las proteínas extrañas que consumimos en los alimentos en aminoácidos inocuos que no activan el sistema inmune, a fin de que podamos utilizarlos para construir nuestras propias proteínas.

Si la vía digestiva no funciona bien y las proteínas foráneas logran entrar al torrente sanguíneo, el sistema inmune quedará expuesto a esas proteínas cada vez que comamos, y reaccionará a ellas.

Para prevenir esa reacción exagerada con cada comida, es necesario digerir muy bien el alimento. La digestión es un proceso en el cual intervienen varias etapas, comenzando por la salivación y la masticación. En efecto, el simple hecho de pensar en la comida tiene un efecto sobre el sistema inmune; la mayoría de nosotros hemos sentido esa fuerte sensación de anticipación que nos produce la simple noción de una buena comida.

Cuando el alimento entra a la boca, la amilasa presente en la saliva comienza a descomponer el almidón, mientras que la masticación aumenta el área superficial del alimento, lo cual ayuda a las enzimas de la saliva, el estómago, el páncreas y el hígado a cumplir más eficazmente su labor.

El proceso de la digestión continúa cuando el alimento llega al estómago, el cual lo muele para descomponerlo todavía más con la ayuda del ácido clorhídrico secretado por las células del revestimiento gástrico. El ácido clorhídrico también activa unas enzimas fuertes conocidas como proteasas, entre ellas la pepsina y la tripsina, las cuales parten los aminoácidos a partir de las cadenas de proteína, como rompiendo las uniones de una sarta de salchichas.

El hígado y el páncreas también participan en la digestión. El páncreas produce enzimas como la lipasa y la amilasa, mientras que el hígado produce la bilis encargada de emulsificar las grasas.

Este sistema complejo pero muy bien diseñado entra en acción cada vez que comemos, ya sea un bocado o una cena de Navidad. Sin embargo, muchas veces engullimos los alimentos sin masticarlos bien. Eso hace que terminemos con una pelota enorme de proteína pegada al estómago, lo cual implica que el sistema tiene que apoyarse solamente en los ácidos y las enzimas para descomponer los alimentos en todos sus componentes básicos.

Casi todos los gastroenterólogos del mundo han tenido que pasar su endoscopio hasta el estómago de alguien a quien se le quedó atravesado en el esófago un pedazo grande de carne por comer con demasiada rapidez. El único recurso cuando el bolo no sube ni baja es que el médico vaya de pesca con su gastroscopio.

Por consiguiente, recuerde que, desde el punto de vista de su sistema inmune, la digestión es crítica para prevenir una reacción inmune cada vez que coma, y que la digestión no será apropiada sin una buena masticación.

QUÉ COMER

Lo que comemos es tan importante como la forma de comer. Es por eso que usted debe elegir con conocimiento de causa. Por ejemplo, debe comer pescado dos veces por semana debido a su alto contenido de ácido docosahexaenoico o ADH. El ADH se cuenta entre las grasas omega-3. La investigación ha demostrado que mientras mayor el nivel de este ácido graso benéfico, menor el nivel de PCR en la sangre. Consumir pescado dos veces por semana (y quizás suplementar con cápsulas de ADH) es una estrategia excelente para reducir la activación inmune. (Hablaremos más extensamente sobre los suplementos de ADH en el capítulo sobre Fortalecer.)

Como se sabe, el mejor pescado es el que no se ha expuesto a una gran cantidad de contaminantes como el mercurio. Este pescado por lo general es silvestre en lugar de cultivado. El mejor pescado también es el perteneciente a especies pequeñas, puesto que los más grandes acumulan mayor concentración de contaminantes en el cuerpo. Entre los peces silvestres se cuentan el salmón, la trucha del Ártico, el lenguado, la caballa, el arenque, las sardinas y la trucha no cultivada.

Por el contrario, el pez espada es grande y acumula muchos contaminantes. Hasta los atunes que se convierten en sushi o filetes pueden contener un exceso de contaminantes, lo cual los hace inadecuados para consumo constante. Hacen falta más estudios para determinar cuáles son los niveles seguros, si es que los hay.

Las nueces también son importantes para dar soporte al sistema inmune (siempre y cuando la persona no sea alérgica). Son ricas en vitamina E y contienen grasas y minerales benéficos como el selenio, un supresor poderoso de las reacciones del sistema inmune. Dos nueces del Brasil todos los días son suficientes para satisfacer las necesidades de selenio.

Es preciso disfrutar también de los aceites saludables. El aceite de oliva, especialmente el extravirgen de primera extracción en frío, debe ser su primera opción en lugar del aceite de maíz, girasol o cártamo. Sin embargo, el aceite de canola es un buen sustituto, en particular si es el de extracción en frío que se vende en las tiendas de productos naturales, puesto que el que se vende en los supermercados y centros comerciales suele extraerse por acción del calor o del hexano.

También están, como es natural, el brócoli y toda su familia de las crucíferas, entre las cuales se cuentan la coliflor, el repollo, la col, el bok choy o col china, las coles de Bruselas, el brocolini y el colinabo. Todos estos vegetales poseen un ingrediente importante para el sistema inmune denominado sulforafano.

También la fibra es crucial. Hay muchos estudios según los cuales las dietas ricas en fibra reducen la activación inmune. Mientras mayor la ingesta de fibra en la dieta, más bajos los niveles de PCR. La explicación de este patrón es que, al parecer, la fibra estimula el crecimiento de bacterias simbióticas —microorganismos con los cuales convivimos en armonía— como los acidófilos y las bifidobacterias y algunas formas de *E. Coli*. Ellos se alimentan de fibra; viven de ella. Tal como se mencionó, estos residentes amigables apoyan nuestro sistema inmune.

¿Cuánta fibra debemos consumir? La mayoría de las personas deben consumir cerca de veinte gramos de fibra por cada 1000 calorías consumidas al día. Por consiguiente, si usted consume 1500 calorías diariamente, debe tratar de incluir treinta gramos de fibra en su dieta.

Algunos de los alimentos más ricos en fibra son los cereales enteros como el trigo entero, el arroz integral, la avena integral, el mijo y la quinua. Después están las nueces y las semillas, y la familia de las leguminosas a la cual pertenecen las lentejas, las arvejas, los garbanzos y los fríjoles. Hay muchas otras frutas y verduras ricas en fibra (en el paso titulado Fortalecer nos referiremos a la forma de suplementar la alimentación para cumplir con la meta de ingesta de fibra).

ALIMENTOS AMIGOS DEL SISTEMA INMUNE

A continuación aparece una lista de algunos de los alimentos y especias más favorables para reducir la activación del sistema inmune. Son alimentos que deben consumirse con frecuencia; las especias deben utilizarse con liberalidad. Piense que son lo más parecido a la fuente de la eterna juventud.

CATEGORÍA	EJEMPLOS	NUTRIENTES
Familia del ajo	Ajo, cebolla, cebolla larga, escalonia, cebolleta, puerro	Trisulfuros, alicina, S-alilcisteína
Bayas	Los distintos tipos de frambuesas, arándanos y zarzamoras	Acido gálico, sanguilin H-6, proantocianidinas, flavonoles, antocianinas
Frutas, melones	Manzanas, peras, pera asiática, cerezas, albaricoques, ciruelas, duraznos, etc; sandía, melón, papaya	Quercetina, proantocianidinas, licopeno
Solanáceas	Tomate, especialmente en salsa, tomatillo, berenjena, ají de Cayena, ají	Licopeno, nasunina (antocianina), capsaicina
Uvas	Uvas, vino	Resveratrol, extracto de semilla de uva
Peces pequeños	Salmón, trucha del Ártico, lenguado, trucha, arenque, caballa, sardinas	ADH (ácido docohexaenoico), AEP (ácido eicosapentaenoico)
Nueces, semillas	Nueces de nogal, almendras, pacanas, marañón, avellanas, nueces del Brasil, etc.	Selenio, grasas monoinsaturadas
Cítricos	Naranja, limón, toronja, mandarina, etc.	Bioflavonoides, d-limoneno
Infusiones y tisanas	Café, té, tisanas	Polifenoles, catequinas, xantinas, zeaxantinas, teanina
Crucíferas y verduras de hojas verdes	Brócoli, repollo, coles de Bruselas, coliflor, col, col rizada, acelga, espinaca, hojas de mostaza, etc.	Luteína, folato, sulforafano
Raíces y calabazas	Zanahoria, calabaza, ñame, batata, ahuyama	Caroteno
Hierbas y especias	Albahaca, cúrcuma, romero	Curcumino, polifenoles
Aceitunas	Aceitunas y aceite de oliva	Grasa monoinsaturada, polifenoles

ACTÚE: COMA

SIGA LA LISTA DE CONTROL

Si usted adopta unos patrones más sanos para comer, reducirá la activación del sistema inmune y vivirá en armonía con su alimentación. La mejor forma de hacerlo es siguiendo una lista de CONTROL de cinco puntos:

1. **Control de la masticación:** ¿Mastica hasta que el bolo está casi líquido antes de tragarlo? Si necesita, cuente el número de veces que mastica (por ejemplo hasta veinticinco), aunque no tendría que ser necesario. Sencillamente recuerde tragar más lentamente y masticar completamente cada bocado.

2. **Control del hambre:** Antes de llevarse el primer bocado a la boca, pregúntese si realmente tiene hambre. Si la respuesta es afirmativa, coma. Si la respuesta es negativa, deje el tenedor, respire, beba un poco de agua y piense en hacer alguna otra cosa.

3. **Control de las emociones:** Tome conciencia de que está comiendo. Ese simple hecho debe darle tranquilidad; debe sentir serenidad y respirar calmadamente, en lugar de sentir apuro o estrés. Sienta los músculos de la frente y de la cara para saber si están relajados. ¿Está sonriente o al menos no tiene el ceño arrugado? Si no es así, recuerde lo maravilloso que es poder sentarse a disfrutar de una comida en calma, interrumpir las actividades y sencillamente saborear la comida.

4. **Control de la compañía:** ¿Invitó o fue invitado a comer? Trate de que al menos una de sus comidas del día sea un momento para socializar. Disfrute la compañía de un amigo o de un ser querido mientras come. Su sistema inmune se lo agradecerá.

5. **Control de kilocalorías:** Para no excederse en la comida, ahorre algunas de las calorías de su comida más abundante para más tarde. Coma sólo una porción de su almuerzo y guarde el resto para otro momento. O cuando salga a comer, pida solamente una entrada y una ensalada, sin plato fuerte. Ciertamente puede saltarse el postre o comerse un trozo de fruta a cambio. Recuerde que consumir porciones pequeñas durante el día es mejor que consumir todas las calorías en una sola comida.

PAUTAS PARA COMER EN CASA

Las siguientes son algunas pautas generales para comer sanamente y, por tanto, envejecer con salud. Claro está que no debe olvidar incluir tantas comidas como pueda del plan para ocho días que aparece en la tercera parte del libro.

1. **Desayune siempre:** Piense cuidadosamente en el menú. El desayuno debe representar aproximadamente una cuarta parte de sus calorías diarias.

   Utilice los aceites antes mencionados. El aceite orgánico de canola es una buena opción para los huevos, aplicado con atomizador sobre la cacerola para conservar calorías. Utilice muy poca mantequilla, la cual es rica en grasa saturada.

   Destine tiempo suficiente para desayunar a fin de que pueda masticar bien. Es frecuente que la gente engulla el desayuno a toda carrera. Por tanto, siéntese, respire y desayune tranquilamente. Si siente un alto grado de estrés al desayuno, es probable que esté consumiendo demasiada cafeína; piense en reducirla si se siente impaciente o nervioso.

Imprima variedad a sus mañanas. No tiene que comer cereales y leche descremada todos los días. Además, si consume cereales, evite los más procesados y elija alguno rico en fibra a base de germinados o cualquiera de las marcas orgánicas ricas en fibra. Puede ensayar también las hojuelas de avena mezcladas con una taza de arándanos y una tostada integral con un poco de salmón ahumado, todo ello acompañado de un vaso de jugo de naranja.

Otras buenas alternativas: Puesto que es importante consumir entre ocho y diez porciones de frutas y verduras al día, trate de incluir al menos tres en el desayuno. No olvide que hay formas más interesantes de consumir las frutas y verduras aparte del brócoli al vapor. La salsa de tomate, deliciosa con la tortilla de huevos, es una alternativa fabulosa. O prepare su tortilla con verduras sobrantes del día anterior. Coma ciruelas pasas o frutos secos; hasta las uvas pasas del cereal de salvado cuentan como media porción de fruta.

2. **Ensaye comer algo pequeño a media mañana:** En lugar de sacar de la máquina dispensadora de la oficina una barra de chocolate o una barra de granola excesivamente procesada, lleve al trabajo una merienda sana como un trozo de fruta, granola mezclada con nueces y uvas pasas, o las verduras orgánicas que ya se venden lavadas en paquetes pequeños.

3. **Planee el almuerzo:** Piense en tomar su almuerzo tres o cuatro horas después del desayuno.

Aunque no todo el mundo puede tomar un buen almuerzo durante la semana, si sabe que no tendrá oportunidad de conseguir una comida sana cerca de su trabajo, prepare algo, lo mismo que hizo con la merienda. Empaque un par de porciones de fruta fresca o frutos secos, o un paquete de nueces. Añada también unas pocas zanahorias "baby" o arvejas orgánicas. Ensaye también con bayas frescas mezcladas con yogur descremado (ojalá sin dulce), o un poco de tahine para acompañar las zanahorias. Piense en incluir espinacas en su emparedado en lugar de la simple lechuga blanca y no olvide el tomate, la cebolla y el pan integral rico en fibra.

4. **No olvide la merienda de la media tarde:** Hacia las 3 o 4 de la tarde estará listo para una merienda rápida. Es la oportunidad perfecta para un helado con chocolate o un par de pasteles, ¡sólo bromeaba! Pero si ya no quiere ver otra arveja u otra zanahoria, ¿qué tal algo diferente? Ensaye frutos y vegetales secos o alguna otra cosa de la tienda naturista para asegurarse de consumir alimentos no procesados de distintos sabores.

5. **Preste atención a la cena:** La cena merece planearse, prepararse y disfrutarse plenamente.

    Ante todo, piense en convidar a alguien o en reunirse con un amigo o un ser querido. Podrá comer más lentamente y disfrutar más los alimentos, si no, se convierte en un momento solitario vivido a la carrera. No quiere decir que una comida consumida en soledad no sea sana; lo que sucede es que la mayoría de nosotros necesitamos compañía para comer lentamente y cuidadosamente. Cuando estamos solos tendemos a tragar sin pensar.

Si cena en casa, hágalo con una música suave y a la luz de las velas. Si desea, disfrute una copa de buen vino.

Consuma dos o tres porciones de verduras salteadas o asadas. Incluya espárragos, calabaza, espinacas o alcachofas.

Cerciórese de comer pescado por lo menos dos veces por semana y, como ya se dijo, prefiera los peces pequeños en lugar del atún o el pez espada. Si come carne, es mejor que sea magra; están bien el pollo y el pavo sin piel, las carnes de caza y los cortes magros de res. Retire la grasa saturada.

Si desea postre, piense en una fruta. Si definitivamente necesita algo más dulce, coma una galleta, pero no tres ni seis. Todo el mundo necesita darse gusto con el dulce de vez en cuando, pero nunca en exceso.

El período entre la cena y la hora de dormir suele ser difícil para quienes tratan de controlar el ansia de comer. Aquí hay algunas sugerencias para matar la tentación: Salga a caminar. Beba una taza de té caliente. Abrace a su ser querido. Llame por teléfono a un amigo. Vea una película. Beba un vaso de agua con una rodaja de limón. Pida un masaje. Dé un masaje. Haga algo, lo que sea, para no obsesionarse con la comida.

PAUTAS PARA COMER FUERA

Comer bien fuera de casa es una de las cosas más difíciles cuando se trata de mantener un sistema inmune sano. El objetivo de su restaurante favorito no es mantener contento a su sistema inmune sino hacer que su estómago se sienta satisfecho. Por consiguiente, las porciones de los restaurantes suelen ser enormes. En efecto, durante los últimos veinte años han venido aumentando exageradamente el tamaño y el contenido calórico de casi todos los alimentos que se sirven en los restaurantes. Según el Departamento de agricultura de los Estados Unidos, los *bagels* son 195 por ciento más grandes; los cortes de carne son un 224 por ciento más grandes; los pastelitos son un 333 por ciento más grandes; los platos de pasta son un 480 por ciento más grandes; y las galletas son un 700 por ciento más grandes.

A fin de dar cabida a toda esa comida, el tamaño promedio de los platos en los restaurantes ha aumentado de 20 a 25 centímetros. Eso se traduce en más comida, más calorías y más problemas para el sistema inmune. Por si fuera poco, la mayoría de los restaurantes desean realzar el sabor de las comidas, de tal manera que recargan los platos de mantequilla, grasa, sal, glutamato monosódico, azúcar y/o harina refinada.

CONTEO DE CALORÍAS

Cada vez que elija sus alimentos, piense en las calorías que ingiere durante el día.

Para calcular aproximadamente las calorías que necesita para mantener un peso bueno y sano, multiplique su peso deseado por veintidós. Por ejemplo, si desea pesar 75 kilos, debe consumir cerca de 1.650 calorías al día.

Para lograr esa meta, no consuma más de un tercio de sus calorías en una sola comida, lo cual significa que su comida más abundante debe contener cerca de 550 calorías. De esta forma, usted podrá repartir sus calorías durante el día, dando cabida para dos meriendas también.

Dos referencias excelentes sobre el tema del conteo de calorías son *Picture Perfect Weight Loss* del Dr. Howard Shapiro, y *The Complete Book of Food Counts* de Corrine Netzer. Los dos libros le ayudarán a darse una idea clara y precisa de la cantidad de calorías que consume.

Si piensa salir a cenar, piense en comer algo en casa para que no tenga tanta hambre cuando llegue a su destino, donde seguramente tendrá que esperar antes de pedir y comenzar a comer. Ensaye con una ensalada, un satay o brocheta de pollo, o vegetales crudos con una salsa en su propia cocina.

Cuando llegue al restaurante, el proceso de ordenar y comer correctamente es cuestión de cantidad y calidad. Las siguientes son algunas recomendaciones que vale la pena tener presentes.

1. **No coma pan:** Un pan antes de cenar puede representar hasta una quinta parte de las calorías totales, mientras que dos panes representan casi la mitad, especialmente si se acompañan con mantequilla o aceite.

2. **Diga lo que tenga que decir:** Usted es el cliente, de modo que no sea tímido. Especifique exactamente cómo desea sus alimentos. Si los chefs comienzan a oír que sus comensales prefieren la comida sana, quizás se decidan a modificar sus platos y sus métodos.

    Pregunte a su mesero cómo se prepara el plato. Si le responde que es un plato apanado, frito, cocido en aceite o salteado en mantequilla, pregunte si lo pueden cocinar de manera diferente, le sorprenderá cuán flexibles pueden ser los restaurantes, en particular cuando uno solicita que preparen algo con ingredientes menos costosos (ahorrándoles, por ejemplo, una libra de mantequilla en un pescado preparado al vapor en lugar de horneado en mantequilla).

3. **Sáltese la entrada:** Ordenar sopa, ensalada y plato fuerte en un restaurante representa de por sí un exceso de comida y de

calorías. Sáltese la entrada o piense en comer solamente una entrada y una ensalada.

4. **No abandone la ensalada**: Si tiene mucha hambre, pida una ensalada grande (pero sin el queso azul, las nueces acarameladas ni los cuadritos de pan empapados en mantequilla) y pida el aderezo por aparte. Hay muchas menos calorías en unas cuantas gotas de aderezo.

5. **Cuidado con las grasas y los aceites**: Son los alimentos que más contienen calorías. Los aderezos de las ensaladas, el aceite de oliva, los alimentos salteados o fritos, las carnes gordas (incluida la piel de las aves) y la mantequilla deben consumirse en pocas cantidades. Todos ellos pueden hacer que se rebasen fácilmente los límites calóricos del día. (Sí, es cierto que los aceites de oliva y canola son buenos para el sistema inmune, pero sólo en cantidades moderadas, a veces da la impresión de que las ensaladas de los restaurantes tienen más aceite que hojas verdes.)

6. **Prefiera la proteína magra**: Escoja las carnes magras, los cortes marmoleados, y asegúrese de retirar la grasa visible.

7. **Pida una orden de verduras**: Una orden adicional de verduras le ayudará a llenarse y le aportará muchos nutrientes buenos para el sistema inmune sin añadir muchas calorías. Hay varias alternativas como el edamame (soya joven en su vaina), habichuelas, arvejas, espárragos, coliflor y espinaca (pero no les permita utilizar aceite o mantequilla en exceso; las verduras frescas al vapor son excelentes, conservan su sabor natural y no pierden sus vitaminas.)

8. **No limpie el plato:** Recuerde que no es obligación dejar el plato limpio. Siga los pasos de la lista de control cuando salga a comer. Si llega a un punto en el cual se siente lleno y satisfecho, llévese el resto. Le servirá para el almuerzo del día siguiente.

9. **Vaya con cuidado a la hora de los postres:** Por bueno que parezca, el postre no le servirá de mucho a su sistema inmune, a menos que sea una fruta. Pero si en realidad necesita un postre azucarado, pida uno solo para compartir y coma sólo un bocado. O ensaye un capuchino descafeinado preparado con leche descremada.

10. **Tómese su tiempo:** Recuerde comer lentamente, saboreando cada bocado. Baje los cubiertos después de cada bocado y ponga las manos sobre las rodillas. Trate de ganarles a todos en lentitud.

TERCER PASO: DORMIR

Hace poco hablaba un político sobre la gran desilusión que representó para él perder unas elecciones por un margen muy reducido. Cuando uno de los reporteros le preguntó qué sentía, su respuesta fue la siguiente: "Realmente no me dolió mucho. En realidad, la noche en que perdí las elecciones dormí como un bebé: dormí dos horas y desperté llorando. Dormí otras dos horas y desperté llorando".

Eso es lo que dormir significa para muchos de nosotros, una mezcla de sueño entre ciclos de vigilia, más sueño, desvelo, preocupación, etcétera. Sin embargo, una noche de sueño reparador es uno de los medios más importantes para calmar el sistema inmune.

Recuerde que el sistema inmune es como un segundo cerebro. Lleva la cuenta de nuestras emociones, lo mismo que lo hace la mente. Sabe cuándo estamos preocupados, amenazados, o molestos, de la misma manera que la mente detecta esas emociones. Oye exactamente las mismas señales.

Una de las pautas más importantes para el sistema inmune es el sueño. Sin embargo, de la misma manera que damos por sentada la respiración, muchas veces damos por sentado el sueño. Lo hacemos porque al comienzo de la vida dormimos de maravilla. Los niños suelen dormir muy bien, lo mismo que los adolescentes. La mayoría de los seres humanos comienzan a apreciar el sueño —o la falta de él— cuando llegan a la vida adulta.

Cuando era más joven trabajé en una sala de urgencias donde lo normal era no dormir durante toda la noche. Al terminar mi turno regresaba a casa, despedía a los niños con un beso cuando salían para la escuela y dormía tres horas. Eso era todo. En la actualidad tendría que dormir ocho horas para recuperarme de una sola noche de vigilia.

Por estos días, los estadounidenses adultos sufren cada vez más de distintos trastornos del sueño. Las causas son muchas.

Quizás la más obvia sea el creciente nivel de estrés. Con cada año que pasa, el mundo moderno se torna cada vez más complejo y lo mismo le sucede a nuestra capacidad para competir en una cultura siempre cambiante y cada vez más difícil. Hasta el mundo mismo parece más amenazador. Muchos pacientes me dicen que no pueden dormir a causa de la gran cantidad de malas noticias provenientes de todos los rincones del globo, desde la hambruna hasta la guerra, desde el crimen hasta los desastres climáticos. No faltan sucesos preocupantes, los cuales afectan sustancialmente la calidad del sueño.

Otra razón por la cual las personas no duermen es el abuso de sustancias. No me refiero a los estupefacientes, sino a la cafeína. En la actualidad parecería que hay un café en cada esquina de todas las ciudades; solamente en Manhattan, por ejemplo, se cuentan 150 locales de Starbucks.

El problema con la cafeína es que tiene una vida media de más de seis horas, lo cual significa que seis horas después de la última taza de café, la mitad de la cafeína todavía permanece en el torrente sanguíneo y otras seis horas después todavía circula en la sangre una cuarta parte de ella. En ciertas condiciones, como el embarazo, esa vida media se prolonga todavía más, llegando a ser hasta de dieciocho horas; el uso de píldoras anticonceptivas la prolonga a más de doce horas. Muchos medicamentos también prolongan la vida media de la cafeína, entre ellos el Cipro y el Levaquin (antibióticos), el Tagamet (antiácido), el Luvox (antidepresivo), el Zyflo (medicamento para el asma) y el Reyataz (un medicamento para el VIH), para nombrar apenas unos cuantos. Hasta el jugo de toronja y el té verde prolongan significativamente los efectos de la cafeína en el cuerpo.

Por tanto, es fácil reconocer que cuando las personas necesitan reposar, por lo general tienen demasiada cafeína en el sistema para lograrlo. ¿Entonces qué hacen? Muchas terminan bebiendo para adormecerse en un estado de sopor alcohólico, pero lo único que logran es embotar transitoriamente las neuronas. Es probable que el alcohol ayude a dormir, pero el hígado comienza inmediatamente a procesarlo y, al cabo de tres o cuatro horas, los niveles de alcohol en la sangre regresan prácticamente a cero. Entonces la persona experimenta un minisíndrome de abstinencia muy estimulante. En efecto, se genera un estado de excitación y la persona despierta.

Entonces se crea un círculo vicioso, el cual con el tiempo lleva a una falta crónica de sueño.

La cafeína y el alcohol no son las únicas sustancias que impiden dormir. Está también el uso generalizado de medicamentos. Las píldoras para dormir ocupan actualmente uno de los primeros lugares entre los medicamentos más formulados. El problema con esos fármacos es que, si bien ayudan a conciliar el sueño, no lo mantienen. Cuando su efecto se desvanece a las pocas horas, la persona despierta nuevamente y no logra volver a dormir. Entonces siente la tentación de tomarse otra píldora.

Las píldoras para dormir pueden crear hábito y hasta adicción. Cuando se consumen durante más de unos cuantos días consecutivos crean tolerancia, ante lo cual se hace necesario consumir una dosis cada vez mayor para poder conciliar el sueño. A medida que aumenta la dosis, puede crearse un estado de adicción.

Quizás no le sorprenda conocer estas razones de la falta de sueño. Sin embargo, ¿sabía que el exceso de peso también puede afectar el sueño? La epidemia reciente de obesidad, además de cobrar su precio en salud, también lo ha hecho en sueño porque las personas pasadas de peso tienen más dificultad para dormir que los demás. Para comenzar, les es difícil encontrar una posición cómoda para dormir: si se acuestan boca arriba no pueden respirar bien; si se acuestan boca abajo, la respiración puede ser todavía más restringida. Terminan sintiéndose fatigadas a toda hora y por más tiempo que pasen en la cama no logran ponerse al día con el descanso. La fatiga lo único que hace es hacerlas sentir que necesitan pasar más tiempo en la cama.

LA IMPORTANCIA DE UN SUEÑO
DE BUENA CALIDAD

Pocas cosas preocupan tanto a los pacientes como la falta de sueño. Quizás la pregunta que oigo con más frecuencia es: "¿Qué puedo hacer para dormir más horas?"

Sin embargo, el problema de fondo no es la cantidad de sueño, sino la calidad. Cinco horas de buen sueño pueden ser tan reparadoras como siete horas de mal sueño.

Los científicos han identificado cinco etapas del sueño, divididas en dos tipos: sueño REM (movimientos oculares rápidos, por su sigla en inglés) y sueño no REM.

El sueño REM por lo general representa cerca de un 25 por ciento del tiempo total de sueño. Los sueños ocurren durante esa etapa.

El sueño no REM tiene cuatro etapas, cada una de las cuales es más profunda. Se considera que la tercera y la cuarta etapas corresponden al sueño profundo, pero la cuarta en particular es el sueño reparador que restablece y recarga el cuerpo.

Todas las noches, el sueño recorre todas estas etapas. Es normal experimentar períodos de sueño ligero (etapas I y II) intercalados con sueño profundo (III y IV) y ensoñación (sueño REM). A medida que avanza la noche tiende a haber más sueño REM, y hacia el amanecer, la mayor parte del sueño es REM, lo cual explica por qué muchas veces recordamos nuestros sueños al despertar.

Los científicos no comprenden lo que sucede exactamente en el cerebro o en el cuerpo durante las distintas etapas del sueño REM y no REM, pero aparentemente hay claridad sobre algunos conceptos. Durante el sueño REM estamos muy quietos, y aunque los ojos se mueven rápidamente, los brazos y las piernas permanecen totalmente inmóviles. Esta quietud explica por qué a veces despertamos con rayas marcadas en la cara o con sensación de hormigueo en los brazos, a causa de las posiciones incómodas en las que permanecemos durante el sueño REM.

La medición de las ondas cerebrales contribuye a esclarecer parte de la actividad cerebral que ocurre durante las distintas fases del sueño.

Con las etapas profundas (III y IV) hacen su aparición las denominadas ondas delta del electroencefalograma. Estas ondas lentas corresponden al sueño más reparador. Por otro lado, durante el sueño REM, las ondas cerebrales muestran un patrón bastante activo, con presencia de ondas beta, las cuales ocurren también durante los períodos de pensamiento activo.

Se ha demostrado una y otra vez que la falta de sueño profundo y reparador, o de ondas delta, provoca la activación del sistema inmune. Tomemos el caso de la apnea del sueño, la cual hace que la persona sufra de episodios frecuentes y repetidos de ausencia de respiración mientras duerme. Esta interrupción suele suceder porque la vía aérea se cierra debido, por ejemplo, a la posición para dormir, y es más frecuente cuando las personas duermen boca arriba. Sin embargo, la mayor causa de apnea del sueño es el sobrepeso, debido al mayor volumen del cuello, las mejillas y la lengua.

Cualquiera que sea su causa, la restricción de la vía aérea bloquea el flujo del aire, como cuando retenemos la respiración voluntariamente.

Cuando retenemos conscientemente la respiración, el nivel de bióxido de carbono se eleva. Entonces viene el malestar. La frecuencia cardíaca aumenta, sentimos la urgencia de respirar y nos agitamos hasta que finalmente no hay más remedio que inhalar.

Ese mismo proceso ocurre durante la apnea del sueño. El cerebro, al reconocer que la persona no está respirando, envía una señal para despertarla. Entonces la persona se torna inquieta, se mueve y generalmente reanuda la respiración con un fuerte ronquido. Esta agitación la despierta apenas lo suficiente para salir del sueño profundo pero no para despertar totalmente.

El problema es que si la apnea ocurre con mucha frecuencia, la persona no obtiene suficiente sueño reparador. El cerebro se pasa la noche despertándola para que continúe respirando, razón por la cual debe reiniciar el ciclo del sueño desde la primera etapa. (Infortunadamente, no se puede llegar a la cuarta etapa sin pasar por las primeras tres.)

El resultado es que las personas que sufren de apnea del sueño nunca logran suficiente sueño reparador. Por tanto, jamás recargan sus baterías, aunque duerman nueve horas. Siempre están fatigadas. Siempre se arrastran por la vida. Necesitan dormitar durante el día, y se acuestan temprano.

Los estudios recientes han demostrado que las personas que sufren de apnea del sueño tienen niveles más elevados de PCR y de activación inmune que las personas que duermen normalmente. Los estudios de la Clínica Mayo, publicados en *Circulation* (mayo de 2002), demostraron que los niveles de PCR de los pacientes aquejados de apnea del sueño son cuatro veces más altos de lo normal. La investigación de Penn State University, publicada en *Journal of Clinical Endocrinology & Metabolism* (Revista de endocrinología clínica y metabolismo, febrero de 1997), también demostró niveles elevados de interleucina 6 y TNF alfa en los pacientes con apnea del sueño. Los niveles de estas citocinas y de la PCR descendieron con el tratamiento exitoso de la apnea y el retorno del sueño profundo de buena calidad.

EL SISTEMA INMUNE Y EL SUEÑO

Dije anteriormente que lo que cuenta es la calidad del sueño mas no la cantidad. Hay personas que necesitan dormir siete horas, otras cinco, otras nueve. Las diferencias en la cantidad de sueño requerido quizás se deban a la calidad de dicho sueño.

Infortunadamente, es muy difícil medir esa calidad. La única manera de saber con relativa certeza cuánto sueño de calidad tiene una persona es conectando electrodos a la cabeza para obtener un trazado de las ondas cerebrales.

Sin embargo, los patrones diurnos de comportamiento pueden proporcionar una pista útil. Por ejemplo, ¿suele dormirse mientras lee un libro o ve la televisión? ¿Suele comenzar a cabecear cuando lleva conduciendo más de una o dos horas? ¿Dormita en la iglesia? ¿Siente que necesita recuperar sueño durante los fines de semana? ¿Se despierta casi todas las mañanas sintiéndose más fatigado que descansado?

Si es así, no está durmiendo lo suficientemente bien. Es posible que la cantidad de sueño sea apropiada porque se acuesta a las 10:30 p.m.

y se levanta a las 7 a.m., por ejemplo. Pero si aún así se siente fatigado al despertarse o tiene algunos de los síntomas antes enumerados, probablemente no esté durmiendo bien.

La investigación demuestra que el sistema inmune ejerce un efecto poderoso sobre el sueño. Por razones que todavía no son totalmente claras, hay momentos en los cuales el sistema inmune entra a regular de manera activa el sueño.

Las citocinas del sistema inmune, entre ellas las interleucinas y el TNF-alfa, afectan la calidad y las etapas del sueño. Todos hemos tenido una gripe o un resfriado fuerte, o algún otro tipo de infección. Cuando estamos enfermos sentimos que necesitamos dormir todo el día, o nos sentimos adormilados aún después de dormir toda la noche. Las responsables de esa sensación son las citocinas, producidas por el sistema inmune.

Las citocinas aumentan el sueño de las ondas delta (ondas lentas) y reducen el sueño REM. Cuando el cuerpo lucha por recuperarse de una infección necesitamos más reposo, de tal manera que el sistema inmune y el cerebro operan conjuntamente para producir más sueño profundo.

Es probable que la activación inmune sea la razón por la cual algunas personas se sienten aletargadas incluso sin tener una infección. Mientras más bajos los niveles de la activación inmune, más elevado el nivel de energía, menor la sensación de sueño, y viceversa.

(Claro está que hay un ciclo obvio de retroalimentación en este caso: si la persona no duerme lo suficiente por alguna razón, su sistema inmune se activa; el sistema inmune entonces produce las citocinas que provocan somnolencia, y así sucesivamente.)

Quizás haya oído hablar de la enfermedad del sueño, causada por un protozoario (organismo unicelular) llamado tripanosoma, el cual es más común en África. Como habrá adivinado, los síntomas de la enfermedad son la fatiga y la somnolencia. Las citocinas producidas por el sistema inmune quizás contribuyan a la sensación de somnolencia asociada con la infección por tripanosoma.

El sistema inmune detecta si la persona ha dormido o no ha dormido bien. Mientras mejor la calidad del sueño, mejor el funcionamiento del sistema inmune, el cual estará listo y dispuesto a responder a cualquier amenaza sin llegar a ser hiperactivo. Cuando la persona obtiene suficiente sueño reparador, el sistema inmune permanece tranquilo y relajado, suspendiendo su producción de citocinas.

Aunque he dicho que la calidad importa más que la cantidad en lo que al sueño se refiere, también es crítico para el sistema inmune dormir el tiempo suficiente, puesto que él necesita el reposo tanto como lo necesita el cerebro.

Los estudios sobre el cerebro han demostrado que es solamente durante el sueño que este órgano puede repararse. Durante un día normal pueden romperse las conexiones pequeñas del cerebro, pueden agotarse los nutrientes y es necesario proceder a reparar la infraestructura; además, es necesario mover o desfragmentar los depósitos de la memoria. Es preciso entonces remediar todos esos problemas menores, algo que el cerebro sólo puede hacer cuando está apagado.

Es algo parecido a lo que sucede con la computadora. Cuando hay que hacer reparaciones mayores, es necesario suspender el funcionamiento y apagar; las reparaciones ocurren con la máquina apagada. Asimismo, el cerebro no puede repararse mientras está pensando, observando, buscando qué comer, etcétera.

El cerebro se mantiene ocupado garantizando la supervivencia de la persona.

Lo mismo que el cerebro, el sistema inmune se mantiene ocupado durante todo el día: guarda recuerdos; examina cada trozo de alimento digerido; trata de discernir entre amigos y enemigos; y se comunica a través del diálogo constante entre las células de todo el cuerpo para notificarles las cosas con las cuales se tropieza durante el día, compartir los recuerdos de esos encuentros, producir anticuerpos y cuidar de la salud del organismo. El sistema inmune depende del sueño para repararse, recargarse y adelantar sus funciones de mantenimiento.

Además, el sistema inmune necesita que los niveles de estrés disminuyan a determinados intervalos. El simple hecho de estar despiertos y funcionando durante todo el día genera estrés. El sistema inmune debe permanecer alerta porque cualquier cosa puede pasar: usted podría estrellarse contra una bicicleta, podría recibir una agresión verbal de su jefe, o podría ser víctima del ataque de una bacteria o de una bestia salvaje.

Sin embargo, durante el sueño los niveles de estrés se reducen lo suficiente para que el sistema inmune pueda recargarse. Pero si hay estrés incluso mientras usted duerme, el sistema inmune no puede bajar la guardia. Por ejemplo, los terrores nocturnos pueden provocar la reactividad del sistema inmune. Se ha reconocido que esos terrores son un trastorno del sueño y que ocurren durante el sueño no REM, constituyendo uno de los síntomas de la apnea. Los investigadores suponen que podrían deberse en parte a la dificultad para respirar bien, la cual a su vez provoca la activación exagerada del sistema inmune.

Las personas que sufren de otro trastorno del sueño conocido como narcolepsia pueden quedarse dormidas abruptamente en la mitad de una conversación. Los investigadores del Centro para la investigación de la narcolepsia de Stanford, encontraron niveles significativamente elevados de interleucina 1 y TNF alfa en la sangre de los pacientes narcolépticos, indicando la activiación inmune y la elevación de las citocinas (*Brain, Behavior, and Immunity* – Cerebro, Comportamiento e Inmunidad, julio de 2004).

EL INSOMNIO

Lo mismo que la apnea del sueño y la narcolepsia, también el insomnio activa el sistema inmune.

El insomnio tiene otras causas diferentes. Está el insomnio que se autoimpone la persona que no destina tiempo suficiente para dormir o cuyo sistema de sueño es extraño.

Otro tipo de insomnio es provocado por los trastornos del afecto como la ansiedad y la depresión. Quienes lo sufren no duermen bien por exceso de preocupación (quizás por un divorcio, o una enfermedad de un ser querido, o porque sienten que deben estar alertas para que su cónyuge no se caiga de la cama, o para oír una alarma, o el llanto del bebé).

En 2003 se realizaron en la Facultad de Medicina de Harvard y el Hospital Brigham and Women's una serie de estudios acerca los efectos del insomnio sobre la activación del sistema inmune y los niveles de PCR. En un estudio, los investigadores mantuvieron despiertos a diez adultos sanos durante ochenta y ocho horas consecutivas. Se midieron los niveles de PCR cada noventa minutos durante cinco días; durante ese tiempo, los niveles se elevaron cinco veces por encima de lo normal.

En un segundo experimento, los diez voluntarios pudieron dormir solamente 4.2 horas todas las noches durante diez noches consecutivas. Los niveles de la PCR se midieron cada hora, demostrando un aumento de cinco veces sobre los valores normales.

En un estudio de más de veintiocho mil niños y quince mil adultos, los investigadores de la Facultad de Medicina de Warwick, en Inglaterra, determinaron que la falta de sueño tenía una asociación casi dos veces más alta con el riesgo de obesidad, observación que fue válida incluso en niños de apenas cinco años.

Y el estudio de salud de las enfermeras (Nurse Health Study), en el cual participaron 71 617 enfermeras, reveló que la probabilidad de sufrir problemas cardíacos era un 45 por ciento mayor entre las mujeres que dormían cinco horas o menos todas las noches. Hasta los períodos de 6 horas de sueño se asociaron con un aumento de los problemas cardíacos de casi un 20 por ciento.

La falta de sueño y el insomnio son causas importantes de la activación inmune. Por tanto, no sorprende el hallazgo de que la falta de sueño no solamente duplica el riesgo de obesidad sino que también eleva el riesgo de la enfermedad cardíaca.

Un sueño de buena calidad es importante para la salud, para el sistema inmune y para desacelerar el envejecimiento. El impedimento causado por al falta de sueño es equivalente al causado por la intoxicación con alcohol. Cuando a una persona con falta de sueño se le pide que realice diversas actividades simples como calcular y caminar en línea recta, su desempeño es tan malo como el de una persona considerada intoxicada según los parámetros legales.

Las nociones "el sueño de la belleza" o "dormir como un bebé" son muy antiguas y generalizadas, y con razón. Quien no duerme bien no envejece bien.

ACTÚE: DUERMA

El sueño es en gran medida un hábito. También es un comportamiento aprendido. Eso significa que es posible reeducar la mente y el cuerpo para que adquieran nuevamente el hábito del buen dormir. Pero se necesita práctica.

El condicionamiento es más eficaz cuando se siguen los pasos siguientes con constancia. Por ejemplo, para adiestrar a un perro no se le permite acostarse en el sofá "de vez en cuando". No se le puede enseñar a que acuda al llamado "a veces". La constancia es crítica para lograr el comportamiento deseado.

Un patrón desorganizado de sueño puede no afectar a quienes duermen con facilidad. Sin embargo, esas personas son escasas. El resto de nosotros debemos hacer lo posible para dormir bien todas las noches. Además de unos hábitos constantes, eso implica crear el ambiente propicio y dominar la habilidad para relajar la mente y el cuerpo.

Si sigue las pautas aquí enumeradas, seguramente logrará este objetivo.

Lo que debe hacer

1. **Fije una hora para irse a la cama:** El patrón de sueño debe ser uniforme. En otras palabras, trate de irse a la cama a la misma hora todas las noches y de levantarse a la misma hora todas las mañanas. Los seres humanos no estamos hechos para acostarnos un día a las 9 p.m., trasnochar hasta las 2 a.m. al día siguiente, y después irnos a dormir a las 8 p.m. la noche siguiente. El cuerpo no puede acomodarse a unos buenos hábitos con un patrón de sueño aleatorio.

   Fije una hora para irse a la cama. No importa si es a las 10 p.m. o a la 1 a.m., siempre y cuando cumpla con el horario. Algunas personas son madrugadoras y prefieren levantarse a las 5 a.m. para ver la salida del sol. Otras prefieren dormir hasta las 10 a.m. o más tarde. Esto también está bien. El error está en modificar el patrón, incluso los fines de semana cuando se siente la tentación de dormir hasta tarde (si se da cuenta de que siempre necesita dormir hasta tarde los fines de semana, es probable que no esté obteniendo suficientes horas de sueño de buena calidad durante la semana).

La disciplina de salud conocida como Ayurveda reconoce y valora los ciclos de tiempo en los cuales se divide el día. De acuerdo con esta práctica oriental, hay seis ciclos de cuatro horas, los cuales comienzan a las 6 a.m. con el despertar y van hasta las 10 p.m., hora de dormir. Se dice que este patrón permite ocho horas de sueño y está en armonía con la actividad de la mente y el cuerpo.

Si aplica correctamente este patrón no necesitará un reloj despertador, puesto que despertará siempre a la misma hora por su propia cuenta.

2. **Cree un entorno tranquilo para dormir:** Elimine hasta donde pueda todas las distracciones. No debe haber ruido, luces, televisión, computadoras ni buscapersonas.

Lo más importante es la oscuridad. El reloj no debe alumbrar, no debe entrar luz por debajo de la puerta y las ventanas no deben dar paso a la luz de la luna o de las lámparas de la calle.

Hay quienes crean un ambiente propicio encendiendo velas en la alcoba para encontrar una atmósfera relajante al momento de ir a dormir. (Sin embargo, no olvide apagar las velas porque la llama parpadeante no ayuda a dormir y es peligrosa.)

Necesitará también una cama que invite a dormir. Un buen colchón, sábanas suaves, mantas tibias y almohadas cómodas, de tal manera que tan pronto como se meta entre la cama sienta una sensación agradable. Si las sábanas son ásperas, si la cama no está bien tendida y si el colchón es irregular, sencillamente no podrá dormir bien.

3. **Desarrolle un ritual para dormir:** El ritual se traduce en una reacción condicionada en la cual el cuerpo, el cerebro y el sistema inmune experimentan un patrón familiar que induce inmediatamente el sueño.

   Por ejemplo, hay quienes leen en la cama durante media hora. Otras personas se valen de un proceso de relajación como la meditación, los ejercicios de respiración o unas posturas sencillas de yoga. Otras personas toman nota de los asuntos que deben despachar al día siguiente, para no preocuparse por ellos antes de irse a dormir y menos aún durante la noche.

   Otra técnica para condicionar el sueño es el ejercicio de relajación de los músculos. Consiste en recorrer mentalmente todo el cuerpo para relajar los músculos uno por uno, comenzando por los pies, los tobillos, las pantorrillas, los muslos, la cadera, la espalda, el abdomen, los hombros, los brazos, los dedos, la nuca y, finalmente, la cara. Para cuando se llega a relajar completamente el rostro, después de relajar el resto del cuerpo, la persona estará lista para conciliar el sueño.

   Y por supuesto que están las personas que cuentan ovejas o hacen conteos regresivos, comenzando desde cien.

   El siguiente es un ejercicio sencillo de meditación para atraer el sueño. Siéntese al lado de la cama (en una silla o sobre un cojín en el suelo, dejando la cama solamente para dormir). Trate de mantener la espalda recta todo el tiempo. Cierre los ojos y respire profundamente tres veces, exhalando hasta el final. Concéntrese en esas respiraciones lentas y, con cada exhalación, sienta cómo se liberan todas las tensiones de su cuerpo. Después concéntrese en alguien o algo que sea objeto de su cariño, trátese de su pareja, un hijo, un amigo, una mascota o incluso una actividad o un objeto. Concéntrese en la esencia de ese alguien o ese algo. Sienta cómo abandonan su mente los demás pensamientos, tensiones o preocupaciones. Sienta que su mente se calma y que su cuerpo se hace más liviano. Continúe respirando lentamente y vaciando totalmente los pulmones con cada exhalación. Si se distrae, no se preocupe; lleve nuevamente su mente al objeto de su concentración.

Continúe con esa meditación hasta que sienta que su cuerpo está totalmente relajado, sin tensiones, y que su mente está en calma. Entonces pásese a la cama y dispóngase a dormir tranquilamente.

4. **Consiga accesorios apropiados para dormir:** No se preocupe por su apariencia mientras duerme. Si necesita bloquear totalmente la luz, consiga un antifaz de tela. Los hay de varios tipos y tamaños, y son especialmente buenos en los casos en que la luz penetra en la alcoba independientemente de la cantidad de persianas o cortinas.

Asimismo, hay alcobas ruidosas. Si es su caso, consiga tapones para los oídos. Los hay variados y de diversos materiales. Los tapones de espuma son económicos, cumplen bien su función y generalmente son cómodos hasta para las personas que duermen de medio lado. Es probable que la persona necesite acostumbrarse a los tapones, pero hasta hora no he conocido a nadie que no haya podido conseguir unos tapones lo suficientemente cómodos para garantizar una buena noche de sueño.

Si prefiere dormir con pijama, dése gusto y consiga unas de tela fina y suave que no le impidan el movimiento. El algodón o la seda son muy apropiados para el verano, y la franela es excelente para el invierno.

5. **Hable con su compañero de cuarto:** Si duerme con alguien, pídale ayuda. Si hay algo que le molesta, hable. Abrácense. Hagan el amor. Háganse masajes del cuello, los hombros o los pies. Un masaje del cuero cabelludo es muy relajante y fácil de hacer. Un masaje de los pies, con un poco de aceite, también relaja maravillosamente bien.

   Hable con su compañero o compañera sobre otras formas de ayudarse a dormir mejor. Es importante que la otra persona aprenda a trabajar mejor con usted en el tema, especialmente si suele hacer cosas que le impiden a usted dormir. Ese diálogo le puede servir para hacer ajustes con respecto a su posición para dormir y para decidir qué hacer en caso de que su compañero o compañera se despierte con frecuencia, se pare de la cama o ronque.

   Para algunas personas, dormir con una mascota es relajante. Pero por mucho que ame a sus mascotas, si le impiden dormir, piense en sacarlas de la cama, o de la alcoba si lo despiertan todas las mañanas pidiendo caricias o desayuno.

6. **Utilice la nariz:** Hay aromas que ayudan a dormir y los aceites de aromaterapia pueden ejercer un efecto calmante sobre el cuerpo. Aunque cada quien tiene sus preferencias, algunos de los aceites más eficaces son los de jazmín, geranio, rosa y mejorana. Puede añadir entre cinco a ocho gotas al agua de la tina si prefiere tomar un baño antes de dormir, o poner las

gotas en un difusor para que el aroma se esparza por la habitación. También puede poner un pañuelo con una gota de su aceite favorito entre la funda de la almohada.

7. **Tome un baño:** Un baño con agua caliente aromatizada con aceites esenciales ayuda a relajar el cuerpo y la mente, aliviando y soltando los músculos cansados. También sirve para acallar la mente y calmar la respiración. Inhalar el aire humedecido por el vapor del agua caliente sirve para hidratar y calmar los pulmones y la vía aérea.

   Si siente dolores musculares, añada al agua media taza de sales de Epsom (sulfato de magnesio) y una medida igual de bicarbonato de sodio.

8. **Invente un mantra para dormir:** Un mantra es un patrón mental en el cual concentrarse. Trate de conjurar alguno antes de irse a la cama. El mantra no tiene que ser verbal. Puede ser una imagen, un pensamiento o una sensación. Lo que sucede es que la mente se aquieta cuando logramos concentrarnos en una sola cosa.

   Hay quienes usan la frase "qué felicidad estar en la cama", mientras que otras personas crean una imagen hermosa de un lugar donde nadie puede molestarlas, o conjuran algún recuerdo bello del pasado. Un mantra puede ser la imagen mental de mecerse en una hamaca en un bohío, o de estar con un amante, o de flotar en el océano.

   Si logra crear un mantra eficaz para dormir, con el tiempo se disiparán los pensamientos intrusos y podrá conciliar el sueño. Algunas personas llegan a dominar hasta tal punto la práctica que se quedan dormidas casi inmediatamente después de conjurar su mantra.

Lo que no debe hacer

1. **No se sature de cafeína:** Preste atención a la cantidad de estimulantes que ingiere durante el día, incluyendo el chocolate y las bebidas gaseosas con cafeína. Tal como ya se mencionó, la cafeína consumida en la tarde ejerce su efecto a la hora de dormir. Limítese a consumir cafeína solamente en la mañana.

   El alcohol también es estimulante, de modo que si se despierta pocas horas después de acostarse, evite el alcohol, incluida la copa de vino para acompañar la cena.

2. **Evite el exceso de estímulos:** Evite ver las noticias en la televisión, navegar por los sitios de noticias de Internet, o responder mensajes de trabajo antes de irse a dormir. Las imágenes y los sucesos perturbadores, o los mensajes preocupantes del trabajo se quedan dando vueltas en la cabeza y ahuyentan el sueño.

3. **Evite el exceso de líquidos en la noche:** La necesidad de orinar es una razón común para levantarse a media noche. Si nota que se levanta muchas veces a orinar, reduzca la ingesta de líquidos dos horas antes de irse a dormir, y no olvide ir al baño antes de acostarse.

4. **No coma antes de dormir:** La digestión tarda cerca de dos horas y es un proceso que funciona mejor cuando estamos de pie en lugar de acostados. Además, no es el mejor momento para añadirle calorías al sistema. En lugar de comer para calmar la ansiedad, recurra a un buen baño, o encienda velas o siéntese a meditar. Una tisana de manzanilla está bien,

siempre y cuando la vejiga no sea ya motivo de viajes al baño durante la noche.

5. **Utilice la cama solamente para dormir (y para hacer el amor):** Si utiliza su cama para responder sus mensajes de correo, ver la televisión o hablar por teléfono, le envía a su cerebro el mensaje equivocado. El objetivo es reeducar al cuerpo para dormir plácida y profundamente. Para ese entrenamiento se necesita un mensaje coherente, a saber, que la cama es para dormir y que solamente se mete en ella cuando está listo para hacerlo.

6. **No se acueste furioso:** Si está enojado con su pareja, hable las cosas. No se lleve el problema a la cama. Acostarse y sentir cómo le hierve la sangre sólo le servirá para activar su sistema inmune e impedirle dormir. Haga un pacto: no se lleve la ira a la cama. Resuelva el problema antes, en la medida de lo posible.

7. **No se obsesione con el sueño:** Nadie ha muerto nunca de insomnio (salvo en casos muy raros de trastornos serios del sueño de origen genético). Mientras más se preocupe por dormir, más difícil le será hacerlo. El sueño llegará. Tenga paciencia. Aprenderá una mejor forma. Practique. Practique. Practique. No tardará en entregarse a un sueño profundo.

CUARTO PASO: BAILAR

LA PALABRA BAILE PUEDE EVOCAR la idea de un *jitterbug*, una samba, una salsa, un *fox-trot*, un vals, un tango o hasta una danza del vientre, una contradanza o un baile de salón. Todas esas formas de baile son maravillosas. Sin embargo, en el contexto de nuestro programa de ultralongevidad, la danza tiene una definición mucho más amplia: es cualquier combinación de ritmo y movimiento.

El movimiento rítmico, o moverse al compás de un determinado ritmo, es la esencia de toda danza. Por consiguiente, cada vez que usted se mueva al compás de un ritmo aunque haya o no haya música, podrá decir que está bailando.

Esto significa que le espera todo un mundo de baile allá afuera: el baile de caminar, trotar, montar en bicicleta, nadar, y hasta jugar golf (después de todo, los buenos golfistas saben que hacen sus mejores *"swings"* cuando siguen un ritmo. Muchos profesionales de este deporte recomiendan contar un compás, comenzando al echar los brazos hacia atrás y continuando hasta después de golpear la pelota. Llevar un ritmo le imprime tiempo al movimiento, convirtiéndose en una constante, golpe tras golpe).

Hasta el tenis es una danza. Cualquiera que haya visto un partido entre las grandes figuras conoce el ritmo del juego, marcado por el sonido de la pelota al golpear la raqueta para salir volando por el aire. Hasta la multitud de espectadores desarrolla su ritmo al mover la cabeza de izquierda a derecha, luego a la izquierda y luego a la derecha nuevamente, hasta que todo el estadio danza al unísono.

EL EJERCICIO: LA MEJOR MEDICINA CONTRA EL ENVEJECIMIENTO

Casi todo el mundo sabe que el movimiento, o el ejercicio, es benéfico para la salud (pero por razones que quedarán claras en breve, el movimiento rítmico es mejor que el movimiento sin ritmo). Los descubrimientos más importantes sobre el movimiento confirman que sus beneficios abarcan toda una gama de condiciones de salud, y que tiene un impacto positivo sobre el sistema inmune y el envejecimiento mismo.

Es bien probable que el movimiento sea lo más cercano a la Fuente de la eterna juventud. El doctor Robert Butler, presidente del Centro internacional para la longevidad del Hospital Monte Sinaí de Manhattan, ha dicho que si se pudiera comprimir el ejercicio en una tableta, se convertiría en el medicamento más importante contra el envejecimiento, y en el más formulado y vendido de todos. A sus setenta y ocho años, el doctor Butler es ávido de ejercicio, aparenta la mitad de sus años y es un testimonio vivo de los beneficios del ejercicio para la salud.

Muchos otros ejemplos demuestran que el ejercicio puede prolongar y hasta salvar la vida. Tomemos el caso de mi héroe, Jack LaLanne, quien continúa haciendo una rutina diaria de dos horas a sus noventa y dos años. Su programa diario de ejercicio consta de flexiones, abdominales y levantamiento de pesas. En lo que es una verdadera proeza, este hombre, cuya energía es superior a la de cualquier hombre de cuarenta, lleva practicando ejercicio vigoroso más de setenta años. En efecto, hacía ejercicio desde mucho antes de que se volviera una moda y antes de que se conocieran, como se conocen hoy, los beneficios para la salud. A pesar de su edad avanzada, Jack no toma medicamentos y jamás se enferma (reconoce tomar entre cuarenta o cincuenta suplementos al día además de consumir una dieta natural a base de productos integrales y sin procesar).

La salud de Jack no es cosa de suerte. Los más modernos estudios científicos han demostrado siempre lo mismo: hacer ejercicio con regularidad es crucial para mantener una salud ideal y desacelerar los efectos del envejecimiento.

EL EJERCICIO Y EL SISTEMA INMUNE

Como suele suceder, lo que es bueno para la salud es bueno también para el sistema inmune. Hay muchos estudios en los cuales el ejercicio y el movimiento se vinculan con niveles reducidos de activación inmune, de citocinas y de PCR, y ya usted ha leído lo suficiente para saber lo importante que es eso.

Por ejemplo, en abril de 2006 se publicó en *Atherosclerosis* (Aterosclerosis) un estudio con casi cuatro mil adultos en el cual se observó una correlación inversa entre la actividad física y el nivel de estado físico, y los niveles de PCR. Es interesante anotar que el efecto fue independiente de la obesidad, es decir, aunque los sujetos del estudio tuvieran o no sobrepeso, mientras más activos y mejor su estado físico, menor su nivel de PCR.

Muchos estudios han confirmado estos hallazgos, entre ellos un informe aparecido en el *International Journal of Cardiology* (mayo de

2006) sobre los resultados de una encuesta de 1438 adultos entre los veinte y los cuarenta y nueve años de edad. La conclusión de esta encuesta nacional de salud y nutrición fue que había una relación inversa entre los niveles de PCR y una buena condición cardiorrespiratoria.

Otro estudio (*Circulation*, 2002) mostró que las personas que hacían ejercicio con más frecuencia tenían los niveles más bajos de PCR y glóbulos blancos; y también demostró que el efecto era independiente del peso.

Se han reportado resultados semejantes en los niños. Un estudio con más de doscientos niños demostró que, a mayor cantidad de ejercicio, menores los niveles de PCR. Este estudio también examinó diversas condiciones patológicas, incluidas la diabetes y la prediabetes, y determinó que con sólo cuatro semanas de un programa de entrenamiento físico, los diabéticos y prediabéticos prácticamente normalizaban sus niveles de PCR.

La relación entre la capacidad aeróbica y la menor activación del sistema inmune al parecer es válida independientemente de las diferencias de género, edad y tamaño corporal. En un estudio con casi cien mujeres jóvenes en Japón, publicado en *Endocrine Journal* (Revista endocrina, abril de 2006), el ejercicio regular redujo significativamente el grado de activación inmune medido en términos de los niveles de PCR, TNF alfa y leptina, incluso entre las mujeres con sobrepeso u obesas.

Los efectos del ejercicio sobre el sistema inmune también se han estudiado hasta el nivel celular, de tal manera que cada vez son más claros los mecanismos exactos mediante los cuales el ejercicio afecta los glóbulos blancos y otros elementos del sistema inmune.

Los inmunólogos del Colegio de medicina James H. Quillen, de East Tennessee State University, examinaron los efectos del ejercicio sobre los glóbulos blancos propiamente. Se sabe que los glóbulos blancos desempeñan un papel importante en el desarrollo de la cardiopatía y la aterogénesis (la formación de placas en las arterias que rodean el corazón). Estos investigadores determinaron que el ejercicio tiene un efecto directo sobre la propensión de los glóbulos blancos a formar la placa de ateroma. Midieron la producción de citocinas activadoras y protectoras del sistema inmune por parte de los glóbulos blancos antes y después del ejercicio.

Después de seis meses de ejercicio semanal (aproximadamente dos horas y media a la semana), los niveles de las citocinas activadoras del sistema inmune producidas por los glóbulos blancos de los individuos del estudio descendieron en más de un 58 por ciento, mientras que los niveles de las citocinas protectoras se elevaron en más de un 35 por ciento.

Los investigadores llegaron a la conclusión de que el ejercicio incide directamente sobre la producción tanto de citocinas protectoras como activadoras del sistema inmune en los glóbulos blancos, y que este mecanismo es una de las formas como el ejercicio protege contra la enfermedad coronaria.

En efecto, el ejercicio quizás sea la forma más eficaz de reducir los niveles de PCR. Cuando la PCR está elevada, un programa de ejercicio puede reducirla. En un estudio con 652 hombres y mujeres sedentarios, un programa de ejercicio de veinte semanas redujo de manera significativa y constante los niveles de PCR, independientemente de otros cambios en el peso corporal, el colesterol o la glicemia.

EL PODER DEL RITMO

Cuando la actividad física se realiza al compás de un ritmo, puede decirse que es una danza, y bailar es una forma excelente de obtener los mejores beneficios de un programa de ejercicio.

Hay varias razones por las cuales añadir ritmo al movimiento es mejor que hacer ejercicio sin ton ni son. En primer lugar, la danza, en lugar del simple movimiento, ejerce un efecto mayor sobre los niveles de PCR.

Los científicos comenzaron a investigar este tema en la década de 1980, y, desde entonces, son muchos los estudios que se han publicado. Uno de los primeros apareció en *International Journal of Sports Medicine* (Revista internacional de medicina deportiva, abril de 1984) y demostraba que los niveles de PCR descendían cuando las personas se movían, pero en particular cuando se movían rítmicamente.

Durante el estudio se midieron los niveles de PCR en deportistas de distintas disciplinas con el objeto de ver en quiénes eran más bajos. Los resultados demostraron que los deportistas que se movían más rítmicamente eran quienes presentaban los niveles más bajos. Los nadadores fueron los más beneficiados. La natación, con su movimiento alternante de braceo y patada, es el más rítmico de todos los ejercicios. Después estaban los remeros, quienes también practican un movimiento rítmico (hasta llevan en el bote a alguien encargado de marcar el compás). Los niveles de los futbolistas no eran muy bajos, pese al grado de esfuerzo que exige un partido (hay menos ritmo en el ejercicio de correr y patear la pelota que en la natación o el deporte de remo).

Un análisis de un grupo de estudios, publicado en la revista polaca *Psychiatry* (Psiquiatría, julio - agosto de 2009), informó acerca de los efectos del ejercicio sobre la ansiedad y la depresión. Los investigadores confirmaron el beneficio del ejercicio moderado y leve sobre el estado de ánimo, y determinaron que este beneficio era más pronunciado en las personas que practicaban ejercicios rítmicos como trotar, nadar, montar en bicicleta y caminar.

Un estudio con un modelo de rata con lesión de médula espinal publicado en *Brain* (junio de 2004), reveló que el ejercicio rítmico con apoyo de peso fue el más eficaz para promover la cicatrización y la recuperación de los roedores.

También se ha demostrado que incluir música como parte de los programas de rehabilitación y fisioterapia para los pacientes con enfermedad de Parkinson mejora los resultados en comparación con la terapia física corriente (*Psychosomatic Medicine,* mayo-junio de 2000). Los participantes del programa de musicoterapia también obtuvieron una puntuación más elevada con respecto a la felicidad.

No hay duda de que añadir ritmo al movimiento hace que la persona disfrute más y participe más activamente en los programas de ejercicio. Tal como lo han reconocido la mayoría de los gimnasios, agregar música con ritmos fuertes fomenta la participación y eleva los niveles de satisfacción.

No sorprende para nada la enorme popularidad y el crecimiento explosivo del iPod entre quienes hacen ejercicio. Convertir en danza una rutina de ejercicio común y corriente la hace más divertida, menos tediosa, y sirve para mantener la actividad durante mayor tiempo.

NUESTROS RITMOS INTERNOS

Hay varias teorías que intentan explicar la razón por la cual el ritmo es un componente tan importante del movimiento.

Nuestros músculos vienen en parejas: mientras un músculo se ocupa de la flexión, el otro se ocupa de la extensión. Por ejemplo, los cuádriceps (muslos) extienden la rodilla, mientras que los isquiotibiales la doblan. La contracción rítmica y el movimiento alternante de flexión y extensión proporcionan equilibrio y fortalecen por igual los flexores y los extensores.

Los impulsos nerviosos encargados de regular los grupos musculares se originan a partir de señales del cerebro, las cuales se transmiten por la médula espinal. El movimiento rítmico crea un patrón en el cerebro y la médula espinal, el cual se transmite también al sistema inmune. Este detecta exactamente los mismos neurotransmisores liberados por el cerebro y las terminaciones nerviosas. Cuando el cerebro danza, el sistema inmune hace lo mismo.

Aunque la ciencia todavía no ha podido explicar totalmente la importancia de esta conexión con el ejercicio rítmico, ciertamente es algo de sentido común. Consideremos la multitud de ritmos internos de un cuerpo humano vivo que respira.

Tal como ya lo dijimos, nuestra respiración siempre es rítmica, al menos cuando respiramos bien y acompasadamente. Las alteraciones del ritmo respiratorio, las cuales suelen ser una mala señal, activan poderosamente al sistema inmune.

Consideremos también el ritmo más manifiesto del cuerpo: el latido del corazón. También se ha establecido una relación entre la pérdida del ritmo normal del corazón y la activación inmune. Hay una arritmia común del corazón conocida como fibrilación auricular, la cual se ha asociado con niveles elevados de PCR. También se ha encontrado elevación de PCR en arritmias más serias, hasta letales, como son la fibrilación ventricular y la muerte cardíaca súbita. Es vital para el sistema inmune mantener el ritmo regular del corazón.

Hay otros ritmos internos menos obvios como la peristalsis intestinal, consistente en una onda rítmica que provoca un movimiento alternante de contracción y relajación. Esta onda se inicia en la parte alta del estómago y termina en la parte inferior del colon, y su propósito es impulsar el alimento de norte a sur. También hay ritmos en las ondas cerebrales, los biorritmos circadianos (o diarios), los ciclos menstruales y las contracciones uterinas durante el trabajo de parto. Nuestras glándulas liberan hormonas conforme a unos patrones rítmicos como es el caso de la liberación pulsada de las hormonas de crecimiento desde la hipófisis o la liberación gradual de melatonina desde las glándulas pineales. Y, por supuesto, es exquisita la naturaleza rítmica del acto sexual.

El sistema inmune tiene su propio ritmo circadiano, el cual al parecer está relacionado con nuestro ciclo de sueño y vigilia.

La vida humana misma consta de muchos y diversos ritmos y es bastante posible que nuestro sistema inmune reaccione a ellos. Hasta hay un nuevo tipo de tratamiento médico conocido como cronoterapia, el cual aprovecha este efecto al controlar el tiempo de determinadas terapias. Marcar el tiempo tiene un impacto tangible sobre los resultados de esos tratamientos.

Por ejemplo, los ataques de asma suelen presentarse en la madrugada. Es la hora en la cual se ha desvanecido el efecto del medicamento, en particular si la última dosis se ha consumido la noche anterior. Es así como se han desarrollado medicamentos de liberación retardada, los cuales se toman en la noche pero comienzan a surtir efecto en la madrugada, cuando más se necesitan.

Con la tensión arterial hay un patrón semejante. La tensión alcanza un pico hacia las 7 u 8 a.m., muchas veces antes de que la persona haya tomado la primera dosis del medicamento para bajar la tensión, dejando una ventana de tiempo durante la cual el paciente está desprotegido. La tensión alta matutina no corregida explica en parte por qué se producen más infartos en la mañana que a otras horas del día. También en este caso se pueden utilizar los medicamentos de liberación retardada para contrarrestar ese peligro.

La cronoterapia también se utiliza en el tratamiento de quimioterapia para el cáncer. La quimioterapia funciona principalmente a nivel de la división celular, matando las células que se dividen aceleradamente. Muchos de los efectos secundarios de la quimioterapia se deben al hecho de que también mata a las células normales cuando se dividen. Entre estos efectos secundarios se cuenta el daño de las mucosas (el revestimiento de la boca, el esófago y la vía intestinal, por ejemplo) o el daño de los glóbulos blancos propiamente, los cuales se forman a partir de la división de las células madre en la médula ósea.

La cronoterapia aprovecha el momento de la división de las células normales para administrar la quimioterapia en los momentos en que el proceso es menos activo. Se ha demostrado que este tratamiento reduce los efectos secundarios de la quimioterapia, permitiendo al mismo tiempo que se aumente la dosis para eliminar más eficazmente a las células cancerosas, verdadero objetivo de la terapia.

Los científicos están aprendiendo a utilizar la información acerca de los ritmos naturales del cuerpo a fin de incrementar la eficacia de otras terapias, reducir los efectos secundarios, y dirigir con mayor precisión los medicamentos en contra de las células o los gérmenes nocivos. Mientras más aprendamos sobre los ritmos naturales del cuerpo, mayor es la probabilidad de que desarrollemos terapias eficaces que funcionen con el cuerpo y no en su contra.

LA DANZA DE LA VIDA

La investigación sobre el ritmo y la danza como partes esenciales de la vida y la salud es nueva, pero el concepto del ritmo como parte integral de la vida es tan antiguo como la humanidad misma.

El hinduismo, la más antigua de todas las religiones, considera que la danza es el origen del universo. Shiva, uno de los tres dioses de la trinidad hindú junto con Brahma y Vishnu, emana la totalidad del universo a través de lo que se conoce como la danza cósmica de Shiva.

La observación confirma la variedad infinita de ritmos del universo: el alba y el ocaso, el cambio de las estaciones, la rotación de los planetas en sus órbitas, el flujo y reflujo de las mareas, las fases de la luna, el aleteo de las aves, el zumbido de las abejas o el ritmo del bebé al amamantarse. El hinduismo considera que la frecuencia y el ritmo de todos esos sonidos encierran poderes sanadores, como sucede con la vocalización del *om* ("aum") y con muchos otros mantras de sanación utilizados en las religiones orientales.

El ritmo y la danza también abundan en la mitología griega. Apolo, hijo se Zeus y dios de la medicina, era conocido como el danzante (ya se establecía una conexión entre la danza y la salud). En Esparta, una de las ciudades-estado más poderosas de la antigua Grecia, las autoridades les exigían a los padres que instruyeran a sus hijos en el arte de la danza desde los cinco años. Se pensaba que la danza era buena para el cuerpo y la salud en general, y también para el alma.

Pasando a la ciencia moderna, la investigación ha demostrado que la música y el ritmo producen efectos sanadores susceptibles de medirse. Se ha demostrado que la música reduce el estrés y la ansiedad, según la evidencia de muchos estudios de pacientes sometidos a pruebas de cateterismo, un procedimiento desagradable mediante el cual se inserta un tubo en el corazón. Los niveles de ansiedad de estos pacientes se redujeron significativamente cuando se ambientó el procedimiento con música (*Clinical Research in Cardiology* — Investigación clínica en cardiología, agosto de 2006).

La música puede incluso aliviar el dolor, tal como lo demostró un estudio coreano en el cual la músicoterapia redujo el dolor de las personas con fracturas de las piernas. Asimismo, la música redujo la agitación y la ansiedad en pacientes con enfermedad de Alzheimer

(*International Psychogeriatrics* — Psicogeriatría internacional, abril de 2006).

Los estudios también revelan que nuestro cerebro utiliza el ritmo para sanar. Los investigadores del Centro de neurociencia Helen Willis de la Universidad de California en Berkely, informaron en *Science* (septiembre 15 de 2006) que las descargas rítmicas de las neuronas fomentan la reparación cerebral. Los denominados ritmos theta son ondas cerebrales lentas y rítmicas que, por razones todavía no dilucidadas, son una parte importante de la plasticidad o la reparación de las sinapsis entre las neuronas.

Estar fuera de ritmo con el cuerpo suele asociarse con la activación inmune. Hemos hablado de la importancia de respirar bien y de cómo el sistema inmune se activa cuando la respiración está fuera de ritmo. Asimismo, también se observa activación del sistema inmune cuando los latidos del corazón son irregulares, o cuando los ciclos menstruales o hasta los hábitos intestinales son irregulares.

A manera de contraste, los beneficios del ritmo unido al movimiento (o la danza en cualquiera de sus formas), parecen infinitos. La danza lo mejora todo, desde el equilibrio hasta la marcha y la densidad ósea de las piernas y las caderas. También fomenta un buen estado de ánimo. Se ha demostrado que ayuda a perder peso y favorece al sistema cardiovascular. Además, reduce los niveles de colesterol.

Quizás una de las razones por las cuales la combinación del movimiento y el ritmo es tan poderosa es que juntos inducen una especie de trance.

Los sanadores de diversas culturas han utilizado la danza para inducir un trance como parte de sus rituales de sanación. Por ejemplo, la *pizzica tarantata* del sur de Italia era una danza terapéutica realizada para sanar la mordedura de la tarántula. Muchos de los pueblos nativos de Norteamérica, como los Apaches, los Sioux y los Cree, utilizaban la danza ritual para sanar. La tribu Kung del desierto del Kalahari, en África, practica la danza de la jirafa como un arte de sanación; los danzantes y cantantes intensifican el trance hasta que los sanadores alcanzan un estado alterado de la conciencia desde el cual concentran todas sus energías en sanar los males de la comunidad.

La disciplina china conocida como taichí, la cual se originó hace más de ocho siglos, todavía se utiliza ampliamente como arte de sanación. El taichí, por medio de movimientos parecidos a la danza, crea una especie de trance o estado meditativo el cual, al parecer, restablece los ritmos naturales y el equilibrio de la mente y el cuerpo.

El estado hipnótico que se busca a través de los antiguos rituales de danza tiene dos cualidades fundamentales. Una es la disociación del entorno físico normal, en donde los acontecimientos externos no causan tanta distracción. La otra es la concentración en una sola cosa, como la forma del taichí, la cual combina el movimiento y la respiración.

El estado de trance se puede inducir de muchas maneras, como observando algún tipo de ritmo repetitivo: mirar un péndulo, repetir una misma frase una y otra vez, o contar de una manera rítmica. Este proceso se puede observar en los círculos de tambores donde se reúnen los músicos, cuando los muchachos bailan al ritmo desenfrenado del *rock*, o cuando alguien practica un deporte como el tenis.

A la mayoría nos sucede que cuando comenzamos a practicar el tenis, tenemos la mente atestada de detalles: no quitar los ojos de la pelota, girar el tronco, llevar la raqueta hasta atrás, pegarle correctamente a la pelota. Sin embargo, cuando se les pregunta a los profesionales en qué estaban pensando cuando hicieron una jugada maestra, generalmente responden que nada, habían caído en un estado parecido al trance, disociados del ambiente, totalmente ajenos a la multitud, y sin conciencia del último punto o el siguiente. Estaban presentes en el momento.

Asimismo, algunas formas de meditación inducen un estado hipnótico para alejar las distracciones, y ese estado meditativo crea una serie de beneficios para la salud, desde bajar la tensión arterial hasta reducir la ansiedad.

RITMO Y MOVIMIENTO

Cuando combinamos el movimiento con ritmo obtenemos el doble beneficio del ejercicio y del estado meditativo, sin mencionar la disminución de los niveles de PCR.

La simple combinación de movimiento y ritmo crea nuevas posibilidades de danza que van mucho más allá de un vals o un cha-cha-cha en pareja. Es posible bailar al caminar por un sendero. Es posible danzar en la cancha de tenis. Es posible danzar al caminar por la montaña, al remar o al montar en bicicleta. Cualquier actividad en la cual se manifiesta la regularidad del movimiento al compás de un ritmo ayuda a reducir la activación inmune y, de paso, la rapidez con la cual envejecemos.

Supongamos que usted tiene un dolor lumbar insoportable a causa de una hernia de disco. Su situación es espantosa y necesita aliviar su dolor. Su primer instinto es tomar un analgésico o ponerse una inyección para adormecer la zona. El dolor lumbar es, en efecto, la razón más común de ausentismo en el trabajo.

Antes se creía que lo mejor en casos de lesión o torcedura de la columna era formular reposo en cama sin nada de movimiento o actividad. Sin embargo, ese manejo no funcionaba; el dolor no desaparecía y los pacientes terminaban tomando cada vez más medicamentos sin resultado alguno. Al final, terminaban en cirugía. Muchas veces, la primera cirugía no funcionaba y era necesaria una segunda. Si la segunda fallaba, la perspectiva era bastante sombría porque el último paso era una fusión de la columna (la fusión consiste en retirar la almohadilla o disco que separa dos vértebras para unir los huesos de la columna por medio de material óseo, inmovilizando completamente la sección comprometida de la espalda).

Los investigadores médicos ahora saben que proponer el reposo absoluto es mala idea y prefieren la danza del andar.

Al principio puede ser difícil esa actividad a causa del dolor y de la poca movilidad, pero a medida que procede el ejercicio, el cuerpo se afloja gradualmente. El nivel de activación inmune se reduce y no tarda en ceder el dolor.

Cualquier cosa en la cual se combine el movimiento con el ritmo es una buena forma de danza. Para comenzar, a continuación aparecen algunas sugerencias. Estos ejercicios de baile no solamente son amenos sino que mientras más se practican, más promueven la salud y prolongan la vida.

ACTÚE: BAILE

PARA LOS PRINCIPIANTES:

1. Caminar: Si apenas comienza su programa de ejercicio, lo primero que puede hacer es la danza de caminar. Trate de desarrollar un ritmo recorriendo una distancia fija a una velocidad constante. Lleve en un diario el control del tiempo y la distancia a fin de registrar su progreso.

   Dependiendo de su estado físico inicial, fíjese una meta de distancia que pueda cumplir. Planee una ruta por el vecindario, o varias vueltas alrededor de una pista o del centro comercial de su localidad (pero es para caminar, no para ir de compras).

El objetivo promedio debe ser recorrer diez mil pasos (o unos cinco kilómetros) todos los días. Es muy útil portar un podómetro para llevar fácilmente la cuenta del camino recorrido. Personalmente prefiero el podómetro Omron HJ-112 porque es pequeño y funciona independientemente de si se lleva en el bolsillo, en la cartera, en el cinturón o alrededor del cuello. También tiene una función de memoria, de tal manera que muestra los pasos recorridos durante los últimos siete días. En mi caso, esta sencilla herramienta me sirve de motivación para caminar la distancia necesaria todos los días.

Recuerde el elemento importante del ritmo. No camine inconscientemente. Los brazos, las piernas —todo el cuerpo— deben estar atentos al ritmo. Debe *sentir* que está bailando y lo más probable es que cuando todo su cuerpo lleve el ritmo usted comience a cantar o tararear, o por lo menos a llevar el compás mentalmente con una rima.

Piense en todos los ritmos que los sargentos les enseñan a sus reclutas para ayudarlos a marchar sincronizadamente. También usted puede inventar una rima para llevar el compás, aunque sea mentalmente.

También es importante adoptar un horario regular para caminar, mientras más pronto adquiera el hábito regular del ejercicio, mayor es la probabilidad de que persista. Puede elegir el amanecer, cuando se oyen los trinos de los pájaros y hay pocas personas en la calle. Ese ejercicio matutino impondrá un tono maravilloso para el resto del día.

Recuerde también usar zapatos cómodos para caminar, con buen soporte a los pies. Evite los zapatos de calle, los tacones o las botas de trabajo. Si tiene problemas de arcos caídos, tobillos débiles o juanetes, consulte a un experto para que le recomiende unas plantillas. Estas plantillas se ponen dentro de los zapatos para corregir los problemas relacionados con los pies o los tobillos. Los pies de todo el mundo son distintos y no todos los zapatos para caminar son para todos. Los médicos —y algunas tiendas del calzado— utilizan máquinas para analizar la presión de los pies al caminar a fin de formular zapatos y plantillas personalizados, de la misma manera que un optómetra adapta los lentes perfectos para corregir la visión de cada quien. Consulte a un podíatra o a un experto en medicina del deporte, o busque en las páginas amarillas o en Internet un proveedor de plantillas hechas por computador.

Claro está que muchas personas prefieren caminar en una banda en la casa, la oficina o el gimnasio en lugar de hacerlo al aire libre. No hay problema con eso. La correa de la máquina tiene un mecanismo de amortiguación, de tal manera que el impacto para los pies y las piernas no es tan grande como el de caminar sobre el asfalto o el concreto.

2. **Alternativas de bajo impacto:** Caminar no siempre es la mejor alternativa de danza. Si tiene artritis, malas rodillas o no puede caminar por alguna otra razón, elija otra forma de danza. La buena noticia es que hay muchas otras alternativas para los principiantes.

La natación es una opción excelente, no solamente porque es una forma maravillosa de hacer ejercicio sino porque es rítmica de por sí. Además, no hay impacto, ni apoyo de peso, razón por la cual es una buena alternativa para quienes tienen problemas articulares. Aunque no sepa nadar, puede ensayar danza aeróbica dentro del agua. La mayoría de los clubes de salud donde hay piscina ofrecen esas clases, generalmente dirigidas por entrenadores con música animada.

Trate de elegir una rutina que pueda cumplir con regularidad, especificada, por ejemplo, en tiempo o número de piscinas. O destine un tiempo determinado para practicar ejercicios aeróbicos en el agua. Lleve un registro de las horas dedicadas al ejercicio a fin de llevar el control de su progreso.

Con el tiempo verá que puede hacer más con menos esfuerzo. A medida que progrese, aumente el tiempo o la intensidad del ejercicio, de tal manera que recorra más piscinas en menos tiempo o prolongue el ejercicio.

Si no tiene acceso a una piscina, considere una forma de ejercicio de bajo impacto, como la bicicleta elíptica. Las máquinas proporcionan un ejercicio rítmico sin imponer esfuerzo sobre las rodillas, los pies o los tobillos. En algunas máquinas se pueden ejercitar los brazos y el tronco al mismo tiempo, mientras que otras permiten ejercitar la parte inferior del cuerpo y el sistema cardiovascular.

3. **Aeróbicos de primer nivel:** Los aeróbicos son otra buena alternativa para principiantes. Hay clases de aeróbicos por la televisión, en los gimnasios o grabadas en cintas o discos de video. Lo bueno de practicar aeróbicos en la casa es que cada quien lo puede hacer a su propio ritmo (aunque en una clase, la presencia del grupo puede ser un gran factor de motivación).

Nuevamente, trate de crear un ritmo y una rutina. Establezca una hora y un tiempo para las sesiones a fin de desarrollar un hábito duradero. Aumente la duración y la intensidad del ejercicio a medida que progrese y mejore.

4. **Baile de salón:** No olvide disfrutar del baile en sí. El baile de salón cumple los objetivos de la danza: movimiento y ritmo. Además, exige coordinación y una comunicación tácita con la pareja. También es una forma de meditación en movimiento, considerando que es necesario concentrarse en los pasos para no caer o perder el ritmo. Ensáyelo. ¡Le agradará!

PARA EL NIVEL INTERMEDIO

1. **Montar en bicicleta:** Este ejercicio tiene su ritmo natural y una cadencia propia. Por tanto, es una forma excelente de incluir la danza en el programa de ultralongevidad. Todas las bicicletas son eficaces: las de calle, las de montaña, las de dos en tándem y hasta las estacionarias rectas o inclinadas.

Si está al aire libre, no olvide montar por las rutas destinadas a las bicicletas porque andar por la calle puede ser peligroso. Utilice siempre un casco y otros elementos de protección como son los guantes y las pantalonetas acolchadas. Si no encuentra rutas seguras y un buen equipo protector, piense en una bicicleta estacionaria.

2. **Remar:** Esta es una de las formas más rítmicas de ejercicio y una de las más sanas (como ya se dijo, los estudios demuestran que los remeros, entre los demás deportistas, presentan unos de los niveles más bajos de PCR). Lo mismo que montar en bicicleta, remar es un ejercicio flexible. Puede practicarse en un

bote al aire libre, o en casa en una máquina. Comience con un entrenador experimentado para aprender la técnica correcta y desarrollar un buen hábito desde el principio. Ponga música o utilice incluso un metrónomo para llevar el ritmo.

3. **Trotar:** Para quienes tenemos buenas rodillas, el trote es un ejercicio rítmico excelente. Abre la oportunidad de conocer sitios diferentes, ver cosas distintas y poner la mente en un estado de serenidad y concentración. Puede hacerse prácticamente en todas partes y no exige mayor equipo especializado. Es fácil llevar el control del progreso por medio de cualquier aparato que mida distancia y velocidad. Mi preferido es el Nike + iPod Sport Kit, el cual ofrece podómetro, monitor de velocidad y distancia, y reproductor de música en una combinación de zapatos Nike y iPod Nano.

4. **Saltar lazo:** Esta es otra forma excelente de hacer ejercicio aeróbico. Los entrenadores conocen desde tiempo atrás el potencial de este ejercicio, razón por la cual se utiliza para entrenar a todo tipo de deportistas, desde boxeadores hasta gimnastas. Es divertido, exige concentración y tiene su propio ritmo natural. Hasta podría recordarle sus días de gloria en el patio del recreo, cuando al son de las rondas hacía gala de sus destrezas delante de sus amigos.

Saltar lazo es algo que puede hacerse prácticamente en cualquier parte y que no exige equipos complicados. Si necesita ayuda para comenzar, pídala a sus hijos, sus parientes o amigos. Es sorprendente ver cómo el salto del lazo ha prevalecido a través del tiempo a pesar de la profusión de tecnología que nos rodea. Lo único que necesitará será un lazo, algo de música y un poco de energía.

5. El *tap*, el *hip-hop* y la **contradanza:** Todas estas son formas aeróbicas de danza rebosantes de ritmo. Ellas no solamente mejorarán su estado físico sino que le iluminarán el rostro con una sonrisa. Tome clases, consiga un video o vincúlese a un grupo, ¡pero hágalo!

Cada vez que sale a colación el tema del *tap,* los pacientes suelen reaccionar diciendo: "Siempre he querido aprender a hacer eso". ¿Qué espera usted? Este es el momento. Además, si se matricula en clases solamente dos veces por semana, es bastante probable que cumpla con su compromiso y que pueda mantener una rutina constante.

PARA LOS MÁS AVANZADOS

1. **Deportes de competencia:** Los deportes como el tenis, el racquetball, el voleibol, las carreras o la gimnasia, exigen un alto nivel de coordinación y resistencia física. No son para las personas que apenas comienzan un programa de ejercicios. Sin embargo, si su estado físico es bueno, le servirán para elevar el nivel de su programa de danza debido a la fuerza, la resistencia, la agilidad y el equilibrio que requieren. Combinados con el ritmo, estos atributos se traducen en salud, además de satisfacción personal y disfrute. Consiga un entrenador o una pareja que le sirva de guía en el camino hacia sus metas.

2. **Artes marciales:** Las artes marciales provienen de una tradición mantenida durante siglos en la cual se combinan el movimiento y el ritmo. Entre ellas están el karate, el taekwondo, el *jujitsu* y el taichí simple, entre otras formas. Las artes marciales hacen énfasis en la conexión entre la mente y el cuerpo, y exigen concentración y conciencia en el movimiento.

Recuerdo cuando mi hijo Tim aprendió karate de Okinawa. La concentración, el equilibrio, la conciencia y el movimiento rítmico inculcados en la infancia se han reflejado en sus demás actividades de adolescente. Lo mismo que Tim, cuando usted aprenda las bases, podrá aplicarlas prácticamente a todos los deportes que exigen ritmo y movimiento.

La práctica de las artes marciales no implica necesariamente lucha o defensa. El taichí es una meditación con conciencia en el movimiento derivada de las prácticas antiguas de las artes marciales chinas y, no obstante, su propósito es promover la paz interior y la salud. Las culturas orientales han reconocido desde tiempo atrás la conexión entre un cuerpo fuerte y una mente fuerte y tranquila.

3. **Excursiones al aire libre:** Aunque las caminatas pueden significar un esfuerzo grande, especialmente en terreno escarpado, existen pocas actividades rítmicas tan útiles. La serenidad de los ambientes puros y la realización que se siente al descubrir paisajes distantes constituyen uno de los mayores placeres de la vida. Generalmente no es factible salir de excursión todos los días, pero vale la pena hacerlo de vez en cuando.

   Para mantenerse en forma y poder salir de excursión es necesario un programa de entrenamiento regular. No olvide unos zapatos fuertes. También recomiendo llevar un bastón especial para prevenir las caídas y las lesiones, y acondicionar el tronco al marchar.

4. **Entrenamiento a intervalos:** Una de las formas más difíciles de ejercicio, pero más gratificante para el cuerpo, es el entrenamiento a intervalos en el cual se alternan períodos de

ejercicio muy fuerte con períodos de ejercicio moderado. Al llevar la intensidad del ejercicio casi hasta el máximo durante intervalos cortos alternados con el esquema usual de ejercicio moderado, mejora ostensiblemente el grado de salud y estado físico.

Esta forma de entrenamiento puede hacerse como parte de cualquier programa de ejercicio, bien sea trote, natación, bicicleta o remo. Lo único que debe hacerse es añadir períodos cortos de ejercicio anaeróbico a intervalos. "Anaeróbico" significa que los músculos exigen más oxígeno del que el corazón o los pulmones les pueden aportar. Durante el ejercicio anaeróbico, los músculos acumulan ácido láctico y desarrollan un débito de oxígeno, el cual se debe pagar con un período de descanso y mayor respiración.

El entrenamiento a intervalos es solamente para las personas con buen estado físico. Si usted tiene inquietudes o dudas, consulte a su médico y trabaje con un entrenador personal que pueda darle pautas individualizadas.

5. **Formas difíciles de danza**: El *jitterbug*, la danza africana, las polcas, el *ballet,* la salsa y otras formas difíciles de danza proporcionan un alto grado de entretenimiento, pero son las que exigen el mayor esfuerzo. La mayoría de las comunidades ofrecen clases de algunas de estas formas de danza, y comprometerse con ellas es excelente para mantener la rutina y el programa de danza. Aunque su estado físico sea magnífico, no se sorprenda si una hora de danza de alto nivel lo deja extenuado y sudoroso. También lo dejará sintiéndose de maravilla.

La anterior lista de ejercicios de danza no es exhaustiva, pero le servirá de guía para pensar en toda una gama de posibilidades y para saber lo que debe tener en mente al tratar de frenar el proceso de envejecimiento y para desactivar su sistema inmune combinando el ritmo con el movimiento.

Si lo desea, puede inventar el programa de ejercicio perfecto para usted. Por ejemplo, uno de mis pacientes y sus amigos se dedican a lanzar *frisbee* en el jardín al ritmo pulsante de un reproductor de CD, lo que constituye un *ballet* de lanzamiento al estilo *hip-hop*. Otra paciente le sube el volumen a su equipo de sonido, se lanza a la piscina y marcha dentro del agua al ritmo de la música (un ejercicio mucho más fuerte que caminar en tierra). Hay otro paciente a quien le encanta hacer el salto del títere al compás de la música disco de los años 70 en su apartamento. Dice que es algo que lo hace feliz a él, a su corazón y a su sistema inmune. ¿Quién podría pedir más?

QUINTO PASO: AMAR

TODO EL MUNDO SUELE ENTUSIASMARSE cada vez que hablo de respirar, comer y dormir. Sin embargo, cuando hablo de amar, hay quienes se sienten incómodos. Me miran como diciendo: "¿Qué tiene el amor que ver con esto?" Como dice la canción de Tina Turner.

Pues tratándose de la salud, es mucho lo que el amor tiene que ver con ella. Por tanto, si por alguna razón le produce incomodidad el tema del amor, reflexione un momento. ¿Es el amor un tema que le resulta penoso o incómodo? ¿Ha perdido a un ser querido o el sentimiento de ser amado? ¿No cree en el poder del amor? ¿Alberga sentimientos de ira, preocupación o desesperación, o no tiene amor propio?

Si usted se siente así, lo mismo le sucede a su sistema inmune, y el sufrimiento podría estar destruyendo su salud. Su sistema inmune siente todo lo que usted siente. Por tanto, si está experimentando emociones de sosiego y cariño, él así lo percibe y responde de igual manera.

Cuando digo "amor" no me refiero necesariamente a una relación amorosa con otra persona. El amor es una sensación vasta e inconmensurable, es la emoción sobre la cual la humanidad ha escrito, ha hablado y se ha preocupado más durante toda su historia, y que se puede expresar de infinitas maneras.

El amor puede ser amor por la naturaleza. Puede ser la sensación de ser uno con el universo. Puede denotar la emoción cálida y trémula que se siente al hacer algo tan simple como observar el fuego acogedor de la chimenea en una mañana fría, o las sensaciones más complicadas que acompañan una relación nueva.

El amor es hermoso y universal. El amor es un sentimiento profundo de aprecio, comprensión, simpatía y empatía. Amar es apreciar la conexión, bien sea con la pareja, con un hijo, un progenitor, un amigo, una comunidad o la Madre Tierra.

El amor es el antídoto del odio, la ira, el miedo y la tristeza. Es difícil sentir esas emociones negativas cuando hay amor. Pero cuando las personas sienten emociones negativas, sus cuerpos también las perciben. El sistema inmune está particularmente sintonizado con nuestro estado emocional, lo cual significa que tanto las emociones positivas como las negativas ejercen un papel sobre nuestros patrones de salud.

La investigación científica confirma continuamente la asociación entre las emociones negativas y las condiciones patológicas y el envejecimiento. Por ejemplo, la hostilidad se ha asociado con la cardiopatía, incluso entre los jóvenes. Los resultados del estudio CARDIA (sigla que en inglés significa riesgo de desarrollo de enfermedad coronaria entre adultos jóvenes), el cual incluyó a 374 personas entre los dieciocho y los treinta años, demostraron que un alto nivel de hostilidad incrementaba casi diez veces el riesgo de la acumulación de una cantidad significativa de placa calcificada en las arterias coronarias (*JAMA*, mayo 17 de 2000). En este mismo estudio también se determinó que los sentimientos contrarios al amor, como la hostilidad, predecían el desarrollo de hipertensión más adelante (*JAMA*, octubre 22 de 2003).

Las personas joviales y cariñosas tienden a ser más sanas. Claro está que muchos han cuestionado esta clase de investigación, porque es totalmente posible que las personas sean más alegres precisamente *porque* son más sanas. Pero en una revisión de los estudios realizados durante los últimos diez años, el profesor Sheldon Cohen y la estudiante de posdoctorado Sarah Pressman, de la Universidad Carnegie Mellon, llegaron a la conclusión de que las emociones como el amor en efecto tienen relación estrecha con una buena salud y con la longevidad (*Psychological Bulletin* — Boletín de psicología, diciembre 12 de 2004).

Asimismo, Marc Cohen, profesor de medicina complementaria del Royal Institute of Technology, de Melbourne, anotó durante la conferencia de salud y envejecimiento realizada en 2005 en Brisbane, Australia, que "hay una base creciente de investigación que sugiere que mientras más amor experimentamos más larga es la vida y más protegidos estamos contra toda una serie de enfermedades degenerativas".

LA ACEPTACIÓN

Uno de los aspectos más importantes de la salud emocional es la aceptación, poder confiar en el mundo y aceptar el lugar que ocupamos en él.

Esto no es nada fácil. Son muchas las cosas que nos perturban, desde los sucesos del mundo hasta los problemas con los amigos y la familia. Sin embargo, es importante para la salud poder funcionar día a día sin dejarnos deprimir por las malas noticias, los sucesos del mundo o la política.

Mientras algunas personas pueden reaccionar ante una situación difícil con ira o ansiedad, otras pueden hacerlo de manera completamente diferente, aceptando la situación como otro de los tantos tropiezos que se presentan en la vida.

Es particularmente importante aprender a aceptar las cosas cuando se trata de la salud. Mientras me especializaba en oncología trabajé con un profesor que tenía una habilidad extraordinaria para predecir cuáles de los pacientes saldrían airosos de sus tratamientos para el cáncer y cuáles no.

Cuando le pregunté cómo lo hacía, me contestó que observaba sus actitudes. Los pacientes propensos a preocuparse por todos y cada uno de los detalles de la terapia y a analizar la posible causa de todos sus síntomas, exageraban los efectos secundarios de su tratamiento. Los pacientes que aceptaban más fácilmente su diagnóstico salían adelante sin contratiempos. Eso no necesariamente se traducía en mejores desenlaces a largo plazo, pero sí servía para predecir la forma como los pacientes tolerarían su terapia en el momento.

Otra de las piezas del rompecabezas de la aceptación y del amor es la paz interior. Independientemente de si esa actitud es producto de la fe, de una creencia espiritual o de un conocimiento profundo de sí mismo, sus frutos son abundantes.

Las personas que poseen esa clase de paz pueden manejar mejor el estrés que las que no. Por ejemplo, los estudios han demostrado que una creencia personal ayuda a reducir los efectos de la radioterapia para el cáncer (*Strahlentherapie und Onkologie,* mayo de 2006). Y en un estudio sobre artritis reumatoidea, una enfermedad autoinmune, los pacientes que experimentaban el amor de otros que oraban por ellos, mejoraron ostensiblemente durante el período de seguimiento de un año. El beneficio se observó únicamente cuando la persona que oraba estaba presente con el paciente durante la oración. La oración desde lejos (lo que se conoce como intercesión) al parecer no produjo beneficios. El sistema inmune tenía que sentir el amor en persona, por así decirlo (*Southern Medical Journal* — Revista médica del Sur, diciembre de 2000).

EL AMOR POR LA NATURALEZA

Quizás uno de los tipos más extraordinarios de amor es el asombro ante la naturaleza y las conexiones fascinantes existentes entre todas las facetas de la creación.

Precisamente hoy tuvimos aquí, en los Berkshires del oeste de Massachusetts, una tarde de verano de belleza indescriptible. La humedad y el calor se fueron acumulando durante el día hasta reventar en la tarde en un aguacero de una hora. Mi hija Brenna y yo nos quedamos embelesados en el porche observando el fenómeno de la lluvia. Las gotas menudas de agua caían del cielo, nutriendo con el líquido fresco y transparente el pasto, las plantas y los árboles, y formando arroyos para arrastrar el polvo y la basura y limpiar la tierra para finalmente correr hacia los ríos y el océano y nutrir allí las algas, los insectos y los peces en un ciclo tan perfectamente complejo y a la vez tan simple que es un verdadero milagro. Es el agua que cae del cielo.

Algunas veces pareciera como si la diversidad de la vida fuera como la filigrana de una fuga musical. Así como Johann Sebastian Bach modificaba un solo motivo en cientos de formas diferentes para producir una creación orquestal sorprendente, así también es la vida. Reconocemos un motivo y después una multitud de variaciones sobre el mismo tema. Vemos una golondrina pero después reconocemos que hay decenas de variedades de golondrinas, cada una con un pico, un ala, un canto, un ojo y un nicho donde vivir ligeramente diferentes.

Ese mismo patrón se repite infinidad de veces para toda la diversidad de la vida en el planeta. Este mundo nuestro es increíble y complejo, sobrecogedor y hermoso. ¿Cómo no sentir amor por la naturaleza? Y cuando lo sentimos, le hacemos saber al sistema inmune que todo está en orden, todo está bien, en calma y tranquilo.

EL AMOR INTERPERSONAL

Si no es en esta admiración por la naturaleza donde está su fuente de amor, quizás esté en otro ser humano.

¿Recuerda aquella película con Charlton Heston titulada *El hombre Omega?* La historia ocurría después de que la población del mundo había sido destruida por la guerra biológica. El personaje de Heston aparentemente era el único sobreviviente porque había recibido una vacuna experimental, y de ahí el título del hombre Omega.

Durante un tiempo disfrutó su soledad, conduciendo distintos automóviles, viendo películas, disfrutando toda clase de comidas. Pero lo que descubre —cuando no está luchando contra los fantasmas y otros horrores del Apocalipsis— es que realmente desea a otra persona con quien compartir su existencia. ¿De qué sirve una larga vida sin compañía alguna?

Hay innumerables formas de sentir amor estando con otra persona: al ver su sonrisa, al recordar sus distintas maneras de manifestar su amor, ya sea con un beso, una caricia o una mirada de adiós.

El amor interpersonal sana. Los amantes viven más tiempo. Una encuesta realizada por los centros de control de las enfermedades (diciembre de 2004), con más de 120 000 adultos, determinó que las personas casadas tienden a tener mejor salud que las solteras y son menos propensas a fumar, beber o ser sedentarias. Aunque esto no es válido para todos los matrimonios (y ciertamente el hecho de estar casado no siempre implica la presencia del amor), hay una tendencia clara hacia unos patrones de mejor salud, longevidad y cuidado entre quienes tienen una pareja.

La doctora Linda Gallo, PhD., publicó en el número de septiembre de 2003 de *Health Psychology* (Psicología de la Salud), los resultados de un estudio con 490 mujeres. Según esos resultados, las mujeres

NO OLVIDE AMARSE A USTED MISMO

Esta es otra reflexión sobre el amor: es necesario amarse a sí mismo. Sin embargo, esta forma de amor suele ser muy escasa. Muchas personas sienten que no merecen ser amadas, ni por los demás, ni por sí mismas.

Cortemos esa idea de tajo. Aunque es fácil culparse, no hay que olvidar que todos enfrentamos las mismas dificultades y debilidades. Ser humanos es ser imperfectos. También tenemos en común muchas emociones y deseos: deseamos ser felices, ser amados y amar a los demás. Cuando nos damos cuenta de que todos estamos en la misma situación, es más fácil sentir compasión hacia los demás y hacia nosotros mismos.

Si las personas se dieran cuenta de que el amor propio mejora la salud, harían un mayor esfuerzo por convertirse en su propio mejor amigo.

que sostenían una relación satisfactoria (ya fueran casadas o no) tenían niveles más bajos de tensión arterial, colesterol e índice de masa corporal en comparación con las que no.

Por otra parte, las personas que han sufrido en sus relaciones no solamente sufren emocionalmente. La ciencia médica ha demostrado la existencia del corazón roto; es lo que se ha llamado "miocardiopatía por estrés". En un estudio publicado en *New England Journal of Medicine* (febrero de 2005), se observó una disfunción cardíaca severa en diecinueve pacientes quienes habían vivido un estrés emocional súbito o se les había roto el corazón. Entre los síntomas estuvieron el dolor en región precordial, signos electrocardiográficos semejantes a los del infarto, dificultad para respirar y hasta insuficiencia cardíaca.

Lo interesante es que las biopsias revelaron que el sistema inmune de estos pacientes había atacado al corazón (los macrófagos se habían infiltrado en el músculo cardíaco provocando caos y destrucción). Sin embargo, se determinó que ese daño era reversible pues, con el tiempo, el sistema inmune retiró sus tropas y la función cardíaca regresó a la normalidad.

También se ha demostrado que vivir en una relación de buena calidad protege al corazón. En un grupo de 393 mujeres, del estudio de salud de las mujeres (Health Women Study), se observó que una relación de alta calidad al parecer protegía contra la enfermedad coronaria (*Psychosomatic Medicine*, noviembre-diciembre de 2003).

La conexión social mejora la salud y la longevidad, mientras que el aislamiento social incrementa la mortalidad. Un estudio con 2575 adultos de más de sesenta y cinco años publicado en la revista *Epidemiology* (septiembre de 1997) reveló una mayor mortalidad entre quienes habían tenido pocos contactos sociales durante un período de tres años, en comparación con quienes habían tenido una conexión social más frecuente y plena. La supervivencia mejoró y la mortalidad disminuyó cuando las personas incrementaron el número de contactos sociales, llegando a niveles comparables con los de las personas muy sociables.

Marcia, una de mis pacientes, es el ejemplo perfecto del efecto del amor sobre la salud. Marcia libra una batalla contra el sobrepeso, la hipertensión, el colesterol y su escaso amor propio. Todos estos indicadores van de la mano con la vida amorosa de Marcia.

Marcia pasa de los cuarenta, no se ha casado, y tiene a su cargo a sus padres ancianos. Básicamente sacrificó su vida por cumplir con ese deber y relegó a un segundo plano el trabajo, la posibilidad de tener su propia familia, y sus relaciones. Esto ha hecho que Marcia no logre mantener relaciones amorosas duraderas.

Aunque ha tenido varias relaciones, estas no duran. Aun así, durante las primeras semanas del romance, cuando se enamora, los signos físicos cambian de manera impresionante y previsible. Marcia pierde peso inmediatamente y es como si los kilos se desvanecieran. Llega a mi consultorio con paso ligero, sonriente y animada. Su presión arterial desciende y los exámenes de sangre mejoran: bajan el colesterol, los triglicéridos y la PCR. El sistema inmune está tan enamorado como ella.

Pero todos los problemas de salud de Marcia reaparecen cuando la relación termina.

¿CUÁNTO AMOR CABE EN UN DÍA?

Hay personas que pueden pasar una tarde, una semana o un mes sin experimentar amor. Pero la experiencia del amor debe ser cosa de todos los días.

Muchas personas se levantan de la cama, beben su taza de café, responden decenas de mensajes de correo, leen el periódico, salen corriendo para el trabajo, soportan los atascos del tráfico, llegan corriendo a la oficina, resuelven todos los problemas que les llegan, devoran su almuerzo en minutos, pasan la tarde en reuniones, salen corriendo para la casa, comen a toda velocidad, responden más mensajes, ven las noticias y finalmente se van a dormir.

¿Y qué pasó con el amor? Las personas recuerdan que deben cepillarse los dientes; ¿por qué no recuerdan que deben experimentar un poco de amor?

No creo que nadie haya dejado de tener aunque sea una vivencia breve de amor en la vida. No es necesario enseñar a amar sino que más bien es cuestión de recordarles a las personas que deben sentir el amor, porque la mayoría de nosotros no lo sentimos en la medida en que deberíamos.

A pesar de todo lo que sabemos sobre el amor y lo bueno que es, nuestra sociedad no le atribuye el valor que merece. Estoy convencido de que todos nos beneficiaríamos enormemente si el valor no fuera solamente sinónimo de dinero. ¿No sería maravilloso si en lugar de pensar en el patrimonio económico de una persona pensáramos en su patrimonio de compasión?

En Bután, un pequeño país de Asia, el gobierno no dedica mucho tiempo a preocuparse por el producto interno bruto. Allá se habla de felicidad nacional bruta. Esa es su moneda, la felicidad. Significa para ellos más que el dinero.

Esa es una de las razones por las cuales Bután permite el ingreso al país solamente de un número limitado de turistas. No desean que la forma de pensar occidental contamine a su pueblo.

Es interesante, aunque no sorprendente, que las principales causas de muerte en Bután no son las mismas que vemos en los Estados Unidos, es decir, el cáncer, la enfermedad coronaria y la enfermedad de Alzheimer. Allí matan las enfermedades virales y bacterianas de las vías respiratorias y la piel, y las infecciones por parásitos como la malaria. Lo mismo que los Estados Unidos hace cien años, Bután necesita beneficiarse de los avances contra las enfermedades infecciosas. Es fácil imaginar lo que harían en pro del envejecimiento y la longevidad los avances de la medicina moderna combinados con la actitud de felicidad de ese país. ¿Recuerda a Shangri-la, la tierra mítica de *El Horizonte perdido,* donde los ciudadanos vivían felices para siempre? Quedaba cerca de Bután, en los Himalayas; quizás el autor sabía algo que nosotros desconocemos.

Como médico, una de las cosas que más formulo es amor; lo llamo la vitamina L*. Mis pacientes a veces tienen demasiado —dinero, libertad, buen trabajo, casas preciosas—, pero carecen del activo más importante: el amor. Por esa razón viven ansiosos, tristes o hasta furiosos.

Mi fórmula para usted es la vitamina L. Claro que una cosa es decirlo y otra muy distinta es poder encontrar el tipo de amor que más se desea. Es por eso que proporcionamos unos ejercicios fáciles que les ayudan a los pacientes (y que le pueden ayudar a usted) a encontrar amor en la vida prácticamente en todas partes y en todo momento. Recuerde que no necesita una relación romántica porque hay posibilidades de amar ocultas por todas partes. Quizás pueda disfrutar un paseo alrededor de un lago en una mañana de primavera, salir a montar en bicicleta por el campo o beber una taza de café con un buen amigo. Uno de mis pacientes de Manhattan dedica todos los días unos minutos a ver jugar a los cachorros en la guardería canina de la localidad. ¿Cómo sentir presión y prisa después de ver a los cachorros divertirse a mares?

El punto de este capítulo no es convertirlo en una persona amorosa en diez minutos. Se necesita toda una vida de dedicación al tema para permanecer en el amor. Pero siempre podemos mejorar nuestras destrezas para amar. Podemos descubrir en nuestro interior ese amor que llevamos guardado; en el peor de los casos, podemos dejar de ser personas sin amor para comenzar a sentir al menos un poco.

---

* Por la inicial en inglés de la palabra amor, *love.* (*N. del E.*)

ACTÚE: AME

¿Realmente necesita aprender lo que es el amor? Lo dudo. Todos llegamos al mundo con el amor incorporado pero, por un sinnúmero de razones, terminamos olvidándonos de él, prefiriendo el olvido, o perdiendo la práctica.

Yo digo que, lo mismo que sucede con la respiración, la gente tiende a no ver o a negar que el amor es un agente poderoso de salud y sanación. Es probable que usted haya renunciado al amor, o haya sufrido a causa de él, o lo tenga en su vida pero se abstenga de comunicarlo, fortalecerlo o compartirlo.

Pero aunque se haya atrofiado el amor, es posible revivirlo y renovarlo, siempre y cuando exista el deseo de restablecerlo. Los siguientes son ejercicios y técnicas que le servirán para recordar cómo amar y para fortalecer el amor que ya posee. Con la práctica y la atención consciente, usted podrá mejorar y reconocer que es más fácil sentir y mostrar amor.

Lo importante es hacer algo. No lo deje para mañana. Actúe ya mismo.

1. **Piense en la terapia:** Si se siente vacío de amor, una vía para recuperarlo es la psicoterapia. Personalmente recomiendo la terapia cognitiva conductual, un modelo muy útil, en mi opinión, para trabajar problemas psicológicos e interpersonales específicos. En realidad sirve para ayudar a la gente a comenzar a experimentar el amor.

   La palabra "cognitiva" se refiere al pensamiento, esta clase de terapia ayuda a la gente a cambiar su forma de pensar. Por ejemplo, muchos de nosotros tenemos pensamientos negativos recurrentes, los cuales nos impiden sentir el amor. Podemos pensar cosas como, "soy una mala persona", "el mundo es terrible", o "siempre cargo con la culpa". Esos pensamientos son generalizaciones erradas que impiden experimentar el amor.

La terapia cognitiva conductual ayuda a las personas a analizar y deshacer esos pensamientos obstructivos a fin de cambiar su forma de ver la vida. Al pasar de un patrón negativo de pensamiento a uno más exacto y positivo, es posible abrirle espacio al amor.

Así comienza el proceso y, con la práctica, casi todo el mundo puede aprender a cambiar su forma de pensar a fin de acoger y fomentar el amor y la compasión.

Hay muchas otras soluciones terapéuticas excelentes, desde la psiquiatría freudiana corriente hasta la terapia de aullidos primitivos. No importa cuál elija, comience ya mismo.

2. **Hable:** Dígale a alguien que lo ama o la ama. En medio de la rutina diaria nos olvidamos de que nadie es capaz de leer la mente. Si no expresamos lo que sentimos, quizás nadie se entere jamás. Todos debemos comunicarnos y hacer saber a los demás lo que sucede en nuestro corazón.

   Además, cuando diga "te amo", es casi seguro que recibirá una expresión de amor a cambio. Un intercambio de "te amo" y "yo también te amo" puede ser mejor para la salud que cualquier suplemento o medicamento.

3. **Consiga una mascota:** Hay muchos estudios que han demostrado los enormes beneficios que una mascota tiene para la salud. Los dueños de mascotas generalmente son más alegres,

tienen una presión arterial más baja, menos incidencia de enfermedad coronaria, niveles más bajos de colesterol y una mejor función inmune, para mencionar solamente algunos de los beneficios. Tener una mascota, especialmente durante la infancia, al parecer también reduce el riesgo de desarrollar alergias y asma.

4. **Lleve un diario de amor:** Muchas veces dejamos pasar los momentos de amor sin comentario y, a veces, sin siquiera notarlos. Muchas personas llevan diarios pero por lo general escriben solamente cuando las cosas andan mal. Uno de mis pacientes dice que casi todas sus anotaciones en su larga serie de diarios comienza con las palabras "y justo cuando pensaba que las cosas ya no podían empeorar".

   No importa cómo o dónde lo haga, bien sea que prefiera escribir a mano en un libro negro bellamente empastado o escribir en la computadora, conviene llevar un diario de todos los "incidentes de amor" que se crucen en su camino. Podría ser cualquier cosa, desde las palabras cariñosas de su cónyuge, hasta el ronroneo del gato, desde el cumplido de un extraño hasta un homenaje deliberado en el trabajo, o sencillamente ese momento íntimo en el cual se estremece al posar la vista en el jardín y ver tan extraordinaria belleza.

   Tomar nota de esos momentos le servirá para sostenerse cuando se sienta privado de amor. Cuando comience a anotarlos quizás descubra que son más frecuentes de lo que imaginaba.

5. **Recordatorios de amor:** Seguramente pega notas en la puerta para no olvidar comprar algo en el supermercado, o pega

notas en la nevera para no olvidar una cita médica. Piense en hacer algo parecido con el amor. Obséquiese un recordatorio diario de amor. Personalmente, cuando enciendo mi computadora en las mañanas no deseo ver las noticias. Aunque los sucesos de actualidad son importantes, ¿no sería maravilloso que lo primero que recibiera fuera un mensaje de amor?

Ponga su computadora a pasar continuamente sus fotos predilectas que le recuerden momentos de amor. Envíe a sus seres queridos un mensaje todos los días recordándoles cuánto le importan; fomente una respuesta para mantener vivo el amor. Ingrese avisos en su calendario electrónico para recordar que es amado y para compartir el amor con alguien más. Envíe esos recordatorios todos los días, todas las semanas o todos los meses.

6. **Lea un libro:** La lectura puede ser sobre cualquier tema: una aventura emocionante, una novela de suspenso o un viaje que induzca a soñar. En el contexto del amor, los libros sobre el tema pueden ser una fuente maravillosa de enseñanzas sobre cómo cultivarlo.

Personalmente me encantan los libros que contienen mensajes que inspiran el amor, especialmente pasajes concisos con mensajes fáciles de extraer. Quizás usted encuentre un párrafo, una frase, o unas pocas palabras que pueda utilizar como mantra, un pasaje inspirador que le ayude a iniciar el día desde una perspectiva más positiva.

El libro que tengo en este momento en mi mesa de noche es *El arte de la felicidad: un manual para la vida* del Dalai Lama, y está repleto de afirmaciones inspiradoras. Entre otros libros que le ayudarán a comprender el amor están *El hombre en busca de sentido,* de Victor Frankl; *On Caring,* de Milton Mayeroff; *Peace is Every Step,* de Thich Nhat Hanh; *El profeta,* de Kahlil Gibran; *What Happy People Know,* de Dan Baker; y *Love is the Killer App,* de Tim Sanders.

Los libros no tienen que ser historias de la vida real. Algunas novelas de ficción pueden ser una introducción maravillosa al amor. Piense en algunas de las grandes novelas de todos los tiempos como *Ana Karenina* o éxitos recientes como *Cold Mountain.*

Una de las mejores cosas que tienen los libros es que se dejan leer en cualquier momento y lugar, y se pueden leer una y otra vez. ¡Eso es amor!

7. **Vea una película:** También las películas pueden abrir una ventana a la compasión. Por ejemplo, en las universidades y en los seminarios se muestra la comedia *Groundhog Day* (Hechizo en el tiempo), producida en 1993, como lección de empatía. El personaje principal, un meteorólogo engreído, tiene que vivir el mismo día una y otra vez hasta que logra finalmente sentir algo por otra persona distinta a él.

Una de mis películas predilectas es *Hook* (El Capitá Garfio), la continuación de *Peter Pan* en la versión de Hollywood. En ella, Peter Pan regresa a las raíces de su infancia después de haber crecido y olvidado cómo volar. Logra volar nuevamente tras recordar el secreto: pensar en algún objeto de su amor. Pensó en sus hijos y en un abrir y cerrar de ojos se elevó por los aires con la mayor facilidad.

Otras películas que enseñan lecciones de amor son *Moonstruck* (Hechizo de luna), *The Joy Luck Club* (El club de la buena estrella), *Driving Miss Daisy* (Paseando a Miss Daisy),

Good Will Hunting (En busca del destino) y *Brokeback Mountain* (Secreto en la montaña), entre centenares más. Mientras haya amor, Hollywood no dejará de hacer películas sobre el tema.

8. **Utilice un mantra de amor:** Un mantra de amor es una palabra o una frase que se repite mentalmente para recordar la conexión entre los seres humanos y la compasión. Una de mis pacientes se conmovió hasta tal punto con la historia de Bután que su mantra es "la compasión es la moneda".

   Cuando alguien diga o haga algo que nos enfurezca, en lugar de sentir ira podemos repetir nuestro mantra de amor. Algunas personas recurren a la frase bíblica, "poner la otra mejilla"; otras repiten, "todos somos uno". Otra frase muy utilizada es el título de la canción de los Beatles, "lo único que necesitas es amor".

9. **Inhale amor:** En el paso sobre la respiración me referí a la exhalación y la meseta de la exhalación. Cuando hablo de inhalar amor, me refiero a la respiración profunda. Al momento de inhalar, repita mentalmente: "Me encanta inhalar". Al exhalar, repita: "Me encanta exhalar". Con la repetición, este ejercicio sencillo se convierte en un mantra de amor: "Amo a toda hora" y "amo la vida".

   Tal como se mencionó, a las personas se les olvida lo maravilloso que es respirar. Imagine si tuviera que luchar para poder respirar a cada segundo, como les sucede a las personas con trastornos de la respiración. Respirar es la alegría más simple pero más profunda de la vida y, aun así, la damos por sentada. Respire. Aprecie. Viva. Ame.

10. **Aspire el perfume de las rosas:** Los pequeños detalles de la vida merecen ser reconocidos. La maravilla de la vida está en los detalles, en los detalles de esos detalles: las flores con sus partes delicadas y especializadas, diseñadas para atraer a los insectos y facilitar la polinización; las hojas con sus poros microscópicos a través de los cuales la planta toma el bióxido de carbono y entrega oxígeno. La brisa fresca que nos acaricia el rostro es un milagro en sí misma, ¿cómo sería si el aire estuviera siempre quieto? No olvide la belleza del sol cuando se pone al atardecer o sale al amanecer. Todos los días traen consigo infinidad de oportunidades para sentir amor. Haga una lista de los detalles que da por sentados y verá cómo le vienen a la mente cientos de ellos.

11. **Sea creativo:** Busque formas interesantes de repartir amor. Por ejemplo, conozco a un médico de Manhattan que deja dinero en las plataformas del tren subterráneo. Eso hace que su entrada al subterráneo sea más interesante y significa que alguna persona quedará gratamente sorprendida ese día.

    En ese mismo sentido, mi esposa Siobhan y yo teníamos nuestro sendero predilecto para caminar en las White Mountains de New Hampshire. Nos encantaban las rocas enormes que lo rodeaban; al observarlas, veíamos miles de agujeros llenos de plantas y musgos. Siempre decíamos en broma que eran las casas de los duendes. Entonces un día compramos unos duendes de porcelana en miniatura y los pusimos dentro de algunos de los agujeros para que alguien tuviera una sorpresa algún día.

12. **Ingrese a un grupo de apoyo:** La abundancia de estudios sobre los grupos de apoyo demuestra que estos pueden ejer-

cer un impacto positivo sobre la evolución de la terapia para el cáncer y del tratamiento para enfermedades autoinmunes como el sida. Las personas que participan en los grupos de apoyo presentan menos complicaciones y efectos secundarios, y toleran mejor su tratamiento que los demás pacientes.

No es necesario sufrir de una enfermedad para brindar apoyo. Lo único que hay que hacer es abrirse y estar disponible para ayudar a los demás. En efecto, los grupos de apoyo no son solamente para los enfermos y para quienes viven un duelo. Hay grupos de apoyo prácticamente para todo, desde el trastorno afectivo estacional hasta la obsesión por comprar compulsivamente. Independientemente de cuál sea su problema de desamor, siempre habrá personas en su misma situación. Juntos podrán ser más fuertes que solos.

13. **Conviértase en defensor:** Si tiene una motivación fuerte por el medio ambiente, los animales o la política, por ejemplo, comunique sus ideas al mundo. Todos comprendemos el compromiso en el contexto de las relaciones interpersonales, pero a veces podemos dar lo mejor de nosotros mismos al comprometernos a amar otra cosa que no sea un persona.

Ciertamente no faltan problemas importantes de los cuales podríamos ser defensores todos y cada uno de nosotros. También es posible que, trabajando por una causa, usted encuentre a su alma gemela con quien compartir el amor.

Asimismo, ofrecerse para ayudar a otros es una de las expresiones más poderosas del amor. Si la compasión es la nueva riqueza, entonces la oportunidad de ayudar a otros es la nueva moneda. Lo que se va siempre regresa. Quienes se dedican a ayudar a los demás siempre encontrarán amigos cuando los necesiten.

SEXTO PASO: TRANQUILIZAR

COMO USTED BIEN SABE, EL SISTEMA INMUNE ha evolucionado para protegernos y defendernos de un mundo sembrado de peligros. Si viviéramos en una burbuja, o si la vida tuviera lugar en una utopía sin gérmenes, no tendríamos necesidad del sistema inmune. Sin embargo, afuera hay una jungla llena de ecosistemas completos de criaturas cuya existencia depende de su capacidad para hacernos daño. El entorno de todos los días es peligroso, y mientras más amenazador, mayor es la actividad de nuestro sistema inmune.

Este capítulo trata sobre la manera de ayudar al sistema inmune creando un mundo externo tan tranquilo y sano como sea posible. Si su entorno es calmado y propicio, el sistema inmune podrá bajar un tanto la guardia.

El útero es un buen ejemplo de ese entorno. En el interior del útero sano el ambiente es acogedor, tranquilo y libre de amenazas. Un colchón suave de líquido amniótico protege y rodea al feto en desarrollo. Todos los choques, los golpes y los aumentos de presión se amortiguan o desaparecen. La temperatura es constante. La placenta proporciona una flujo permanente de oxígeno y nutrientes provechosos. Las hormonas relajantes como la progesterona y la oxitocina bañan el cerebro y el sistema inmune de la madre, creando una sensación de amor y paz en su interior.

El resultado es que el bebé nace con un sistema inmune subdesarrollado. Tal como se mencionó anteriormente, deben pasar al menos tres meses después del nacimiento para que comience a funcionar bien por su cuenta, sin la ayuda de la inmunidad pasiva proporcionada por los anticuerpos de la madre.

Sin embargo, la situación cambia si durante el embarazo se presentan complicaciones. Un trauma, un parto prematuro, una hemorragia o un problema de placenta pueden perturbar la tranquilidad del medio uterino. La investigación ha demostrado que los embarazos complicados representan un riesgo mucho mayor no solamente para la madre sino también para el bebé, el cual por lo general nace más pequeño de lo normal, con un sistema inmune hiperactivo. En efecto, uno de los factores para predecir la hiperactividad del sistema inmune en la edad adulta es haber experimentado una gestación difícil.

Los investigadores del estudio familiar MIDSPAN de la Universidad de Glasgow demostraron que hay una relación inversa entre los niveles de PCR en la edad adulta y el peso al nacer. En otras palabras, mientras más bajo el peso al nacer, más elevado el nivel de PCR más adelante en la vida.

En efecto, los niveles de PCR se elevan cerca de un 10 por ciento por cada 0.9 kilos por debajo de los 4.3 kilos de peso normal. Los nacidos con 3.4 kilos de peso tuvieron niveles de PCR un 10 por ciento por encima de lo normal, mientras que los nacidos de 2.5 kilos tuvieron una elevación del 20 por ciento por encima del nivel de quienes pesaron 4.3 kilos al nacer.

Quizás haya oído historias de niños que deben vivir en burbujas protectoras. Algunos trastornos extraños como la enfermedad de inmunodeficiencia severa combinada (SCID por su sigla en inglés) impiden que estos niños desarrollen un sistema inmune funcional; son totalmente vulnerables a cualquiera de los miles de gérmenes del ambiente. Su única probabilidad de sobrevivir es evitar todo contacto con el mundo exterior hasta que se les pueda hacer un transplante de médula ósea que los salve.

Por suerte, la mayoría de los seres humanos no tenemos que vivir dentro de una burbuja, pero sí podemos beneficiarnos de controlar nuestro ambiente externo, el cual debe ser lo más tranquilo y tan libre como sea posible de estrés, de amenazas infecciosas y de toxinas. De esa manera podremos calmar nuestro sistema inmune, reducir su activación y desacelerar el envejecimiento.

LA CASA

Puesto que usted pasa la mayor parte de tiempo en su casa, conviértala en un refugio de paz y tranquilidad. Siempre debe sentirse "en casa" en su casa.

Cuando pienso en un hogar alegre y acogedor, pienso en la casa de Bilbo Baggins en *El señor de los anillos*. Es la casa perfecta para el hobbit que la habita, con sus puertas redondas, los techos bajos, la chimenea chispeante, las verduras que cuelgan del techo, la pesada mesa de madera, las butacas tamaño hobbit y el piso desgastado pero bonito. La casa de Bilbo reflejaba un feng shui excelente. Se ve tan acogedora, cálida y segura, que sé que podría vivir en una casa así, bueno, si fuera hobbit.

Es así como usted debe sentir su hogar.

Su casa no tiene que ser inmensa, lujosa ni llena de cosas; sencillamente debe sentirse como un verdadero hogar. Seguramente ha oído hablar del programa de televisión *Cambio extremo: edición casa,* en el cual los constructores remodelan por completo una casa. La mejor parte de la remodelación está en los toques especiales que crean a fin de que cada casa tenga un toque propio y significativo para sus dueños.

Imprima paz a su hogar con cuadros alegres, colores relajantes y sillas cómodas.

La iluminación también es importante. La luz natural debe poder penetrar en la casa para aportar el espectro completo que ni la luz incandescente ni la fluorescente pueden proporcionar (también puede comprar bombillas de espectro completo, las cuales ofrecen una gama más rica de luz y reemplazan las bombillas incandescentes corrientes). Y así como es importante oscurecer la alcoba lo más posible durante la noche, durante el día debe permitir el paso de tanta luz como sea posible y mantener abiertas las ventanas para que penetre el aire puro.

EL CONTACTO

El contacto físico con otros seres humanos es algo que solemos olvidar cuando hablamos del bienestar. Sin embargo, el contacto afianza los lazos entre la madre y el hijo, el esposo y la esposa, y entre los amigos. Cuando conocemos por primera vez a una persona, el instinto nos lleva a estrecharle la mano. El sistema inmune responde al contacto porque transmite un mensaje de paz, de tranquilidad y de relajación.

No somos solamente los seres humanos quienes encontramos bienestar en el contacto social. Basta con ir a cualquier zoológico para observar el contacto físico en muchas especies de animales. Por ejemplo, los chimpancés se asean constantemente entre sí, quitándose piojos y liendres, o sencillamente cepillándose y peinándose con los dedos. Esta interacción social es un aspecto crucial del desarrollo y la comunicación para el sistema inmune de los chimpancés. El mono perteneciente a un grupo social tiene un sistema inmune mucho más sano que el que ha sido aislado.

El contacto físico es uno de los mejores medios para fomentar el sentido de comunidad y sosiego calmante para el sistema inmune. Hay muchas formas de establecer ese contacto, y una de ellas es una de las tantas variedades de masajes. Por ejemplo, en Canyon Ranch ofrecemos más de veinte tipos diferentes de masajes: ayurvédico, sacrocraneal, de los tejidos profundos, Lomi Lomi hawaiano, el masaje con piedras calientes, *Jin Shin Jyutsu*, miofacial, neuromuscular, el de polaridad, reflexología, *shiatsu*, masaje sueco, *watsu* y el balance cero.

La investigación ha demostrado que el masaje mejora la actividad de las células asesinas naturales (en febrero de 1996 apareció en el *International Journal of Neuroscience* un estudio realizado por la facultad de medicina de Miami, el cual revelaba un aumento significativo del número y la actividad de las células asesinas naturales al cabo de un mes de masajes diarios). Tal como se mencionó anteriormente, las células asesinas naturales participan en la destrucción de las células cancerosas, de las mutaciones del ADN y de las células infectadas con virus u otros trastornos del sistema inmune, desde el VIH hasta el lupus y la artritis reumatoidea. Es importante que las células asesinas naturales prosperen en el cuerpo y eso es algo que puede lograrse mediante el masaje.

Otra forma de contacto terapéutico es la sanación. Quienes practican el contacto sanador son por lo general las enfermeras que muestran compasión, cariño y pensamientos sanadores, los cuales canalizan a través de un contacto suave. Muchos de estos sanadores se valen del sistema de los chakras, una forma de medicina oriental en la cual intervienen los canales de la energía, a fin de guiar su contacto terapéutico.

Según los estudios, los pacientes sometidos a terapia de contacto sanador experimentan mejoría del dolor, la ansiedad, la depresión y el bienestar general. El contacto terapéutico también se utiliza en las salacunas para tranquilizar a los recién nacidos irritables.

Hay otra forma de contacto terapéutico excelente para el sistema inmune: la sexualidad. La investigación ha demostrado que la excitación sexual aumenta el número de células asesinas naturales en la sangre (*NeuroImmunoModulation* – NeuroInmunoModulación 2004). En un estudio con cerca de treinta mil hombres (publicado en *JAMA*, abril de 2004), se determinó que la frecuencia de la eyaculación era proporcional a un menor riesgo de cáncer de próstata: se determinó que el riesgo de desarrollar este cáncer era menor entre los hombres que reportaron más de veintiuna eyaculaciones en el mes. Aunque no se identificó claramente la razón de esta asociación, es posible que la eyaculación frecuente reduzca la probabilidad de infecciones crónicas de la próstata que pudieran producir cáncer.

En Suecia, los científicos demostraron que los hombres que dejaban de tener relaciones sexuales morían antes que los que continuaban con su actividad. Un grupo de investigadores de Carolina del Norte también determinó que los hombres que tenían mayor actividad sexual tendían a vivir más tiempo. Hay un estudio que puede explicar en parte este fenómeno: en la Universidad Wilkes de Pennsylvania, los científicos hicieron una encuesta sobre la vida sexual de los estudiantes y evaluaron los niveles de inmunoglobulina A, otro indicador de la fortaleza del sistema inmune. Los estudiantes que reportaron uno o dos encuentros sexuales por semana tenían un 30 por ciento más de este anticuerpo protector que los célibes.

EL OLFATO

Otra forma de apaciguar al sistema inmune es a través del olfato.

Los aromas ejercen un impacto poderoso sobre el sistema inmune. En términos anatómicos, la nariz es la conexión más cercana entre el cerebro y el entorno; la lámina cribiforme, el hueso que separa al cerebro de la nariz, es el hueso más delgado de la base del cráneo y el que más fácilmente se rompe.

El nervio olfatorio, encargado de llevar los olores desde la nariz hasta el cerebro, viaja directamente a través de la lámina cribiforme. No hay otra forma más rápida de transmitir información al cerebro que a través del olfato.

La importancia del olfato probablemente proviene de las necesidades evolutivas de nuestros ancestros, cuya misma supervivencia dependía de ese sentido pues debían poder localizar el alimento y determinar si era seguro mediante el olfato. En la actualidad, la mayoría de los animales tiene un sentido del olfato mucho más desarrollado que el de los humanos. Los perros entrenados para seguir rastros, como los sabuesos, pueden detectar el olor de una persona con sólo oler unas pocas descamaciones de la piel. Hoy se utilizan perros en el campo de la salud para detectar cuándo está a punto de sufrir un paciente un ataque de epilepsia, oliendo el cambio de la química corporal; tal parece también que los perros son capaces de oler el cáncer.

Mientras nuestro mundo de los olores es equivalente a un televisor de baja resolución en blanco y negro, el mundo del olfato de los animales es como una película en Technicolor.

La investigación ha demostrado que los aromas pueden inducir relajación y mejorar el estado anímico. La aromaterapia o el uso de los olores para sanar se utiliza en el mundo entero para tratar una serie de condiciones psicológicas como la depresión, el estrés, el insomnio, la ansiedad y la dependencia de los fármacos y de la nicotina.

La investigación científica sugiere que los distintos aromas tienen efectos diferentes, algunos calmantes y otros excitantes, y que dichos efectos son diferentes en los hombres y las mujeres. La lavanda, ligeramente sedante para los hombres, estimula a las mujeres (*Chronobiology International* — Cronobiología internacional, 2005).

Hasta los bebés prematuros responden a los aromas agradables. Se observó un 36 por ciento menos de episodios de apnea (retención de la respiración) entre los bebés prematuros de las incubadoras de los hospitales cuando se utilizó un aroma agradable (*Pediatrics*, enero de 2005).

Puesto que el sentido del olfato ha sido tan importante para la evolución de la raza humana al alertarnos ante la amenaza del humo, el alimento podrido o los venenos (y también sobre posibles parejas y otras cosas buenas), todavía continúa siendo un medio vital para avisarle al sistema inmune cuándo reaccionar o calmarse.

EL SONIDO

Otro de los sentidos que puede calmar al sistema inmune es el oído.

El sonido se puede utilizar de muchas maneras para efectos terapéuticos —tocar u oír música, cantar, tararear, tocar el gong— y la investigación demuestra que estos sonidos ejercen un efecto positivo sobre el sistema inmune. Por ejemplo, en un estudio en el cual se expuso a unos ratones con cáncer a cinco horas de música, la respuesta antitumoral fue mejor que en los ratones que no se expusieron al efecto de la música (*Life Sciences* — Ciencias de la vida, julio de 2002).

También se ha demostrado a nivel de la sangre humana que la música reduce las citocinas activadoras del sistema inmune, entre ellas la interleucina 6, y a la vez eleva las endorfinas, unas sustancias parecidas a la morfina fabricadas por el cerebro y por el sistema inmune (*Medical Science Monitor* — Monitor de la ciencia médica, junio 10 de 2004).

Es interesante señalar que el sistema inmune de las personas con pérdida auditiva es más activo que el de las personas con audición normal. El hecho de no oír bien produce estrés. En un estudio publicado en *Aviation, Space and Environmental Medicine* (Medicina de la aviación, el espacio y el medio ambiente, marzo de 1999) se informó sobre niveles elevados de células T circulantes en los pacientes con daño auditivo causado por exposición al ruido.

La musicoterapia es una forma eficaz, económica y agradable de modular la respuesta inmune sin causar efectos secundarios. ¡Qué suene la música!

EL AIRE PURO

Otra forma de reducir la activación inmune es manteniendo el ambiente externo limpio.

Por lo general suponemos que el aire que respiramos es limpio a menos que se noten el humo o la contaminación. Sin embargo, los estudios demuestran que la contaminación del aire realmente es mucho peor en el interior de las edificaciones que en el exterior, aunque pocos nos percatemos de ello. En el mundo, la contaminación interior es una de las causas principales de muerte entre los niños. En efecto, las infecciones respiratorias agudas fueron la causa principal de muerte en 2004; a ellas contribuyó en gran medida la contaminación del aire en el interior de las casas. Más de la mitad de la población mundial cocina en estufas que funcionan con estiércol, leña y ramas; el humo de esas estufas es una de las principales causas de muerte entre los lactantes y los niños.

Hasta en los Estados Unidos, la contaminación del aire interior es más problemática que la del aire exterior. La Agencia para la protección del medio ambiente ubicó la contaminación interior en el cuarto lugar entre los trece factores ambientales de riesgo para el desarrollo de cáncer. Se encontró que los niveles de contaminantes tales como el formaldehído, el estireno, el xileno y el cloroformo eran entre dos y cincuenta veces más altos en interiores que en el exterior.

También contribuyen a la contaminación interior el radón (la primera causa ambiental de cáncer); los compuestos orgánicos volátiles emitidos por las pinturas, las lacas y los disolventes; el humo del tabaco inhalado pasivamente; el monóxido de carbono; los solventes utilizados para lavar en seco (tricloroetileno y percloroetileno); y los metales pesados como el plomo, el mercurio y el arsénico.

Un informe de la Junta de recursos del aire de California reveló que la contaminación de interiores le representó al estado en 2005 un costo de 45 mil millones de dólares debido a los ingresos a urgencias y las hospitalizaciones de los adultos, la pérdida de productividad laboral y los tratamientos para los niños con asma, alergias y enfermedades respiratorias y del corazón.

Considerando lo que usted ya sabe acerca del sistema inmune, esto no debe ser una sorpresa. Estas enfermedades tienen relación con la activación inmune desencadenada por la contaminación del aire. Los hallazgos publicados en *American Journal of Respiratory and Critical Care Medicine* (febrero de 2006) demostraron que los niveles de PCR se elevaron significativamente dos días después de exponer a los sujetos del estudio a aire contaminado.

La contaminación interior puede ser un problema tanto en la casa como el trabajo. El aire de las oficinas se ha relacionado con una serie de problemas respiratorios. Se ha acuñado la expresión "síndrome de edificio enfermo" para describir las edificaciones en las cuales se ha acumulado un exceso de sustancias nocivas a causa de una mala ventilación. Este síndrome puede ser peligroso para el sistema inmune.

La Organización mundial de la salud ha sugerido que hasta un 30 por ciento de los edificios nuevos y remodelados del mundo entero pueden tener relación con los síntomas del síndrome del edificio enfermo.

La clave para controlar la contaminación del aire en interiores está en la ventilación y la filtración.

La ventilación es crucial para que los edificios respiren bien. El radón, por ejemplo, es un gas radiactivo natural muy común, el cual se cuela desde el suelo y queda atrapado en las casas; es mucho más problemático en las casas modernas más eficientes y herméticas puesto que tienden a atrapar el gas en su interior. Las edificaciones más viejas por donde se cuela más el aire tienen menos problemas con el radón a causa del mayor movimiento del aire y de la ventilación cruzada.

En medicina hay un dicho común: "La solución para la contaminación es la dilución". Esta afirmación es válida trátese de gérmenes en una herida infectada, de la ingestión de un veneno, o del contacto de la piel con una sustancia química. En el caso de la contaminación del aire, ventilación es dilución. Es preciso mantener el aire en movimiento. A menos que usted resida en una zona donde la contaminación ambiental sea muy alta, lo más probable es que la calidad del aire al interior de su vivienda sea peor que la del exterior. En la mayoría de los casos, una buena ventilación ayuda a diluir la contaminación del aire interior y a disminuir la reactividad del sistema inmune.

La filtración es otra forma de mejorar la calidad del aire en interiores. Los filtros de aire de alto volumen, diseñados para atrapar partículas muy pequeñas, ayudan a reducir la cantidad de partículas contaminantes. Los filtros tipo HEPA (altamente eficientes para filtrar partículas) se consiguen para uso doméstico, aspiradoras y también para salas de cirugía.

Los filtros HEPA más modernos filtran partículas de menos de una micra (una micra es una millonésima de un metro. Ese tamaño de

SU AMBIENTE DE TRABAJO

Si usted trabaja en un edificio mal ventilado o muy cerrado, construido con muchos elementos químicos o productos artificiales, podría estar trabajando en un edificio enfermo. Una pista es si se siente mal en el trabajo y bien en su casa, o si se siente mucho mejor cuando se mantiene lejos de la oficina por períodos prolongados. No hace mucho tiempo, un paciente me dijo que le encantaron sus vacaciones en las montañas Rocosas porque fue el único momento en que se sintió verdaderamente saludable. Posteriormente descubrimos que venía sufriendo de una reacción a la mala calidad del aire en su oficina. Cuando se tomaron las medidas correctivas de filtrar el aire con un filtro HEPA de alto volumen, mantener las ventanas abiertas y poner en la oficina varias plantas ornamentales —como las polyscias— comenzó a sentirse de maravilla, incluso en el trabajo.

partícula es bastante pequeño, considerando que el tamaño promedio de una bacteria oscila entre una y cinco micras). Un buen filtro HEPA puede atrapar más del 99 por ciento de las partículas del aire hasta de 0.3 micras.

Los filtros HEPA se clasifican de acuerdo con su eficiencia (la eficacia para atrapar las partículas pequeñas) y con su volumen (el tamaño del espacio que pueden filtrar eficazmente). Si tiene problemas de alergias, asma, trastornos respiratorios y un ambiente contaminado con partículas, piense en un sistema HEPA lo suficientemente grande para filtrar toda su casa. Si no, hay unidades pequeñas que sirven para filtrar el aire de una o dos habitaciones donde pase la mayor parte de su tiempo. Cuando llegue el momento de cambiar el filtro, la mugre le dará una idea del grado de contaminación del aire de su espacio interior y de cuánto esfuerzo le ha evitado a su sistema inmune.

AGUA LIMPIA

Además de aire puro, el sistema inmune también necesita agua limpia. La gente suele suponer que el agua es limpia mientras se vea transparente y tenga buen sabor.

En el mundo entero, la mala calidad del agua y los problemas sanitarios son la causa principal de las enfermedades. De acuerdo con el fondo de las Naciones Unidas para la infancia, el 42 por ciento de los hogares del mundo carecen de inodoros y una de cada seis personas no tiene acceso al agua potable. El 35 por ciento de la población mundial sufre de escasez seria de agua potable.

La Organización mundial de la salud reconoce que el requisito mínimo por persona es de 5 litros de agua al día para cocinar y beber. Cada persona necesita cerca de 30 litros para aseo y buena salud. Sin embargo, mil millones de personas viven en el mundo con menos de 5 litros de agua limpia al día.

A manera de contraste, en los Estados Unidos cada persona gasta 700 litros de agua al día. Si le es difícil creer esto, considere que para un baño en tina se gastan en promedio 140 litros y para un baño de 5 minutos bajo la regadera se consumen cerca de 75 litros, o que cada vez que se baja el agua del inodoro se utilizan 19 litros (los inodoros de bajo consumo gastan 5.5 litros).

Con ese abastecimiento aparentemente inagotable de agua limpia, los estadounidenses no aprecian este recurso; sólo es cuestión de abrir la llave y allí está el agua.

Pero a pesar de nuestro fácil acceso al agua del grifo, la verdad es que es difícil encontrar agua verdaderamente limpia. En un estudio realizado en 2002 por el Instituto geológico de los Estados Unidos en el que se tomaron muestras de agua de treinta estados, se determinó que el 80 por ciento de los lagos, las quebradas y los ríos del país estaban contaminados con sustancias químicas, entre ellas anticonceptivos, analgésicos, antibióticos, plaguicidas, cafeína, repelente de insectos, limpiadores de uso doméstico, medicamentos para uso veterinario, perfumes y nicotina.

Esto lo sabemos porque el gobierno monitorea las fuentes de agua. La Agencia de protección ambiental de los Estados Unidos tiene a su cargo establecer las normas nacionales para el agua potable, las cuales se aplican a ochenta y tres contaminantes distintos, entre ellos las bacterias y otros microorganismos, el cloro y los subproductos del bromuro, los desinfectantes, los químicos orgánicos e inorgánicos, y la radiación.

Es frecuente que los municipios no pasen las pruebas de calidad del agua. Uno de los ejemplos que más publicidad recibió fue el del agua de Washington D.C., en la cual se encontró contaminación por plomo en 2004. Esta noticia se conoció en toda la nación cuando se supo que la Autoridad del agua y el alcantarillado de la capital sabía de la contaminación por plomo desde hacía más de un año y no la había dado a conocer al público. Cuando se hizo pública la situación, el 3 por ciento de los niños de la zona del distrito de Columbia que se sometieron voluntariamente a exámenes presentaron niveles elevados de plomo en la sangre.

FILTRE EL AGUA

Con un filtro de agua en su hogar usted obtendrá agua saludable, muchas veces de mejor calidad que varios tipos de agua embotellada. Hay distintos tipos de filtros, y usted deberá elegir el suyo con base en la calidad del agua local y los contaminantes que el agua del grifo pueda contener. Para ayudarse en su decisión, haga analizar el agua (encontrará los nombres de las empresas comerciales que hacen análisis de agua en Internet o en el directorio telefónico).

A continuación aparece un resumen breve de los tipos de filtros para uso doméstico:

- **Jarras y garrafas:** Las jarras filtrantes son convenientes y económicas, y lo único que usted tiene que hacer es llenarlas con agua del grifo. La mayoría de las marcas, como la popular Brita, se basa en una combinación de carbón activado y resina de intercambio de iones. Estos filtros reducen el cloro y otros sabores desagradables, y también la cantidad de sedimentos, pero solamente eliminan algunos metales (plomo, cobre) y parásitos (giardia, criptosporidios). Las jarras no eliminan sustancias químicas como los compuestos orgánicos volátiles, los plaguicidas o el cloroformo. La mayoría de las jarras tienen capacidad para diez vasos.

- **Filtros montados en el grifo:** Hay sistemas de filtración de marcas conocidas como PUR y Brita que se montan en la llave y filtran el agua a medida que sale, lo cual hace que sea muy fácil servirse un vaso de agua, preparar un café, o hacer hielo. El modelo de tres etapas también está diseñado para filtrar el cloroformo. Los filtros se deben cambiar cada cien galones aproximadamente y no cuestan mucho.

- **Sistemas para debajo del lavaplatos:** Estos sistemas son más discretos y resistentes y generalmente pueden funcionar hasta seis meses sin necesidad de cambiar el filtro. Los resultados son semejantes a los de los sistemas montados en el grifo, aunque su costo es algo elevado.

- **Sistemas de osmosis inversa:** Los sistemas de osmosis inversa se basan en una serie de membranas delgadas para purificar el agua y son los que producen el agua de mejor calidad para la casa. El sistema requiere un grifo independiente y es muy costoso. Algunos modelos se pueden instalar debajo del lavaplatos, pero también se pueden instalar centralmente para tratar el agua de toda la casa. La desventaja es que desperdician entre dos y cinco galones por cada galón de agua filtrada, lo cual implica que no son la mejor modalidad donde el agua es escasa o costosa.

UN MEDIO AMBIENTE LIMPIO

Hay que reconocer que nuestros cuerpos se han convertido en un basurero. El Tercer informe nacional sobre la exposición humana a los agentes químicos publicado por los Centros para el control de las enfermedades en 2005, presentó los resultados de los exámenes de sangre de los participantes en el estudio, los cuales revelaron la presencia de más de 140 contaminantes. Aunque ahora son más estrictas las normas que tienen para reducir la exposición a las sustancias tóxicas como el humo del tabaco, los plaguicidas y el plomo, el informe reveló que todavía prevalece una contaminación generalizada con metales pesados como el mercurio y el cadmio, y agentes y subproductos químicos y sintéticos como los plastificantes y las dioxinas.

Estos informes preocupan debido a los efectos de la contaminación, considerando que se ha encontrado una asociación entre la exposición a diversas toxinas del ambiente y distintas enfermedades autoinmunes.

El asbesto es otro activador del sistema inmune. Por ejemplo, entre los mineros dedicados a la extracción de la vermiculita en Libby, Montana, expuestos al asbesto, se encontraron niveles elevados de anticuerpos antinucleares (*Environmental Health Perspectives* — Perspectivas de la salud ambiental, enero de 2005).

También se ha encontrado una asociación entre la exposición al mercurio y el desarrollo de enfermedades autoinmunes en animales de laboratorio. Hasta un nivel reducido de exposición al mercurio llevó a que los ratones desarrollaran más adelante una enfermedad autoinmune de los riñones denominada glomerulonefritis (*Environmental Health Perspectives,* agosto de 2003).

El punto es que a nuestro sistema inmune le desagrada exponerse a sustancias químicas desconocidas, las cuales lo pueden afectar de muchas maneras, rara vez para bien.

Los científicos todavía están estudiando los efectos a largo plazo de las drogas y las toxinas ambientales en nuestro sistema inmune. Lo que se busca es que algún día encontremos mejores formas de manipular nuestro sistema inmune para fortalecer su habilidad de protegernos sin que nos cause autoinmunidad y envejecimiento.

LOS ALERGENOS DEL VECINDARIO

Cuando modifique su ambiente exterior para calmar su sistema inmune, recuerde eliminar a esos otros habitantes invisibles de su vecindario. El moho, los insectos microscópicos y los ácaros son algunos de los pocos vecinos que pueden causar estragos a la inmunidad.

MOHOS U HONGOS

Los mohos son uno de los contaminantes ambientales más irritantes para el sistema inmune. El moho crece prácticamente en todas partes, especialmente en los lugares oscuros y húmedos. También puede causar síntomas raros y poco comunes que suelen eludir hasta el diagnóstico más experto. Eso se debe en parte a que no hay una sola prueba sanguínea, imagen diagnóstica o prueba cutánea que sirva para diagnosticar específicamente y con exactitud una reacción al moho.

Entre los hongos que suelen producir enfermedades a los seres humanos se cuentan el *Blastomyces*, el *Coccidiodes*, el *Criptococo*, el *Histoplasma,* la *Candida* y el *Aspergillus.* Hay muchos otros que pueden provocar enfermedades serias en pacientes inmunocomprometidos. Las enfermedades causadas por los mohos pueden propagarse de formas extrañas; por ejemplo, la fiebre del valle de San Joaquín (coccidiodomicosis) en Estados Unidos es causada por un hongo del suelo transportado por el viento en los estados de suroeste.

En las casas, los mohos viven en los rincones húmedos y oscuros, especialmente en los sótanos, los baños y los desvanes. Ha habido casos de propietarios que han demolido millones de dólares en finca raíz en un intento desesperado por eliminar los mohos refractarios.

El más infame de los mohos tóxicos que afecta a los dueños de las viviendas es el donominado *Stachybotrys*. Este hongo de color negro suele encontrarse en las casas que tienen problemas de drenaje o humedad. Cuando comienza a formarse es muy difícil de destruir. Hay un debate tremendo sobre hasta qué punto el *Stachybotrys* es causa de patología. Sin embargo, los habitantes de las viviendas infestadas por este hongo invariablemente se quejan de un sinnú-mero de síntomas, desde síntomas típicos de alergia hasta problemas cutáneos, artritis y enfermedades autoinmunes.

A nuestra consulta se presentan en ocasiones pacientes con alergias crónicas y otras condiciones. En varios casos, después de someterlos a un gran número de pruebas, finalmente hemos sospechado que la causa de las enfermedades es la exposición al moho. Los pacientes mejoran únicamente después de deshacerse de la presencia del patógeno de sus viviendas.

Por ejemplo, Nancy es una contadora de cincuenta años que sufría de migrañas crónicas. Había ensayado todos los remedios posibles sin resultado alguno. Tras agotar todas las posibilidades y temiendo que no podríamos ayudarla a mejorar nunca, optamos por ensayar una serie de tratamientos esotéricos y alternativos.

Finalmente, un análisis de sangre reveló que Nancy tenía niveles excesivamente altos de anticuerpos al moho negro. Entonces nos preguntamos si había *Stachybotrys* en su casa y le recomendamos una inspección ambiental. El resultado fue negativo.

Entonces Nancy anotó que los síntomas eran peores en el trabajo. Procedimos a repetir la inspección en la oficina y, ¡eureka! El resultado del cultivo fue positivo.

La solución fue instalar filtros HEPA en su oficina mientras su empleador corregía la fuente primaria de exposición al moho. Por primera vez en años, Nancy se alivió de sus migrañas.

Normalmente, cuando pensamos en alergias nos imaginamos un cuadro de congestión, tos y nariz tapada, pero el único síntoma de Nancy era la migraña. Se necesitaron un estudio de los expertos ambientales y algunas pruebas de sangre un tanto esotéricas para identificar el problema. Usted también debe sospechar del moho cuando sienta síntomas de alergia como dolores de cabeza o brotes cutáneos extraños y exista la posibilidad de un problema de moho en su casa o en su oficina.

CUCARACHAS

Hay otro habitante molesto que suele compartir el espacio con los seres humanos y tener un efecto poderoso sobre el sistema inmune: la cucaracha. Esta criatura es uno de los insectos más antiguos del planeta; se han encontrado cucarachas fosilizadas de más de 300 millones de años de edad (los fósiles humanos más antiguos apenas tienen treinta y cinco mil años).

Un estudio a gran escala realizado en 2005 con financiación del Instituto nacional de ciencias de la salud ambiental y el Instituto nacional de alergias y enfermedades infecciosas reveló que la exposición a los excrementos de cucaracha era una causa importante de los síntomas de asma en los niños susceptibles a este alergeno.

Este estudio sobre asma y alergias también determinó que en la mayoría de las casas de Chicago, Manhattan y el Bronx, los niveles de alergenos de cucaracha eran lo suficientemente altos para desencadenar síntomas. Una de cada cinco personas es alérgica a los alergenos presentes en los excrementos de cucaracha.

Tal parece que la causa de la alergia a las cucarachas es producida por una citocina generada por el sistema inmune, a saber, la interleucina 8, la cual se libera en los pulmones, causando el asma.

Infortunadamente, erradicar las cucarachas no es fácil. Asegúrese de mantener todos los alimentos en recipientes cerrados y de reparar la gotera de los grifos. Hay quienes han tenido suerte con la denominada trampa de Las Vegas, consistente en un frasco de vidrio parcialmente lleno de café molido y agua, recostado contra una pared para facilitar la entrada. El café molido atrae a las cucarachas, las cuales una vez que entran dentro del frasco no pueden salir y se ahogan o quedan atrapadas.

ÁCAROS DEL POLVO

Aunque logre deshacerse de las cucarachas, es preciso buscar a otros habitantes más pequeños y casi tan malos para el sistema inmune: los ácaros del polvo. Por fortuna no son tan alergénicos como las cucarachas, aunque sí son más comunes. Los ácaros del polvo son criaturas microscópicas que crecen en las casas y son una causa común de asma, alergias, salpullido y rasquiña de los párpados. También activan nuestro sistema inmune.

No es sorprendente que los ácaros sobrevivan en el polvo, el cual está compuesto principalmente de descamaciones de la piel humana. ¡Las células que se desprenden de la piel de una sola persona en un solo día pueden alimentar a millones de ácaros del polvo!

Para controlar las poblaciones de ácaros es necesario controlar el polvo. Es importante tener aspiradoras equipadas con filtros HEPA. Es preferible tener pisos de madera o de baldosa en lugar de alfombra porque tienden a alojar menos ácaros. Es necesario limpiar el polvo frecuentemente, lo mismo que reducir la humedad de la casa por medio de un deshumidificador. También se consiguen forros para las almohadas y los colchones que reducen las exposición a los ácaros durante el sueño.

ACTÚE: TRANQUILICE

Ya nos hemos referido a las distintas medidas que puede tomar a fin de que su entorno sea lo más calmante posible para su sistema inmune. Aun así, siempre hay mucho por hacer, porque el mundo definitivamente no es tranquilo. Haga todo lo posible por crear un ambiente inmediato agradable; su sistema inmune se lo agradecerá. He aquí algunas cosas que debe recordar:

1. **Inspeccione su casa para detectar posibles alergenos:** Examine los rincones de los baños y de los sótanos para asegurarse de que no haya agua apozada. Arregle todas las goteras de los cielorrasos y los techos. Examine los extractores de los baños para ver si hay manchas de agua. Busque manchas negras o verdosas en cualquier zona húmeda. Aspire regularmente con una máquina equipada con un filtro HEPA. Contrate lavado profesional de las alfombras o piense en la posibilidad de cambiarlas por pisos de madera o de corcho. Ponga algunas trampas para cucarachas a lo largo de las paredes de la cocina durante algunas noches para ver si atrapa alguna. Instale un filtro de aire HEPA en las habitaciones que más utilice. Repare los escapes de tuberías y grifos.

   Piense también en un análisis ambiental realizado por profesionales si usted u otros miembros de su familia sufren de síntomas raros o alérgicos que eluden el diagnóstico.

2. **Haga de su hogar un oasis de paz:** Cuelgue sus cuadros favoritos. Ponga flores en los floreros. Exhiba su pieza de arte predilecta. No preste atención a la moda y utilice los colores y estilos que más le agraden para crear una mezcla ecléctica y acogedora de muebles y decoraciones. Destine un lugar central en la cocina, el comedor o la sala de estar para reunirse con la familia y los amigos. Permita el paso de la luz del sol durante el día. Encienda velas para crear una sensación de calidez a la caída del sol. Encienda la chimenea durante los días de invierno. Oiga todo el día su música favorita. Llene su casa de aromas exquisitos como el de las flores frescas, el jazmín, el pan horneado en casa o la cidra caliente con especias.

3. **Haga limpieza general:** Elabore una lista de cosas por hacer en todas las partes de la casa que necesiten atención y tome nota especialmente de las manchas de agua, la humedad atrapada, la condensación, la pintura descascarada o el moho visible. Contrate un servicio profesional de lavado de alfombras (váyase de la casa mientras las lavan). Limpie con vapor la tapicería de los muebles una vez al año. Lave cubrecamas, mantas y cobijas. Aspire regularmente con máquinas equipadas con filtros HEPA.

4. **Haga analizar el agua:** Elija un filtro de agua adecuado para eliminar todos los contaminantes que descubra. Si no hay contaminantes, piense sencillamente en una jarra o garrafa con filtro.

5. **Cuide el aire que respira:** Piense en un filtro HEPA para las alcobas o la sala de estar a fin de reducir las partículas contaminantes del aire, o en un sistema central de filtración si hay mucho polvo en su casa.

6. **Destine una hora a la semana para un masaje con su pareja:** Utilice los aceites de aromaterapia que más le agraden. Si no tiene pareja, piense en pedir una cita con un masajista profesional. También puede comprar un equipo sencillo y económico para darse un masaje. En el comercio los hay de distintos tipos, desde máquinas vibradoras hasta simples rascadores para la espalda que sirven para aplicar presión a los músculos de la columna, el cuello y los hombros. No olvide masajearse los pies con las manos.

7. **Tome un baño caliente:** Encienda velas. Ponga en el agua unas gotas de aceite de aromaterapia.

8. **Oiga música:** Encienda la radio, o su reproductor de discos compactos o su dispositivo portátil. Si puede, toque algún instrumento como el piano, la flauta o la guitarra. Si no sabe tocar ningún instrumento, cante. Si no sabe cantar, tararee.

9. **Enmascare el ruido molesto:** Si vive sobre una calle ruidosa, añada sonidos suaves de fondo como el de una caída de agua sobre unas piedras o un muro. Estos elementos se consiguen fácilmente por Internet o por catálogo, son realmente económicos y los hay de varios tipos.

10. **Desconecte el teléfono:** No permanentemente, sino durante una o dos horas de vez en cuando para eliminar intromisiones en su espacio. Hay horas durante las cuales es muy importante hacer eso, por ejemplo durante las comidas, o mientras se da un baño reparador, o a la hora del masaje, o mientras hace

el amor. Lo mismo vale para los buscapersonas, los teléfonos celulares, los mensajes instantáneos y el correo electrónico.

11. **Eleve los pies:** Al final del día, sus pies están tan cansados como usted. En realidad, eleve también las piernas y las caderas. Si le duelen los pies, se le hinchan los tobillos o le duele la espalda, una posición invertida puede ser de gran ayuda. Ensaye a acostarse sobre una tabla inclinada, o una mesa invertida (se consigue por Internet) durante veinte minutos al día. Es fácil fabricar una rampa inclinada con un par de tablas, una silla o una butaca resistente y unas cuantas cobijas.

12. **Piense en la posibilidad de un acuario:** Conviértalo en una experiencia Zen, cree un ambiente acuático con el mismo entusiasmo y energía que invirtió en su casa.

13. **Destine un lugar para refugiarse:** Si cuenta con espacio, designe una habitación de la casa para meditar y refugiarse. Este es un buen sitio para la fuente de agua, para las obras de arte, las fotografías y otros objetos entre los cuales se sienta a gusto. Muchas personas sienten que su estado anímico mejora tan pronto entran en su refugio.

14. **Invente otras cosas:** Pinte su alcoba de un color calmante. Cuelgue campanas de viento en el porche. Haga cualquier otra cosa que le produzca relajación, tranquilidad y placer.

SÉPTIMO PASO: FORTALECER

En el paso de tranquilizar usted aprendió a calmar al sistema inmune perturbado modificando su ambiente externo. De la misma manera, el sistema inmune se siente más seguro y es menos propenso a activarse cuando se optimiza el funcionamiento del ambiente interno.

La investigación médica ha demostrado que ciertos suplementos vitamínicos y nutricionales fortalecen la función inmune y ayudan a desactivar a un sistema inmune hiperactivo, permitiendo no solamente que la persona se vea más joven sino que el envejecimiento sea más lento. A continuación aparecen algunos de los suplementos más importantes. Es imposible imaginar que alguien los necesite todos, pero esta lectura le servirá para saber qué es lo mejor para usted y cuáles son los suplementos que todo el mundo debe tomar.

SUPLEMENTOS

ACEITES DE PESCADO

Durante los últimos diez años se han estudiado extensamente los aceites de pescado, conocidos también como omega-3. Los dos más conocidos son el ácido eicosapentaenoico y el ácido docosahexaenoico (EPA y DHA por sus siglas en inglés).

Cuando nos referimos a la comida hicimos referencia al pescado. Sin embargo, para las personas que sencillamente no consumen suficiente pescado o no les gusta, la alternativa es consumir el aceite purificado de pescado en cápsulas. Esta alternativa es mucho más agradable que la de hace muchos años, cuando las abuelas nos obligaban a beber el desagradable aceite de hígado de bacalao.

La investigación ha demostrado que mientras más elevados los niveles de aceite de pescado en sangre, menor la activación del sistema inmune.

Por estos días es preciso tener cuidado al consumir pescado y sus productos derivados debido a la contaminación con metales pesados como el mercurio y los químicos industriales como los bifenilos policlorados. Puede ser difícil obtener la cantidad correcta de aceite de pescado sin exponerse a contaminantes indeseados.

Por tanto, cuando salga de compras, asegúrese de buscar un aceite de pescado de buena calidad que no contenga los contaminantes presentes en el pescado mismo. Busque la información del fabricante con respecto a la pureza del producto. Por ejemplo, elija el producto que en la etiqueta diga "destilado" pues quiere decir que se le han extraído las impurezas y contaminantes, o el aceite de pescado de grado farmacéutico, el cual debe pasar unas normas de calidad y pureza más estrictas. Busque también las letras USP en la etiqueta (las cuales designan la farmacopea de los Estados Unidos), puesto que también significa que se ha aplicado una norma más estricta en la fabricación del producto.

Personalmente prefiero suplementos de compañías cuyos productos han pasado las pruebas de pureza de laboratorios independientes, lo cual consta también en la etiqueta. Estas compañías contratan a los laboratorios, los cuales compran anualmente las vitaminas y los suplementos en el comercio, realizan las pruebas en sus instalaciones y publican los resultados.

Hay varias organizaciones de consumidores que también realizan pruebas. Estas organizaciones compran el aceite de pescado y otros suplementos vitamínicos, hacen las pruebas de pureza, y luego comparan sus resultados con la información que aparece en las etiquetas. Después publican una calificación para señalar hasta qué punto el producto estudiado cumple con lo afirmado en las etiquetas.

La dosis apropiada de aceite de pescado varía según la persona, aunque yo generalmente recomiendo entre uno y tres gramos diarios. Si el aceite de pescado se consume solamente para prevenir la activación del sistema inmune, es suficiente un gramo (1000 miligramos diarios), cantidad que normalmente se obtiene con una o dos cápsulas de alta potencia.

MULTIVITAMINAS

Los productos multivitamínicos contienen una mezcla de todas las vitaminas, desde la A hasta la E y la K, además de minerales esenciales.

Durante años, los médicos han recomendado los suplementos multivitamínicos; sin embargo, las encuestas demuestran constantemente que solamente dos de cada cinco estadounidenses los toman. Esto es una pena porque, además de sus otros efectos positivos, se ha demostrado científicamente que las multivitaminas reducen los niveles de PCR apenas a los seis meses de comenzar a tomarlas (*American Journal of Medicine,* diciembre 15 de 2003).

Para la búsqueda de un producto multivitamínico valen las mismas recomendaciones relativas al aceite de pescado de alta calidad. Elija un fabricante reconocido que certifique la calidad de su producto y que haya sido sometido a pruebas de laboratorios o tenga la etiqueta de USP. Lo ideal es que el multivitamínico contenga solamente vitaminas y nutrientes, sin rellenos, colores, preservantes, estabilizadores o recubrimientos innecesarios.

Aunque prácticamente todo el mundo debe tomar multivitaminas, es de vital importancia que lo hagan ciertas personas, como los niños quienes, con su capricho para comer, tienden a evitar los alimentos ricos en nutrientes, y las mujeres embarazadas, quienes deben buscar productos especiales para la gestación.

Las personas que consumen multivitaminas diariamente no solamente tienen niveles más bajos de PCR; la investigación demuestra que su función inmune es mejor, sufren menos de gripe y de infecciones respiratorias, y se ausentan menos del trabajo. Todo esto significa que envejecen mejor que quienes no toman multivitaminas.

VITAMINA D

Se dice que la vitamina D es la vitamina del sol. Técnicamente hablando, en realidad no es una vitamina sino una hormona que nuestros cuerpos fabrican cuando se exponen a la luz solar. En efecto, hubo una época en que las personas obtenían toda la vitamina D que necesitaban porque permanecían al aire libre.

Pero en esta época eso ya no es así puesto que las personas pasan más tiempo en el interior que nunca antes y se embadurnan de bloqueador solar cuando van a salir, gracias a las advertencias constantes sobre el daño que el sol puede causarle a la piel. Utilizar bloqueador solar es una forma excelente de evitar un daño que puede desembocar en cáncer de piel, pero también impide que la luz ultravioleta llegue a la piel, donde se produce la vitamina D. Por tanto, en el afán de proteger la piel reducimos también la posibilidad de obtener suficiente vitamina D.

En efecto, los estudios recientes demuestran que casi todos los habitantes de las zonas templadas, es decir, cerca de mil millones de personas, sufren de deficiencia de vitamina D.

Se ha encontrado asociación entre los bajos niveles de vitamina D y trastornos inmunológicos importantes como la esclerosis múltiple, una enfermedad del sistema nervioso que termina en pérdida de la función y parálisis. Se ha sabido desde tiempo atrás que la esclerosis múltiple es común en los climas templados y que los casos reportados en la zona ecuatorial son pocos. Desconocemos la razón exacta, pero la nueva hipótesis apunta a que la diferencia radica en la vitamina D.

También se ha encontrado una asociación entre la deficiencia de vitamina D y la osteoporosis, la depresión, la obesidad, la cardiopatía, la enfermedad inflamatoria del colon y por lo menos una docena de cánceres, entre ellos el de mama y el de próstata, y también trastornos autoinmunes como la diabetes de tipo 1 y la artritis.

Entre las fuentes de vitamina D se cuentan los productos fortificados con la vitamina, como son la leche, el yogur y otros productos lácteos, los cereales y la leche de soya. Los pescados grasosos también proporcionan vitamina D; por ejemplo, cuatro onzas de salmón contienen cerca de 400 UI (10 microgramos) de vitamina D; aproximadamente la misma cantidad se encuentra en las sardinas, la caballa y el atún enlatado (elija la presentación de trozos en agua, pues los niveles de contaminantes son menores).

Todos los multivitamínicos de uso diario contienen por lo menos algo de vitamina D, desde un nivel mínimo de 100 unidades hasta cerca de 400 unidades. Sin embargo, la mayoría de los habitantes de las zonas templadas deben tomar más de 400 unidades al día.

Se necesitan cerca de veinte minutos al día de exponer la cara y los brazos (u otras partes del cuerpo de superficie semejante) para producir la vitamina D requerida diariamente. Pero puesto que cada quien consume la vitamina D de distinta forma y el exceso de sol puede causar daño a la piel, la solución está en los suplementos.

Cuando compre vitamina D, tenga presente que hay cinco formas de esta vitamina (vitamina D1, D2, D3, etcétera) y cada una tiene un nombre distinto como ergocalciferon y colecalciferol.

La vitamina D3 (colecalciferol) es la más eficaz. La investigación sugiere que la ingesta óptima de vitamina D3 oscila entre 800 y 1000 UI (20 a 25 microgramos) al día. Algunas personas necesitan niveles todavía más elevados, dependiendo de su capacidad de absorción de la vitamina, su conformación genética y su condición médica. Por consiguiente, lo mejor es medir y monitorear los niveles de vitamina D por medio de exámenes de sangre. Solicite el examen en la siguiente consulta con su médico.

Cuando los médicos piden los análisis de sangre lo que buscan es el nivel de la 25-hidroxi vitamina D, el cual debe estar muy por encima de 40, siendo óptimo un nivel entre 75 y 100 nmol/L (nanomoles por litro).

Advertencia: existe la posibilidad de una sobredosis de vitamina D, pero por lo general ocurre cuando el consumo diario está por encima de las 10 000 UI diarias, nivel muy superior a lo que se puede absorber con cualquier suplemento (tomado según las indicaciones) combinado con la alimentación y la exposición al sol.

VITAMINAS C Y E

Los científicos han sabido desde tiempo atrás el valor de tomar suplementos de vitamina C, en gran parte gracias a los experimentos realizados en los años sesenta y setenta por el premio Nobel Linus Pauling, quien creía que el consumo de vitamina C ni siquiera se acercaba a suplir los requerimientos diarios; el doctor Pauling recomendó una dosis hasta de 3000 a 6000 miligramos. Sus estudios despertaron el interés de otros investigadores, pero estos no lograron corroborar con su investigación la necesidad de unas dosis tan grandes.

Cuando se disipó el interés por la vitamina C, la vitamina E pasó a primer plano. También se llegó a considerar milagrosa pero, como sucedió con la vitamina C, no fue posible sustentar los argumentos iniciales.

Es interesante señalar que los estudios recientes muestran que estas dos vitaminas funcionan mejor juntas que por separado. Tal parece que cuando se consumen conjuntamente, las vitaminas C y E ejercen un efecto poderoso sobre el sistema inmune. En pruebas realizadas con personas que toman la combinación, se han observado niveles más bajos de PCR y menos activación inmune. Sin embargo, las cantidades de las dos vitaminas requeridas para lograr esos efectos superan las que suelen contener los multivitamínicos corrientes. Por consiguiente, yo generalmente recomiendo tomar entre 250 y 500 miligramos de vitamina C, y entre 100 y 400 UI de vitamina E, además del multivitamínico.

La vitamina C se encuentra en muchos alimentos, especialmente los cítricos y las verduras como el tomate, la papa y el brócoli. Es de fácil fabricación, es bastante estable, y las dosis recomendadas no tienen prácticamente ningún efecto secundario. Puesto que la vitamina C sintética es idéntica a la natural (no se conocen diferencias en cuanto a su acción o absorción), no hay problema en consumir el producto genérico.

Sin embargo, al comprar vitamina E es preciso ser más exigente. La forma más comúnmente utilizada de vitamina E en los productos de consumo masivo es la dl-alfa-tocoferol, una forma sintética de difícil absorción por el cuerpo humano. Una forma mejor es la mezcla de tocoferoles naturales, la cual se encuentra en las formas naturales como los tocoferoles alfa, beta, gama y delta.

Algunos estudios sugieren que el tocoferol gama quizás sea más importante para prevenir los problemas de salud que el tocoferol alfa más comúnmente utilizado. En efecto, el consumo excesivo del tipo alfa agota los niveles del tipo gama, lo cual podría explicar la abundancia de estudios recientes que han demostrado que tomar vitamina E no produce beneficio alguno. En esos estudios se utilizó únicamente el tocoferol alfa.

VITAMINAS DEL GRUPO B

Tal parece que las vitaminas del grupo B ejercen un efecto poderoso sobre el sistema inmune. Una de las más importantes es la vitamina B6 o piridoxina, la cual se encuentra en muchos alimentos, entre ellos la carne, el pescado, las nueces, las leguminosas, los cereales y algunas frutas. Los niveles bajos de vitamina B6 en la sangre se han asociado con niveles más altos de PCR (tal como lo señala el artículo aparecido en el número de junio de 2001 de *Journal of Circulation*).

La mayoría de las personas deberían tomar entre 50 y 100 miligramos de vitamina B6 al día. Verifique su multivitamínico para ver si contiene esa cantidad. Si no es así, piense un conseguir un producto de mejor calidad.

Sin embargo, tenga cuidado pues una sobredosis de vitamina B6 puede ser peligrosa y causar pérdida del equilibrio (ataxia), neuropatía (daño de los nervios) y salpullidos. Es mejor no exceder los 100 miligramos al día.

Otra de las vitaminas del grupo B es la B12, conocida también como cobalamina, la cual funciona conjuntamente con la vitamina B6. La vitamina B12 es única entre todas las vitaminas en el sentido que no se encuentra en el mundo vegetal; solamente se fabrica en el mundo animal, de tal manera que los vegetarianos deben tomar suplementos.

La deficiencia de vitamina B12 se ha asociado con demencia, daño nervioso, adormecimiento de las extremidades y pérdida del equilibrio. La vitamina B12 también es necesaria para mantener niveles apropiados de homocisteína (los niveles elevados de homocisteína se han asociado con cardiopatía, demencia, enfermedad de Alzheimer, accidente cerebrovascular, diabetes y cáncer).

Entre los signos de deficiencia se cuentan la apariencia lisa y brillante de la lengua, la cual pierde sus minúsculas protuberancias y la textura de cepillo.

Unas buenas fuentes de vitamina B12 son la carne, los productos lácteos, los huevos y los mariscos. Los cereales procesados generalmente son fortificados con vitamina B12, y las levaduras también la producen.

La recomendación usual es de 0.5 a 1 miligramo al día. Es probable que su producto multivitamínico contenga esa cantidad, en cuyo caso no debe consumir más. Si no es así, agréguela a su régimen diario.

SELENIO

También los minerales ayudan a reducir la activación inmune y los niveles de PCR. Uno de ellos es el selenio, un oligoelemento importante que se encuentra en alimentos como las nueces del Brasil, la carne de res y la pechuga de pollo. Sin embargo, puede haber deficiencia de selenio en los sitios donde los suelos ya no lo contienen y los alimentos concentrados para los animales tienen bajos niveles de ese nutriente.

Los niveles bajos de selenio se han asociado con infarto del miocardio, cáncer y diversas enfermedades causadas por la activación inmune. En efecto, tal parece que se agota el selenio cada vez que aumenta la producción de PCR (es decir que los niveles de selenio en la sangre se encuentran muy reducidos cuando los de PCR son elevados).

También se ha demostrado que un nivel bajo de selenio se asocia con niveles más altos de interleucina 6, una citocina activadora de la respuesta inmune.

Los suplementos de selenio sirven para bajar los niveles de PCR en casos de ciertas enfermedades autoinmunes como la psoriasis (una enfermedad de la piel). Sin embargo, el selenio puede crear toxicidad si se consume en exceso, provocando caída del cabello, uñas quebradizas, salpullido, aliento a ajo y fatiga.

Los rangos seguros de suplementación con selenio oscilan entre 50 y 200 microgramos al día. Es preciso tener cautela con el consumo de nueces del Brasil puesto que una onza (seis u ocho nueces) puede contener entre 500 y 800 microgramos de selenio. Una buena regla es que cada nuez del Brasil pelada contiene cerca de 100 microgramos. Si está tomando suplementos de selenio absténgase de consumir más de un par de nueces del Brasil al día.

ZINC

El zinc es un componente vital de miles de proteínas del cuerpo y desempeña un papel particularmente importante en la inmunidad, hecho que se ha venido a reconocer debido a la popularidad reciente de los caramelos de zinc para tratar la gripe común.

Entre los alimentos ricos en zinc se cuentan las ostras, la carne de res y el pollo. Algunas buenas fuentes vegetales son la arvejas, las leguminosas y las almendras.

Los adultos necesitan entre 10 y 40 miligramos de zinc al día. Entre los signos de la deficiencia de zinc están la caída del cabello, la diarrea, la fatiga y la difícil cicatrización de las heridas. En los hombres, el zinc se concentra en la próstata, y el semen contiene cien veces más zinc que la sangre. Por consiguiente, los hombres muy activos sexualmente requieren una cantidad superior a la normal. Además, tanto en hombres como mujeres, la cafeína, el calcio, el hierro y el fósforo pueden bloquear la absorción del zinc.

La deficiencia de zinc es común entre los alcohólicos; cerca de un tercio o la mitad de ellos presentan deficiencia. También hay deficiencia de zinc en los casos de diarrea crónica, trastornos digestivos y mala absorción, y es más común entre los vegetarianos porque el zinc de origen vegetal no se absorbe fácilmente.

También es común esta deficiencia entre las personas mayores, cuya eficiencia de absorción está disminuida. Esto implica activación inmune y unos niveles cada vez más altos de TNF alfa, interleucina 6 y otras citocinas que activan el sistema inmune.

En efecto, la falta de zinc puede ser una causa común de la activación inmune que observamos a medida que avanza la edad. Se ha reportado que cerca de un 20 por ciento de los adultos jóvenes y de edad mediana presentan deficiencia de zinc, mientras que la cifra aumenta hasta un 63 por ciento entre las personas de 90 años.

La dosis recomendada de suplementación para garantizar un nivel apropiado es de 10 a 20 miligramos al día. Las personas con necesidades especiales (como los ancianos y quienes sufren de trastornos digestivos, condiciones inflamatorias o los bebedores) deben tomar dosis más altas.

Pero el exceso de zinc también puede causar problemas; la ingesta diaria de centenares de miligramos puede agotar el cobre en el cuerpo y alterar la función inmune.

MAGNESIO

El magnesio es un mineral vital, importante para el funcionamiento de los nervios, los huesos y los músculos, y también como regulador del ritmo cardíaco. Los seres humanos necesitamos entre 400 y 600 miligramos de magnesio al día. Infortunadamente, es común encontrar niveles bajos de magnesio (la mayoría de los estadounidenses obtienen menos de 300 miligramos al día). La deficiencia de magnesio se ha asociado con hipertensión, asma, migraña, estreñimiento, osteoporosis, diabetes, arritmias cardíacas y cáncer. Se ha detectado en un tercio de los residentes de los hogares para ancianos, en dos tercios de los pacientes gravemente enfermos hospitalizados en las unidades de cuidados intensivos, y en un gran número de adultos por lo demás sanos. Se cree que hay deficiencias serias en un 10 a 15 por ciento de la población general y en una de cada cinco mujeres afroamericanas residentes en zonas urbanas. A pesar de ser tan frecuente, no hay otra deficiencia de minerales menos diagnosticada que la de magnesio.

Entre las condiciones que requieren cantidades adicionales de magnesio están el alcoholismo, la diarrea crónica y los problemas gastrointestinales causantes de la mala absorción, el estrés crónico excesivo y la diabetes.

Entre los alimentos ricos en magnesio se cuentan los vegetales de hojas verdes, los cereales enteros, las nueces, las leguminosas (fríjoles y arvejas), los albaricoques y los alimentos a base de soya.

Los suplementos de magnesio pueden fortalecer la función inmune, en particular en los casos de activación del sistema. Hay diversos tipos de suplementos de magnesio, pero quizás los que mejor se toleran y se absorben son el glicinato de magnesio y otros aminoácidos quelados. Es mejor tomar estos suplementos con los alimentos y divididos en varias dosis durante el día. Por ejemplo, se pueden consumir 120 miligramos de glicinato de magnesio con cada comida.

(No obstante, el exceso de magnesio produce diarrea y cólicos gástricos, aunque llegar a una sobredosis de magnesio oral es difícil, salvo cuando hay daño renal, como en el caso de los pacientes de diálisis.)

GLUTATIÓN

Además de las vitaminas y los minerales, hay varios suplementos no vitamínicos que sirven para fortalecer la función inmune, entre ellos las proteínas pequeñas o los aminoácidos, componentes básicos de las proteínas.

Una de las proteínas pequeñas más importantes es el glutatión, el cual tiene tres aminoácidos de largo. El glutatión, producido por el cuerpo, desempeña un papel importante en muchos procesos químicos del organismo, en particular la desintoxicación. El glutatión también ejerce un efecto antiinflamatorio sobre el sistema inmune y controla su activación.

Infortunadamente, el organismo no absorbe bien el glutatión administrado por vía oral. Sin embargo, se puede inducir al cuerpo a producir glutatión, siempre y cuando cuente con los elementos esenciales para hacerlo. Algunos de esos elementos esenciales se obtienen de las crucíferas como el brócoli, la coliflor, el repollo, la col, el bok choy (col china) y las coles de Bruselas. Comiendo esas verduras en mayor cantidad se puede fabricar glutatión.

Sin embargo, el glutatión también se consigue como suplemento bajo el nombre de glutatión reducido. Si se disuelve en la boca en lugar de tragarlo aumenta la absorción a través de los carrillos y las encías. Se deben consumir entre 100 y 200 miligramos al día.

N-ACETIL-CISTEÍNA O NAC

La N-acetil-cisteína es un aminoácido que eleva los niveles de glutatión, ayudando de paso a reducir la activación inmune. Los médicos utilizan la NAC para tratar casos de intoxicación o sobredosis de fármacos como el acetaminofén, y para proteger a los pacientes contra los medios de contraste utilizados en radiología. Puesto que la NAC es un aminoácido, se puede tomar por vía oral, y tiene buena absorción.

La N-acetil-cisteína opera bien en combinación con otro suplemento llamado L-carnitina.

Por lo general es segura una dosis de 1 a 3 gramos al día, pero si se consume en exceso puede ser problemática para las personas propensas a formar cálculos renales. No se encuentra en los alimentos en esa forma, pero la familia del brócoli contiene análogos de la cisteína.

L-CARNITINA

La L-carnitina es un compuesto similar a un aminoácido, capaz de fortalecer la función inmune. Se ha utilizado en pacientes de diálisis para bajar sus niveles de PCR. La dosis habitual es de 2000 a 4000 miligramos diarios.

Otra forma de carnitina, la acetil-L-carnitina, es de más fácil absorción, lo cual implica que se puede consumir en dosis más bajas de entre 500 y 1500 miligramos al día.

L-ARGININA

La L-arginina es otro aminoácido importante que reduce la activación del sistema inmune. Es especialmente importante para las personas con hipertensión y los hombres que sufren de disfunción eréctil; al parecer, el efecto de la L-arginina es semejante al de medicamentos como el Viagra.

La L-arginina se ha utilizado también para tratar diversas condiciones, desde insuficiencia cardíaca hasta trastornos hipofisiarios y migraña. La dosis de L-arginina oscila entre 1500 y 6000 miligramos diarios.

Es necesario tener cuidado en ciertas circunstancias, por ejemplo en casos de asma, puesto que la L-arginina puede agravar los síntomas. Asimismo, la L-arginina puede ser peligrosa si se administra inmediatamente después de un infarto del miocardio.

QUERCETINA

La quercetina pertenece a un grupo de compuestos llamados flavonoides, al cual pertenecen compuestos cítricos como la narigina, la rutina y la hesperidina, entre otros. Se encuentra en distintos alimentos como la manzana, el té, la cebolla y el brócoli. La quercetina y otros flavonoides tienen propiedades antiinflamatorias y fortalecen el sistema inmune. La quercetina por lo general se consume en dosis de 500 miligramos una o dos veces al día.

ÁCIDO LIPOICO

Este compuesto a base de azufre ocurre de manera natural y se le conoce también como ácido alfalipoico o ácido tióctico; se encuentra en la espinaca, el brócoli, la levadura cervecera y las carnes rojas. El cuerpo humano utiliza el ácido lipoico como catalizador de las reacciones químicas a partir de las cuales se produce energía, y para reforzar la producción de glutatión. Los suplementos de ácido lipoico en cápsulas se absorben relativamente bien y contribuyen al tratamiento de trastornos autoinmunes como la diabetes y la esclerosis múltiple, y males degenerativos del cerebro.

En un estudio realizado en Alemania, los ratones a los cuales se les administró ácido lipoico junto con selegilina (deprenil), vivieron el doble de tiempo que los otros animales.

El ácido lipoico se encuentra en forma natural en las verduras de hojas verdes, la carne de res, la levadura de cerveza y el tomate.

PICOLINATO DE CROMO

Como ya se dijo, el sobrepeso puede ser un desencadenante fundamental de la activación inmune. Después de todo, cuando sobra peso también sobra grasa. El exceso de grasa produce un mayor número de citocinas como la leptina. Cuando perdemos peso, los niveles de leptina disminuyen y con ellos la activación inmune.

Es especialmente importante eliminar el tipo de grasa que se acumula en la cintura, dentro de la cavidad abdominal. Este tipo de grasa produce más leptina que cualquier otra y ofrece una mayor probabilidad de activar el sistema inmune que la grasa de las caderas o la acumulada debajo de la piel o en el dorso de los brazos.

El picolinato de cromo es uno de los suplementos que ayuda a revertir la acumulación de grasa. Se sabe que el cromo ayuda a promover la pérdida de peso y a regular los niveles de azúcar en la sangre, especialmente en los casos de diabetes. La investigación científica ha demostrado que el picolinato de cromo ayuda a los diabéticos de tipo 2 a perder peso y a mejorar sus lecturas de glicemia cuando se consume en dosis de 400 a 1000 microgramos al día durante cuatro a seis meses.

Esta acción del picolinato de cromo de promover la pérdida de peso y regular la glicemia se debe en parte a su efecto sobre el sistema inmune, puesto que inhibe la liberación desde los glóbulos blancos del TNF alfa y la interleucina 6, dos citocinas que activan el sistema inmune.

En efecto, las citocinas desempeñan un papel importante en ese círculo vicioso en el que caen tantas personas de perder y recuperar peso repetidamente. El aumento de peso que se produce después de luchar por rebajar es desencadenado por un aumento de las citocinas, el cual hace que la persona regrese al punto donde estaba, sólo que más frustrada y abatida.

El cromo se encuentra en la levadura de cerveza y también en la carne, los huevos, el pollo, las ostras, el germen de trigo, la manzana, el banano y la espinaca. Para efectos de ayudar a controlar la glicemia y mejorar la sensibilidad a la insulina se deben utilizar dosis de entre 400 y 500 microgramos diarios.

Además del picolinato de cromo, otra forma de cromo fácilmente disponible es el polinicotinato de cromo. Tal parece que son seguras las dosis de hasta 1000 microgramos durante seis meses, aunque todavía faltan datos científicos sobre la seguridad de las dosis altas de cromo a largo plazo.

Fibra

Otro suplemento importante que a veces se olvida es la fibra. La investigación ha revelado que hay una relación inversa entre la fibra y la activación inmune en donde, a mayor ingesta de fibra, menor la activación del sistema inmune.

La fibra es importante por muchas razones, desde mejorar la función intestinal hasta promover la pérdida de peso. Las personas que consumen una dieta rica en fibra tienden a llenarse más pronto y a no comer en exceso.

Quizás el efecto más importante de la fibra sea promover el crecimiento de bacterias buenas en el intestino, las cuales a su vez nos protegen contra bacterias invasoras más peligrosas. Tal como ya se dijo, el tubo digestivo es un sitio de importancia crucial desde el punto de vista de la seguridad de las fronteras. Crear un ambiente tranquilo y pacífico en el intestino es vital para mantener la paz en todo el sistema inmune (es imposible que el sistema inmune permanezca tranquilo si el intestino provoca constantemente una reacción inmune).

Las bacterias simbióticas benéficas, como los lactobacilos y las bifidobacterias, se alimentan de fibra y prosperan en los ambientes donde encuentran alimento suficiente, como nos sucede a los seres humanos cuando nos alimentamos bien. Pero a diferencia de los seres humanos, quienes no podemos digerir la fibra, estas bacterias obtienen su energía de la fibra que no digerimos.

Cuando las bacterias simbióticas florecen en el intestino, por simple número desalojan a las bacterias indeseables y peligrosas que compiten por el mismo alimento. Por consiguiente, a fin de promover el crecimiento de las bacterias buenas e inclinar la balanza a su favor, debemos mantener una ingesta adecuada de fibra.

Es fácil obtener fibra a partir de los alimentos como frutas, verduras y cereales integrales, aunque también hay muchos suplementos. La meta debe ser consumir cerca de 20 gramos de fibra al día por cada 1000 calorías ingeridas. Por consiguiente, si usted consume 1500 calorías diarias, necesita cerca de 30 gramos de fibra, bien sea en forma de alimento o de suplemento. También puede combinar las dos cosas. Si obtiene 15 gramos de sus alimentos, añada otros 15 gramos en forma de suplemento.

Algunos suplementos comunes son la cascarilla de psyllium (ingrediente de marcas como Konsyl), la metilcelulosa (ingrediente de Citrucel) y la goma de guar (ingrediente de Benefiber). Busque suplementos totalmente naturales que no contengan preservantes, rellenos o ingredientes inactivos o artificiales.

Para evitar el estreñimiento, beba ocho vasos de agua al día junto con sus suplementos de fibra.

AGUA

Aunque, técnicamente, el agua no es un suplemento, faltan palabras para recalcar su importancia. Mucha gente se limita a beber agua solamente cuando siente sed. Sin embargo, la sed no se manifiesta sino hasta cuando hay un 2 por ciento de deshidratación. Para una persona de 90 kilos de peso, eso representa una pérdida cercana a un kilo y medio de peso corporal.

Un adulto promedio necesita cerca de sesenta y cuatro onzas (dos litros) al día, las cuales se obtienen de las bebidas (preferiblemente agua pura filtrada) y de alimentos ricos en agua como las frutas y las verduras.

Es importante mantenerse hidratado y no esperar hasta sentir sed. Mantenga una botella de agua cerca para recordar beberla con frecuencia (ocho vasos al día son suficientes). A mi me agrada agregar un casco de limón, no solamente para mejorar el sabor sino para obtener un poco de limoneno, un flavonoide natural que calma el sistema inmune.

En lugar de llevar el control de las onzas de líquido que consume al día, utilice la orina como guía. Si el color de la orina es amarillo pálido o transparente y debe orinar cada dos horas aproximadamente es porque la hidratación es buena. La orina oscura y concentrada, o pasar más de cuatro horas sin orinar, son señales de que necesita más líquidos.

INFECCIONES CRÓNICAS

La falta de nutrientes, fibra o hidratación no es la única razón por la cual se activa nuestro entorno interno. Recuerde que nuestro sistema inmune ha evolucionado para reaccionar en caso de amenazas reales o percibidas, y que la amenaza suele ser producto de una infección al acecho. Por consiguiente, uno de los factores más importantes para ayudar al sistema inmune a funcionar correctamente es la ausencia de infecciones ocultas.

SEÑALES DE PELIGRO

La mayoría de las personas asocia las infecciones con síntomas como la fiebre, la tos, el dolor, un forúnculo u otro signo tangible. La verdad es que muchas personas tienen infecciones crónicas sin saberlo porque estas no producen síntomas manifiestos. Por ejemplo, hay una infección gástrica común causada por una bacteria denominada *Helicobacter pylori*. El *H. pylori* afecta aproximadamente a un 10 a 20 por ciento de los estadounidenses (y esta cifra es mucho mayor en los países en desarrollo).

Esta bacteria en particular tiene una característica rara. Por lo general, cuando ingerimos un germen, este muere rápidamente a causa del ambiente ácido del estómago. Esta capacidad de liquidar a los gérmenes es una de las cualidades más importantes del ácido gástrico. Pero sucede que el *H. pylori* prospera en el medio ácido; la verdad es que sobrevive solamente en un ambiente ácido.

El *H. pylori* se descubrió por primera vez en 1892 en Italia, pero fue solamente hasta 1992 que se reconoció como causa de muchos trastornos estomacales como las úlceras y el cáncer. También se ha demostrado que causa gastritis y hasta problemas como la blefaritis o enrojecimiento de los párpados y, como en el caso de nuestra paciente Cynthia (página 68), uveitis. También se lo ha asociado con deficiencias de hierro y enfermedades de la piel como la rosácea, un salpullido a parches rojizos.

Otro ejemplo de una infección crónica que requiere tratamiento en los hombres es la prostatitis. Puesto que la próstata está enterrada entre la vejiga y la piel, no muestra síntomas obvios. Sin embargo, la prostatitis afecta a más de la mitad de todos los hombres, y a más de un 60 por ciento de los hombres mayores de 40.

Las infecciones crónicas de los senos nasales afectan actualmente a cerca de un 10 por ciento de los estadounidenses. La enfermedad de Lyme se puede encontrar en la mitad de las personas residentes en zonas endémicas como Martha's Vineyard o Nantucket, Massachusetts. También es común a nivel nacional en los Estados Unidos la clamidia. Aunque la mayoría de la gente la asocia con una enfermedad de transmisión sexual, hay otra especie de clamidia (*pneumoniae*), la cual es causa común de bronquitis.

Hay muchas otras condiciones que podrían ser enfermedades infecciosas pero que sencillamente no hemos identificado como tales. Algunas se han reconocido apenas recientemente, como la enfermedad de Whipple, un trastorno intestinal raro causante de mala absorción y que también puede provocar artritis y problemas del corazón, los ojos, los pulmones y el cerebro. Aunque la enfermedad de Whipple se descubrió en 1907, fue sólo hasta 1992 cuando se descubrió la bacteria responsable.

Asimismo, la fiebre por rasguño de gato, una infección seria aunque poco común, causada, como su nombre lo indica, por el rasguño del gato, se describió inicialmente en 1889 pero el agente causante (una bacteria llamada *Bartonella henselae*) se identificó apenas en 1988.

Hasta la artritis común puede terminar siendo una enfermedad infecciosa.

De poder identificar, tratar y erradicar estas infecciones insospechadas, sería posible mejorar el sistema inmune y permitirle bajar la guardia para que no tenga que luchar constantemente contra los gérmenes. Sin embargo, hacer las pruebas para detectar esas infecciones no es cosa fácil. Sería maravilloso contar con una sola prueba que sirviera para identificar todas las infecciones posibles, pero no la hay. Es necesario hacer pruebas individuales, de tal manera que los análisis que se realizan en la sangre dependen de cuál sea el germen más sospechoso. Si usted vive en Connecticut y sufre de artritis, conviene hacer un análisis para la enfermedad de Lyme. Si mantiene la nariz tapada o sufre de bronquitis constante, probablemente deba hacerse un examen para detectar clamidia. Si es hombre y tiene síntomas urinarios, debe descartar una prostatitis. Si sufre de indigestión ácida, pirosis o gastritis, debe hacerse exámenes para detectar el *H. pylori*.

Los probióticos
como tratamiento de las infecciones

¿Qué se puede hacer para tratar una infección crónica? Hasta las infecciones más soterradas dejan algunas pistas si provocan algún efecto importante para el sistema inmune. Por ejemplo, el recuento de glóbulos blancos puede aparecer elevado, la PCR puede estar alta sin razón aparente, la muestra de orina puede ser anormal, o hay una tos crónica, o problemas digestivos. Todas esas son señales que apuntan a infecciones insospechadas.

Muchos pacientes se sienten tentados a tomar antibióticos como solución para cualquier señal de activación del sistema inmune en respuesta a una infección. En algunos casos, ese debe ser quizás el camino a seguir. Pero ciertamente que los antibióticos no son la solución para la mayoría de las personas porque, como sabemos, tienen efectos secundarios serios. Los niños que han tomado antibióticos tienden a sufrir más de alergias y asma que los que no; las mujeres que los han tomado al parecer tienen un mayor riesgo de desarrollar cáncer de mama que las que no.

Por tanto, los antibióticos no son un tratamiento inocuo. Se deben formular y utilizar con cautela. En efecto, hay una tendencia a formular antibióticos en exceso, incluso para condiciones que no responden a ellos, como son las infecciones virales.

Si su sistema inmune está activado y no se encuentra otra explicación, podría ser conveniente tomar un esquema de antibióticos. Esa es una decisión que usted y su médico deben tomar deliberadamente.

Hay otro tipo de suplemento que contribuye a combatir la infección: los probióticos. Mientras los antibióticos matan todas las bacterias indiscriminadamente, los probióticos promueven el crecimiento de las bacterias benéficas, las cuales, como hemos visto, compiten contra las bacterias indeseables y las acorralan.

Entre los probióticos, muchos de los cuales se encuentran en alimentos como el yogur, se cuentan el acidophilus (*Lactobacillus acidophilus*), las bifidobacterias, y algunos de los microorganismos del suelo.

En nuestro cuerpo normalmente residen estas bacterias en grandes cantidades, en el revestimiento de la vía gastrointestinal. Sin embargo, muchas cosas pueden alterar esos niveles. Por ejemplo, el estrés cambia el equilibrio e inclina la balanza hacia la proliferación de bacterias indeseables. Lo mismo sucede con la mala alimentación, o con un esquema de antibióticos, el cual mata indiscriminadamente las bacterias, incluidas las buenas.

El antídoto para esta activación del sistema inmune es tomar suplementos de bacterias probióticas saludables, las cuales restablecen el equilibrio a favor de la salud humana. Se ha determinado que estos suplementos ayudan a curar toda clase de condiciones infecciosas, desde la diarrea y las infecciones de los oídos, hasta la sinusitis y la bronquitis.

Hay varias pruebas para detectar la presencia de suficientes bacterias amigables en muestras de materia fecal, orina y aire expirado.

Para conseguir probióticos, busque marcas de alta potencia que le proporcionen por lo menos entre 3 y 5 mil millones de bacterias benéficas por dosis. Deben consumirse durante períodos consecutivos de cuatro a seis semanas, especialmente en épocas de estrés o después de un esquema de antibióticos.

FITONUTRIENTES

Los suplementos de fitonutrientes contribuyen a fortalecer la función inmune y disminuir la activación. El prefijo *phyto*, del griego "vegetal", se refiere a las sustancias químicas que se encuentran en las plantas benéficas para los seres humanos. Muchos de los compuestos que protegen a las plantas contra las enfermedades, la infección o la oxidación

—y que imparten color y sabor— también tienen efectos benéficos para las personas. La ciencia descubre y experimenta continuamente con nuevos fitonutrientes, a fin de develar los secretos de sus efectos benéficos. Los siguientes son algunos ejemplos.

Silimarin: El silimarin, un ingrediente activo del cardo mariano, se ha utilizado como remedio herbal para la hepatitis crónica y la cirrosis. Al ayudar a reducir la activación inmune que ocurre con estas enfermedades crónicas, el silimarin puede prevenir el daño colateral al hígado provocado por la hiperactividad inmune. Las dosis oscilan generalmente entre 160 y 480 miligramos al día.

Curcuminoides: Derivados de la raíz de la cúrcuma, los curcuminoides están presentes en el curri y se utilizan frecuentemente como suplementos en los casos de condiciones inflamatorias y autoinmunes. La cúrcuma en polvo es la mejor fuente de curcumina para el curri de cocinar. También hay suplementos de curcumina en cápsulas. Los extractos de cúrcuma tienen niveles normalizados de 90 a 95 por ciento de curcumina y sus dosis oscilan entre 250 y 500 miligramos tres veces al día, según las necesidades.

Genisteína: La genisteína es una isoflavona derivada de la soya que bloquea la activación inmune cuando se utiliza en dosis de 10 a 20 miligramos al día. La genisteína puede obtenerse de alimentos de soya como el tofu, el tempeh, la leche de soya y el miso. También se consigue el extracto en cápsulas.

Resveratrol: Este fitonutriente, o compuesto vegetal, está presente en la piel de las uvas, el vino tinto, los arándanos azules y el maní (el resveratrol puede ser la fuente de algunos de los beneficios que se observan en los sitios donde es costumbre beber vino con las comidas). Contribuye a desactivar el sistema inmune, es antiangiogénico y al parecer sirve para prevenir el cáncer, la enfermedad cardíaca y la diabetes. El resveratrol también se consigue como suplemento, en dosis cercana a los 200 miligramos diarios.

Polifenoles: Este es un grupo de compuestos comunes a muchas plantas; son los causantes del cambio de color de las hojas en el otoño, por ejemplo.

El té es una buena fuente de polifenoles, pero también se encuentran en el maní, la granada, la cáscara de la mayoría de las frutas, el chocolate negro, el café y el aceite de oliva extravirgen. Los polifenoles de las plantas tienen efectos anticancerígenos y protegen contra los trastornos autoinmunes y el envejecimiento. Una de las mejores formas de obtener polifenoles es bebiendo tres tazas de té verde al día, o una taza grande de café oscuro (puede ser descafeinado), o consumiendo dos o tres onzas de chocolate negro. El vinto tinto —¡en cantidades moderadas!— también es una buena fuente.

Licopeno: Este fitonutriente se encuentra en el tomate (especialmente cocido) y otras verduras rojas, y puede mejorar los trastornos inflamatorios y autoinmunes (el licopeno está presente en muchos suplementos, y las dosis oscilan entre 20 y 40 miligramos al día).

La investigación científica continúa generando casi a diario nueva información para la enciclopedia de los compuestos que fortalecen el sistema inmune. Estas sustancias se convertirán en unas herramientas poderosas para controlar la salud mejorando la función del sistema inmune.

MEDICAMENTOS

También hay medicamentos formulados y no formulados que sirven para alterar el ambiente interno del organismo a fin de mejorar el funcionamiento del sistema inmune.

El más simple de todos es la aspirina, la cual se ha utilizado históricamente para bajar la fiebre porque bloquea la producción de pirógenos, las citocinas del sistema inmune encargadas de desencadenar la fiebre. La aspirina también reduce los niveles de PCR, una de las razones por las cuales se utiliza para prevenir condiciones como el infarto del miocardio y el accidente cerebrovascular.

Hay estudios interesantes que sugieren que la aspirina podría ejercer una gama todavía más amplia de efectos benéficos para el sistema inmune, como bloquear el cáncer y limitar el crecimiento de vasos sanguíneos nuevos. También se ha demostrado que reduce el riesgo de cáncer de colon y el desarrollo de pólipos intestinales. Así, pese a ser sencilla y económica, la aspirina es extremadamente eficaz.

Entre algunos de los medicamentos modernos y más costosos —aunque no necesariamente más eficaces— para modular el ambiente interno y la actividad del sistema inmune están el Lipitor, el Zocor y el Pravacol. Estos medicamentos alcanzaron la fama por su efecto de reducir el colesterol. Sin embargo, tal parece que también reducen la actividad del sistema inmune y son eficaces para bajar los niveles de proteína C reactiva. En efecto, los estudios han demostrado que es acertado tratar con Lipitor u otras estatinas a una persona con niveles elevados de PCR, aunque sus niveles de colesterol sean normales.

Sin embargo, al igual que los antibióticos, las estatinas no son para todo el mundo. Pueden tener efectos secundarios serios (aunque no muy frecuentes), desde problemas hepáticos, daño muscular y nervioso, hasta amnesia. Por tanto, consulte a su médico y proceda con cautela.

Hay fármacos todavía más poderosos para reducir la activación inmune, muchos de los cuales se utilizan para prevenir el rechazo durante y después de transplantes de órganos. Estos fármacos, entre los cuales están el metotrexato, el Imuran, la ciclosporina, el infliximab (Remicade), el etanercept (Enbrel) y el adalimumab (Humira), se utilizan comúnmente para tratar enfermedades autoinmunes como la enfermedad inflamatoria del colon, la psoriasis y la artritis reumatoidea. Sin embargo, pueden tener efectos secundarios peligrosos. También pueden desactivar al sistema inmune hasta el punto de crear el riesgo de una infección seria. En efecto, las personas que toman estos medicamentos son más susceptibles a todas las infecciones, incluidas aquellas que normalmente no serían de cuidado.

La investigación científica sobre cómo controlar y mejorar la función inmune crece rápidamente. Cuando todas las piezas del rompecabezas estén en su lugar, tendremos un mejor control sobre nuestro sistema inmune, lo cual nos permitirá vivir sin infecciones, prevenir las enfermedades, frenar y hasta revertir el proceso de envejecimiento.

ACTÚE: FORTALEZCA

Ante todo, recuerde que no todo el mundo tiene que consumir todos los suplementos. Lea esto como si fuera una carta de restaurante, repasando todas las posibilidades y seleccionando lo mejor para usted, aunque al final daré unas recomendaciones para todo el mundo.

Una de las mayores dificultades a la hora de fortaleces el sistema inmune es saber cuáles medidas tomar. Si usted tratara de investigar, encontrar y consumir todos los suplementos de la lista, no tendría tiempo para nada más en su vida. Tampoco podría someterse a todas las pruebas disponibles pues probablemente se expondría a una anemia por el volumen de sangre que se necesitaría. Pero debe haber alguna forma de saber exactamente lo que debe hacer y tomar para fortalecer su función inmune.

Y así es. La forma más confiable de averiguar si tiene un problema es medir el nivel de activación total del sistema inmune. En Canyon Ranch utilizamos una prueba de alta sensibilidad para la PCR (la hs-PCR), la cual no es costosa y se puede hacer en todas partes. Lo que buscamos es bajar el nivel lo más posible, ojalá a menos de 0.7 miligramos por litro. No es raro que una persona ultrasana llegue a niveles hasta de 0.2 miligramos por litro.

El examen para medir la PCR, el cual su médico puede solicitar, le servirá de guía para decidir en qué medida aplicar este paso de fortalecer. Si su PCR es de 0.6 o menos, todo está muy bien. No se sienta mal. Si su PCR está entre 0.6 y 3, podrá comprometerse con un bajo nivel de suplementos: por ejemplo, una cápsula de aceite de pescado, un multivitamínico con vitamina D, y quizás un probiótico todos los días.

Si su PCR está por encima de 3, su riesgo es mayor y por ello necesitará un esquema más completo. Podrá incluir una dosis diaria de 3000 miligramos de aceite de pescado, 1000 unidades de vitamina D, y vitaminas C, E, B6 y B12, además de asegurarse de obtener niveles adecuados de cromo, magnesio, selenio, zinc y fibra en su alimentación.

Si su PCR está muy alta (más de 10, por ejemplo) como consecuencia de una condición inflamatoria seria como una artritis reumatoidea o una enfermedad inflamatoria del colon, le conviene agregar una mezcla de suplementos herbales y fitonutrientes a fin de ayudar a reducir el nivel de activación del sistema inmune.

Primeros pasos para mejorar el sistema inmune

1. **Conozca su nivel basal de PCR**: Solicite este análisis la próxima vez que le hagan un examen físico. Lleve un registro de las lecturas y también de sus vitaminas, medicamentos y suplementos en una hoja electrónica o en un diario, a fin de conocer los cambios de los niveles en el tiempo.

2. **Calcule la relación entre la circunferencia de la cintura y la de la cadera**: Esta es una buena forma de saber si corre el riesgo de activación inmune. Es algo que puede hacer en la intimidad de su casa con la ayuda de una cinta métrica.

   Tome dos medidas. Primero mida la circunferencia de la cintura a la altura del ombligo. La cinta debe quedar lo suficientemente justa para marcar ligeramente la piel, pero no tanto como para hundirla.

   Después tome la misma medida en la cadera. Divida el primer número por el segundo. Por ejemplo, 81.3 centímetros divididos entre 99 centímetros arroja una relación de 0.82 aproximadamente. La meta es ligeramente diferente para hombres y mujeres. Para los hombres debe ser inferior a 0.9, y para las mujeres, inferior a 0.8.

   Las personas cuyas medidas están por encima de esos niveles tienden a acumular peso en el abdomen y sus cuerpos producen más citocinas activadoras del sistema inmune como la leptina. Es importante que esas personas consuman suficiente cromo, fibra y aceite de pescado.

   (La relación entre la cintura y la cadera suele ser baja debido a las caderas anchas; hay personas, particularmente las mujeres, que no se sienten a gusto con eso. Sin embargo, las caderas anchas suelen traducirse en una menor relación cintura-cadera, lo cual a su vez significa niveles más bajos de PCR y menor activación inmune. Por tanto, me alegro cuando veo esa figura corporal).

3. **Añada una columna en su hoja electrónica:** Hay medidas importantes que deben constar en su hoja electrónica, como son el peso y las dimensiones de la cadera y la cintura. Ellas le ayudarán a medir qué tan bien está funcionando su programa de ultralongevidad.

4. **Lleve la cuenta del total diario de suplementos ingeridos:** Recuerde que los suplementos pueden provenir de distintas fuentes. Por ejemplo, sería útil sumar cuánta vitamina D contiene su producto multivitamínico, cuánta consume en otras formas y cuánta ingiere con los alimentos. Además de los recursos mencionados en la página 145, encontrará un análisis completo de nutrientes en la Base de datos de nutrientes del Departamento de agricultura de los Estados Unidos, www.nal.usda.gov/fnic/foodcomp/search/ (información en inglés).

5. **Lleve la cuenta de los exámenes de sangre más importantes:** Incluya en su hoja electrónica, o diario, todos los demás análisis de sangre importantes, como el recuento de glóbulos blancos o la velocidad de sedimentación. Su médico puede solicitar esos exámenes.

GUÍAS GENERALES
A continuación aparecen unas pautas generales para fortalecer el poder del sistema inmune.

Para todo el mundo
- Todo el mundo debe tomar un multivitamínico.
- Todos debemos consumir 20 gramos de fibra por cada 1000 calorías ingeridas en el día.
- Todos debemos hidratarnos con frecuencia.
- Quienes habitamos en las latitudes templadas del norte, o no recibimos luz solar directamente todos los días, debemos consumir un suplemento de vitamina D.
- Quienes no consumen pescado pequeño y grasoso más de dos veces por semana deben añadir suplementos de aceite de pescado.

Para situaciones especiales
- Si en su familia hay una historia importante de enfermedad de Alzheimer y su nivel de PCR no es ideal, añada vitaminas C, E y complejo B además de su multivitamínico.
- Si tiene un problema digestivo causante de diarrea o deposiciones blandas frecuentes, o si es diabético, añada un suplemento de zinc.
- Si tiende a acumular peso en la cintura (según la relación entre la cintura y la cadera), incluya cromo en su programa.
- Si su presión arterial es limítrofe o elevada, piense en añadir L-arginina, especialmente si es hombre y sufre de disfunción eréctil.
- Si tiene síntomas digestivos, intestino irritable o enfermedad inflamatoria del colon, o si sufre de otras condiciones inflamatorias como asma o artritis, incluya un probiótico todos los días.
- Si es diabético, añada ácido lipoico, L-carnitina, zinc, magnesio y posiblemente arginina, especialmente si su presión arterial es limítrofe o elevada.

- Si sufre de estreñimiento, asma o migraña, añada magnesio.
- Si sufre de hepatitis crónica u otros problemas hepáticos, piense en el cardo mariano (silimarin).
- Si toma medicamentos antiinflamatorios o analgésicos como el acetaminofén con regularidad, añada NAC.

Si adopta estas medidas para mejorar su medio interior y fortalecer la función de su sistema inmune, podrá reducir el nivel de activación inmune de su organismo y al mismo tiempo ayudará a prevenir las enfermedades y a desacelerar el envejecimiento.

UN DÍA EN LA VIDA DEL PROGRAMA DE ULTRALONGEVIDAD

¿CÓMO ES VIVIR EL PROGRAMA de ultralongevidad? Imagine la siguiente situación:

Usted despierta en la mañana después de una noche de sueño reparador. Ya sabe que el sueño profundo que ocurre justo antes de despertar es el más valioso y, puesto que ha dormido bien, se siente de maravilla y disfruta de esa sensación extraordinaria de rejuvenecimiento que necesita para salir a enfrentar lo que el día le tiene preparado.

Hace unos cuantos ejercicios de respiración antes de levantarse, respirando profundamente al menos tres veces y recita una corta meditación. Para muchas personas, la mañana es uno de los pocos momentos tranquilos, de tal manera que usted se toma algo de tiempo para contemplar una escena de serenidad, o quizás medita repitiendo un mantra con la respiración. Un pensamiento positivo en la mañana determina el tono para el resto del día.

Si despierta al lado de otra persona, es el momento perfecto para ayudarla a iniciar bien el día también. Dígale algo amable, abrácela, demuéstrele su amor.

Ahora se levanta lentamente y se estira un par de veces. Alza los brazos por encima de la cabeza, dobla la cintura para tratar de tocar el piso y se estira lo más posible, separando las piernas. Después arquea un poco la espalda. Al tiempo que se estira, respira conscientemente. Sabe también que es un buen momento para hacer una afirmación (recomiendo que todo el mundo tenga una). Ha establecido un compromiso positivo: no cejar en su empeño de tener un estilo de vida saludable, continuar con sus ejercicios y dejar una huella en el mundo.

Quizás sea su responsabilidad despertar a otros moradores de la casa. No lo hace como si fuera un gallo o un reloj despertador, puesto que su deseo es que se levanten con el pie derecho, los despierta con un mensaje de amor y no con un grito.

Han pasado varias horas desde la última vez que bebió líquido. Para corregir la deshidratación, bebe ocho onzas de agua y sale para darse su baño diario.

Los días en los cuales no tiene que correr, practica su danza en la banda sinfín, o la danza de una clase de aeróbicos en casa. Sabe que es un buen momento para comenzar a moverse. El ejercicio ayuda a despertar y también a poner a marchar la frecuencia cardíaca.

Cuando termina su danza matutina, toma algunos de sus suplementos diarios, su probiótico y su vitamina D. Y se da una ducha. Aprovecha para cantar. ¡Qué forma tan maravillosa de levantar el ánimo! ¡Canta con toda su fuerza!

Llega la hora del desayuno; elige algo del plan de comidas para ocho días. Come prestando atención a lo que hace, masticando a fondo y sentado (en lugar de hacerlo de pie o de carrera para salir).

Con el desayuno bebe lentamente una taza de té o de café (limita la cafeína a las mañanas). Si comparte el desayuno con otras personas, les manifiesta cuánto las quiere. Si no está con ellas en ese momento, aprovecha para pensar en sus sentimientos positivos.

Si tiene mascotas, dedica un tiempo a demostrarles su cariño. Ellas le devuelven ese cariño. Siempre lo hacen.

Ahora comienzan sus actividades. Trátese de un día de descanso, de trabajo o de diligencias, no olvida poner el podómetro en el bolsillo o el bolso. Trata de caminar tanto como le es posible, ya sea para acompañar a sus hijos a la escuela o para subir los dos tramos de escaleras en lugar de subir en ascensor hasta su oficina.

La mañana pasa volando; llega el momento de su merienda matutina: hoy es un banano. Y continúa respirando conscientemente, asegurándose de que su respiración sea relajada, lenta y profunda.

Si está en la oficina, puesto que desea que su lugar de trabajo sea agradable, trae algunas flores. También se cerciora de mantener las ventanas abiertas en la medida de lo posible, para permitir la entrada del aire puro.

Al acercarse la hora del almuerzo, toma otros suplementos; por ejemplo, tomar el aceite de pescado antes de almorzar le evita el sabor que deja en la boca cuando está vacío el estómago. Si toma un multivitamínico dos veces al día, toma el primero ahora, junto con los aminoácidos y los suplementos herbales.

Su almuerzo es un emparedado de pavo y come con tranquilidad, asegurándose de masticar muy bien.

Después del almuerzo da una caminata corta. En algún momento siente cansancio, puesto que no es raro sentir fatiga después de comer. Para combatir esa sensación, bebe agua limpia y filtrada en abundancia. Sabe que es importante hidratarse después del almuerzo: su cuerpo necesita el agua para digerir y procesar mejor el alimento. También evita sentarse porque, si lo hace, su cuerpo se torna lento y puede perder la concentración.

De regreso en su oficina, cierra la puerta y estira la espalda un par de veces apoyando las manos en las caderas y arqueando la espalda hasta quedar mirando el techo. Después dobla la cintura tratando, en la medida de lo posible, de tocar los pies. También se para con las piernas ligeramente separadas para girar el torso, primero a la derecha y después a la izquierda; la torsión ayuda a alinear la columna.

A media tarde siente deseos de comer algo; hoy degusta una barra de granola.

Al final de la jornada de trabajo, hace algunas compras para la cena. También para un rato delante de la guardería de mascotas para ver jugar a los cachorros. Y continúa caminando, registrando esos pasos en su podómetro.

Antes de la cena toma su segundo multivitamínico y también su segundo probiótico del día con más aceite de pescado.

Para la cena elige alguna de las recetas del plan de comidas para ocho días: hoy son fajitas de pollo. También se asegura de presentar bien el plato. Enciende una vela y pone algo de música. Lo ideal es compartir la cena con su pareja o con un amigo o amiga; disfrutan esa hora juntos y usted agradece a la vida por tener a alguien con quien compartir. Pero si está solo, prepara una cena especial sólo para usted.

Después de la cena examina su podómetro para ver la actividad del día y se da cuenta de que solamente ha recorrido ocho mil pasos, de tal manera que sale a dar un paseo para completar los dos mil pasos que le faltan. Eso le ayuda a la digestión y le impide sentir fatiga.

Al regresar hace algunas anotaciones en su diario. ¿Qué siente? ¿Cómo está su salud? ¿Cuáles son sus planes para mañana?

Cada noche elige una forma diferente de tranquilizar su sistema inmune. Esta noche se da un baño caliente. Primero bebe una tisana de manzanilla para relajarse completamente. Comienza a desacelerar el ritmo antes de irse a dormir. Ahora se felicita por los logros del día. Después del baño, un buen premio es concentrarse en su mantra para dormir y visualizar ese espacio acogedor y maravilloso donde podrá conciliar el sueño. Se asegura de que su alcoba esté a oscuras y en silencio... Y no tarda en cerrar los ojos.

De lo siguiente que se da cuenta es de que ha despertado y disfruta esos últimos momentos del sueño profundo y reparador de la mañana, que fue donde comenzamos.

Algunas personas me dicen que sus ocupaciones les impiden cuidarse. Por supuesto que también usted vive muy ocupado. A todos nos pasa lo mismo. Pero eso no significa que no podamos estar sanos también.

Ninguna de las sugerencias del programa de ultralongevidad exige demasiado tiempo y casi todas se pueden incorporar como parte de las actividades cotidianas. Podrá continuar con su alto rendimiento y cuidar de su salud al mismo tiempo. Por ejemplo, a pesar de haber hecho todo lo anterior, también habrá asistido a tres reuniones, manejado la grosería del dependiente de la tienda, habrá escrito cinco memorandos, hablado con diez personas, atendido quince llamadas, paseado al perro y ayudado a los niños con las tareas.

Es muy frecuente ver que las personas adoptan una actitud reactiva frente a su salud. Es decir, esperan hasta que algo sale mal. Esperan hasta sufrir un ataque cardíaco. Esperan hasta desarrollar un cáncer. Y entonces tratan de cuidarse, pero muchas veces ya es demasiado tarde.

El camino hacia la salud es de acción, no de evasión. Seguir estos siete pasos del programa de ultralongevidad equivale a tomar las riendas y asumir la responsabilidad por mejorar la salud y frenar el proceso de envejecimiento. Si lo hace, podrá vivir tanto tiempo y con tanta salud como le sea posible.

TERCERA PARTE

PLAN DE COMIDAS PARA OCHO DÍAS EN EL PROGRAMA DE ULTRALONGEVIDAD

OCHO DÍAS
DE UNA ALIMENTACIÓN SANA

PARA VIVIR UNA VIDA LARGA Y SANA, debe aprender a comer bien. Es decir, debe saber *qué* comer. En otras palabras, es probable que usted ya sepa que debe comer lentamente, masticar completamente, distribuir las calorías durante el día y disfrutar de una buena compañía a la hora de comer. Pero siempre está la pregunta de cuáles alimentos elegir.

A manera de ayuda, a continuación encontrará un plan de comidas para ocho días en el cual se combina la ciencia de la ultralongevidad con los principios de una alimentación sana. Las comidas son saludables, nutritivas y deliciosas. Cada plan proporciona una ingesta aproximada de 1650 calorías, la cantidad recomendada para una mujer de cuarenta y cinco años, 60 kilos de peso y físicamente activa. Otras personas deben variar las porciones de acuerdo con la ingesta calórica recomendada para ellas.

(Para calcular las calorías que necesita diariamente, aplique la siguiente regla general, la cual es bastante confiable: multiplique su peso por once. Si hace ejercicio con regularidad, sume el número de calorías que quema típicamente durante el ejercicio).

Estas comidas también le proporcionan cerca de 32 gramos de fibra al día, la cual, como ya usted sabe, es de vital importancia para su salud. Lo que también descubrirá consumiendo estas comidas ricas en fibra es que se sentirá lleno pese a consumir menos calorías de las que acostumbraba.

Advertencia: estas no son comidas rápidas. Para preparar y cocinar alimentos sanos se necesita tiempo y energía. Pero el beneficio es grande: un sistema inmune sano y una vida más larga.

Ciertamente no aspiramos a que todo el mundo siga estas sugerencias todos los días, pero sepa que si lo hace se estará alimentando de forma insuperable. Estas comidas son apenas guías para lo que puede hacer si desea funcionar con un máximo de eficiencia en la cocina.

Para la mayoría de los lectores: estos planes de alimentación se pueden cambiar e intercambiar, si le encanta alguna de las recetas y lo mismo piensan su familia o sus amigos, lo más probable es que la prepare con mayor frecuencia.

También recuerde que muchas personas cocinan una noche y guardan para el día o los días siguientes. Conozco una familia que siempre cocina el doble de una receta y guardan para llevar de refrigerio durante varios días.

Utilice el sentido común. No tiene que preparar en una sola noche la comida de toda la semana, pero recuerde que un poco más de esfuerzo un día le puede ahorrar trabajo al siguiente.

Además, muchos de estos platos se pueden preparar de antemano y guardar, de manera que puede cocinar cuando tenga tiempo y congelar o refrigerar para consumir más adelante. También puede duplicar o triplicar los ingredientes de la receta para tener la certeza de que habrá suficiente para después. Son pocas las personas que tienen el tiempo y los medios para cocinar a la misma hora y para el mismo número de personas todas las noches. Cocine cuando pueda y disfrute cuando desee.

Las siguientes son algunas reglas básicas relativas para el plan de comidas y algunas pautas para planear el menú y hacer las compras.

- Estas comidas aportan cerca de 20 gramos de fibra por cada 1000 calorías.
- Los condimentos y los demás ingredientes elegidos ayudan a fortalecer el sistema inmune.
- Las comidas contienen, en general, 55 por ciento de carbohidratos, 25 por ciento de grasa y 20 por ciento de proteína, y son bajas en grasas saturadas (de origen animal).
- Las calorías de la grasa deben provenir de fuentes como el aceite de oliva, o los aceites de linaza u otros omega-3 (pescado, por ejemplo), y las nueces (grasas monoinsaturadas), las cuales contribuyen a fortalecer la función inmune.
- Debe consumir pescado más de dos veces por semana.
- Prefiera los cereales integrales en lugar de los refinados: por ejemplo, trigo integral en lugar de harina blanca, arroz integral en lugar de arroz blanco, avena integral en lugar de refinada.
- En todos los alimentos industrializados empacados, el contenido de fibra debe ser superior al de azúcar.
- Evite a toda costa las grasas "trans" o "hidrogenadas".
- Busque productos naturales u orgánicos mínimamente refinados o no refinados.
- Tenga cuidado con los productos procesados.
- En las tiendas de alimentos naturales o que tienen secciones de alimentos integrales encontrará el mayor surtido de lo que necesita. Muchas de esas tiendas también tienen restaurantes donde se pueden consumir alimentos buenos y bien preparados.

- Las nueces y las mantequillas de nueces naturales son alternativas excelentes, uno de mis emparedados predilectos es el de mantequilla de almendra y banano sobre espelta.
- Los cereales del desayuno deben contener más gramos de fibra que de azúcar y deben ser naturales sin preservantes.
- Tenga presentes los distintos nombres de los edulcorantes: jarabe de maíz rico en fructosa, concentrado de jugo de fruta, melaza, miel, caña de azúcar, etcétera.

Siéntase en libertad de inventar sus propias comidas de acuerdo con estas guías. Anote sus propias recetas para repetirlas si le gustan. Use la creatividad.

Otras cosas para recordar:

- Los refrigerios están permitidos pero no son obligatorios. Déjese guiar por la sensación de hambre. Lo mismo vale para los postres. No hay ninguna ley que diga que se debe comer postre con cada comida. En efecto, varios de los planes no lo incluyen, para evitar que el postre se convierta en hábito.
- Beba muchos líquidos con las comidas. El agua es la mejor opción; si desea añadir un poco de sabor, póngale un casco de limón. También puede beber té, café o agua mineral embotellada (pero tenga cuidado con la ingesta de cafeína después del almuerzo).
- Cuando vaya a escoger jugos, busque los que sean naturales y sin azúcar adicional (por ejemplo, la mayoría de los jugos de arándano son excesivamente dulces). Los jugos también se pueden mezclar con agua o agua mineral para mejorar la hidratación y reducir la ingesta de azúcar.

- Coma lentamente y mastique muy bien. Si se ha tomado el tiempo para preparar una comida maravillosa, saboréela.
- Comparta sus creaciones culinarias con los amigos y la familia. Es más fácil cocinar para varias personas, y la mayoría de estas recetas hacen varias porciones. Si no puede reunirse con sus amigos, refrigere o congele las porciones adicionales para otra ocasión.
- Por último, si comienza a aburrirse después de repetir varias veces el plan, experimente. Ha aprendido lo suficiente sobre la cocina sana para crear sus propios platos de conformidad con los principios de la ultralongevidad.

Imagine. No solamente podrá saborear alimentos maravillosos, saludables y nutritivos, sino que estará conservando su juventud al mismo tiempo. Aliméntese bien y viva una larga vida. ¡Buen provecho!

DÍA 1

Tortilla de clara de huevo con verduras

Sirva con ¼ de taza de su salsa orgánica favorita y una tajada de pan multigranos tostado.

3 claras de huevo
½ cucharadita de aceite de canola
¼ de pimentón cortado en cuadritos
1 cucharada de tallos de cebolla verde

½ taza de hongos blancos tajados
¼ de tomate mediano cortado en cuadritos
1 cucharada de queso bajo en grasa

1. Bata las claras en un tazón pequeño hasta que hagan espuma.
2. Ponga unas gotas de aceite de canola en una sartén pequeña y saltee las verduras a fuego medio hasta que se ablanden.
3. Vierta las claras batidas sobre las verduras. Cuando comiencen a endurecer, levante los bordes con una espátula para que la porción que todavía está cruda se deslice por debajo de la parte ya cocida. Esto hace que la tortilla se vea más pareja. Tan pronto como la mezcla endurezca, espolvoree el queso sobre las verduras, retire la sartén del fuego y doble la tortilla a la mitad. Sirva inmediatamente.

NOTA: Puede utilizar sus verduras favoritas.

Rinde una porción, la cual contiene aproximadamente:
> 130 calorías • 9 g de carbohidratos • 5 g de grasa • 8 mg de colesterol • 15 g de proteína • 230 mg de sodio • 2 g de fibra

Sin el queso:
> 95 calorías • 8 g de carbohidratos • 3 g de grasa • 0 mg de colesterol • 11 g de proteína • 145 mg de sodio • 2 g de fibra

NOTA NUTRICIONAL: La tortilla de huevo entero con verduras (3 huevos, sin queso) aporta aproximadamente 260 calorías, 17 g de grasa, 639 mg de colesterol.

MERIENDA DE LA MEDIA MAÑANA

Un octavo de taza (2 cucharadas) de nueces de nogal.

ALMUERZO

Sopa de tortilla

4 tomates grandes cortados en cuadritos
2 cebollas blancas medianas tajadas
½ cucharada de aceite de oliva
½ taza de apio cortado en cuadritos
1 cucharadita de jalapeño picado
¼ de taza de ají (chile) verde cortado en cuadritos
1 cucharadita de ajo fresco picado
½ cucharadita de ají (chile) el polvo

2 ½ cucharaditas de comino molido
1 cucharadita de cilantro picado pequeño
1 cucharada de pasta de tomate
¼ de cucharadita de azúcar
1 litro de caldo de verduras (véase la receta que aparece a continuación) o caldo de verduras enlatado o congelado
1 cucharadita de sal, opcional

6 cucharaditas de crema agria sin grasa

6 cucharadas de queso bajo en grasa rallado

1 tortilla de maíz cortada en julianas

3 cucharadas de cilantro picado grande

1. Precaliente el horno a 350 °F. Vierta unas gotas de aceite de canola en un molde que pueda llevar al horno.

2. Distribuya los tomates y las cebollas en el molde. Hornee durante 15 o 20 minutos o hasta que doren los bordes.

3. Mientras tanto, caliente el aceite de oliva en una sartén grande a fuego mediano y agregue el apio, el jalapeño y los ajíes. Baje el fuego y cocine durante 2 a 3 minutos. Añada el ajo y cocine durante otros 2 minutos o hasta que dore el ajo.

4. Añada los condimentos y el cilantro picado pequeño, y cocine durante 1 minuto. Añada la pasta de tomate y el azúcar y cocine durante 3 o 4 minutos hasta que la pasta de tomate se torne oscura. Puede agregar un poco de agua para que no se pegue. Añada los tomates y las cebollas asadas y mezcle bien.

5. Agregue el caldo de verduras y cocine a fuego lento hasta que hierva. Cocine durante 5 minutos más. Deje enfriar un poco. Agregue sal si lo desea, y pase la mezcla por la licuadora o el procesador hasta que quede suave. Cuélela si lo desea.

6. Adorne cada porción con 1 cucharadita de crema agria sin grasa, 1 cucharada de queso, 1 cucharada de tortillas de maíz en tiras y ½ cucharada de cilantro picado grande.

Rinde 6 porciones de ¾ de taza, cada una de las cuales contiene aproximadamente:

115 calorías • 20 g de carbohidratos • 3 g de grasa • 4 mg de colesterol • 5 g de proteína • 359 mg de sodio • 4 g de fibra

Caldo de verduras

2 *puerros medianos bien lavados*
y picados
4 *cebollas blancas picadas*
6 *zanahorias peladas y picadas*
1 *puñado pequeño de apio picado*
1 *puñado pequeño de perejil picado*

3 *hojas de laurel*
2 *cucharaditas de hojas secas de*
mejorana
½ *cucharadita de tomillo seco*
6 *litros de agua fría*

1. Combine todos los ingredientes en una olla grande hasta que hierva. Baje el fuego y cocine durante 1 hora sin tapar, retirando la espuma que se forme en la superficie. No revuelva y deje que hierva nuevamente. Deje enfriar el caldo ligeramente para facilitar su manejo.
2. Cubra un colador o un escurridor con dos capas de tela para prensar queso (lino) y póngalo sobre un recipiente grande dentro del lavaplatos. Pase el caldo por la tela, vertiendo lentamente para no agitar los ingredientes. Descarte lo que quede en la tela. Deje enfriar.
3. Guarde el caldo en porciones pequeñas en el refrigerador o el congelador.

Rinde 16 porciones de 1 taza, cada una de las cuales contienen aproximadamente:

10 calorías • 3 g de carbohidratos • trazas de grasa • 0 mg de colesterol • trazas de proteína • 21 mg de sodio • trazas de fibra

NOTA: Si desea un caldo ligeramente más dulce, añada pimientos, calabacines y ahuyama. No añada repollo, lechuga ni berenjena para evitar el amargo. Si lo prefiere, puede comprar caldo enlatado o congelado de excelente calidad para reemplazar el hecho en casa.

Emparedado de verduras a la parrilla

1 pimiento rojo mediano
1 pimiento amarillo mediano
1 berenjena pequeña
2 hongos portobello grandes
4 rodajas de piña fresca, de
  1 centímetro

1 cucharada de vinagre balsámico
1 cucharada de orégano seco
1 cucharada de albahaca seca
4 tortillas de trigo integral de unos
  18 centímetros de diámetro
4 tazas de lechuga romana picada

1. Precaliente la parrilla.
2. Corte los pimientos en cuartos y retire las puntas y las semillas. Pele la berenjena y córtela en tajadas a lo largo. Retire los tallos de los hongos portobello.
3. Ase las verduras y las rodajas de piña hasta que estén tiernas. Retírelas y déjelas enfriar.
4. Retire la piel suelta de los pimientos. Corte las verduras y la fruta en julianas y revuélvalas todas juntas en un recipiente mediano con el vinagre, el orégano y la albahaca.
5. Ponga las tortillas sobre una superficie plana. Con una cuchara, ponga 1 taza de verduras y 1 taza de lechuga romana encima de cada tortilla. Enrolle las tortillas, doble las puntas, y córtelas a la mitad en diagonal.

Rinde 4 porciones, cada una de las cuales contiene aproximadamente:
320 calorías • 60 g de carbohidratos • 6 g de grasa • 0 mg de colesterol • 10 g de proteína • 453 mg de sodio • 7 g de fibra

MERIENDA DE MEDIA TARDE
Una o dos barras de granola.

Barras de granola (sin gluten)

1 taza de mantequilla de almendra

1 taza de jarabe de arroz oscuro

¾ de taza de almendras cortadas

1 taza de cerezas secas

1 ²/₃ de taza de maíz mijo soplado

1 ²/₃ de taza de arroz soplado

¼ de semillas de calabaza

¾ de taza de semillas de girasol

¹/₃ de hojuelas de quinua (ver la nota)

1. Ponga unas gotas de aceite de canola en un molde mediano.
2. En una olla grande, caliente a fuego lento la mantequilla de almendra con el jarabe de arroz hasta que se formen burbujas. Añada rápidamente los demás ingredientes y mezcle bien. Retire la olla del fuego.
3. Cuando la mezcla esté lo suficientemente fría para manipularla. Póngala en el molde de hornear y aplástela. Déjela enfriar totalmente y después córtela para formar 40 barras.

NOTA: Las hojuelas de quinua se consiguen en las tiendas donde se venden productos naturales, en la sección de los cereales cocidos. Comparada con otros cereales, la quinua es una fuente balanceada de proteína y carbohidratos complejos.

Rinde 40 porciones, cada una de las cuales contiene aproximadamente:
130 calorías • 15 g de carbohidratos • 7 g de grasa • 0 mg de colesterol • 3 g de proteína • 2 mg de sodio • 1 g de fibra

CENA

Rollos asiáticos de repollo con salsa BBQ de Mongolia

½ taza de zanahorias cortadas en julianas

½ taza de pimiento rojo cortado en cuadritos

½ taza de apio cortado en julianas
½ taza de hongos shiitake tajados
½ taza de raíces chinas
1 ½ tazas de edamame (fríjol de soya tierno) pelado
1 cucharada de aceite de canola

1 cucharada de aceite de ajonjolí (sésamo)
¾ de taza de salsa BBQ de Mongolia (ver la receta siguiente)
8 hojas grandes de repollo
2 tazas de arroz oscuro cocido

1. En un recipiente grande mezcle la zanahoria, el pimiento rojo, el apio, los hongos, las raíces chinas y el edamame. Ponga a cocinar las verduras al vapor, tapadas, durante 5 minutos.
2. Retire las verduras del fuego y póngalas nuevamente el recipiente grande. Añada aceite de canola, aceite de ajonjolí y 3 cucharadas de la salsa BBQ de Mongolia y mezcle todo.
3. Cocine las hojas de repollo al vapor tapadas, durante 1 minuto o hasta cuando estén blandas.
4. Acomode las hojas de repollo sobre una superficie plana y ponga ½ taza de las verduras sobre uno de los bordes. Enrolle la hoja cerciorándose de que quede apretada. Haga lo mismo con las demás hojas de repollo.
5. Para cada porción, ponga ½ taza de arroz oscuro en el centro del plato, disponga 2 rollos asiáticos de repollo a cada lado y sirva con dos cucharadas de salsa BBQ de Mongolia en tazón pequeño aparte.

Rinde 4 porciones, cada una de las cuales contiene aproximadamente: 305 calorías • 39 g de carbohidratos • 12 g de grasa • 0 mg de colesterol • 13 g de proteína • 632 mg de sodio • 6 g de fibra

Salsa BBQ de Mongolia

½ taza de salsa tamari baja en
  sodio
2 cucharadas de azúcar
¼ de taza de vinagre de arroz
1 cucharada de aceite de ajonjolí
  (sésamo)
½ taza de sake
¹/₃ de taza de agua
¹/₃ de taza de salsa de tomate
  (kétchup)
Una pizca de hojas de cilantro seco

Una pizca de jengibre molido
¼ de cucharadita de hojuelas de
  ají (chile) rojo
¼ de puerros picados
2 cucharaditas de ajo fresco picado
2 cucharaditas de jengibre fresco
  picado
2 cucharadas de agua
2 cucharadas de salsa tamari baja
  en sodio

1. En una olla salsera grande mezcle la salsa tamari, el azúcar, el vinagre de arroz, el aceite de ajonjolí, el sake y el agua, cocine hasta que hierva. Añada la salsa de tomate, las hojas de cilantro, el jengibre molido y las hojuelas de ají rojo. Cocine a fuego lento durante 10 minutos. Retire del fuego.

2. En un tazón pequeño combine el puerro, el ajo, el jengibre fresco, 2 cucharadas de agua y 2 cucharadas de salsa tamari. Añada a la mezcla cocinada y revuelva hasta integrar bien. Guárdelo tapado en al refrigerador.

Rinde 16 porciones de 2 cucharadas, cada una de las cuales contiene aproximadamente:

  35 calorías • 4 g de carbohidratos • trazas de grasa • 0 mg de colesterol •trazas de proteína • 288 mg de sodio • trazas de fibra

Lenguado con ensalada de limonaria y pimiento rojo

Ensalada:

3 pimientos rojos, asados y cortados
   en tajadas delgadas
3 cucharadas de limonaria picada
1 ½ cucharadas de vinagre de jerez
¾ de cucharadita de sal
¼ de cucharadita de pimienta negra

Lenguado:

4 filetes de lenguado de unas cuatro
   onzas cada uno
¼ de cucharadita de sal
¼ de cucharadita de pimienta negra
1 cucharada de aceite de oliva

1. En un recipiente mediano, combine todos los ingredientes de la ensalada de limonaria y pimiento rojo y mezcle bien. Reserve.
2. Sazone el pescado con sal y pimienta. Saltéelo en una sartén grande con el aceite de oliva 3 o 5 minutos por cada lado o hasta que esté cocido. Sirva 1 filete con ⅓ de taza de ensalada de limonaria con pimiento rojo.

Rinde 4 porciones, cada una de las cuales contiene aproximadamente:
   180 calorías • 9 g de carbohidratos • 6 g de grasa • 54 mg de colesterol • 23 g de proteína • 461 mg de sodio • 2 g de fibra

POSTRE

Postre de arándanos rojos y manzana

8 cucharaditas de granola
4 cucharaditas de jugo de manzana
2 cucharadas de aceite de canola
1 ½ tazas de manzana cortada en
   cuadros

1 taza de arándanos rojos
½ taza de concentrado de jugo
   de manzana

1. Precaliente el horno a 350 °F.
2. En un recipiente pequeño mezcle la granola, el jugo de manzana y el aceite de canola hasta que forme grumos. Reserve.
3. Ponga 1/3 de taza de manzana picada y ¼ de taza de arándanos en cada uno de los moldes. Vierta dos cucharadas de concentrado de jugo de manzana sobre las frutas en cada molde. Divida la mezcla de grano en 4 porciones iguales y distribúyala equitativamente en los moldes.
4. Hornee durante 20 minutos o hasta que las manzanas estén blandas y doren.

Rinde 4 porciones, cada una de las cuales contiene aproximadamente: 140 calorías • 29 g de carbohidratos • 3 g de grasa • 0 mg de colesterol • 1 g de proteína • 8 mg de sodio • 2 g de fibra

DÍA 2

DESAYUNO

Dos barras de granola (véase la página 293), más una toronja o naranja grande.

Como siempre, asegúrese de incluir la bebida de su elección; piense en té, jugo, agua o café.

MERIENDA DE LA MEDIA MAÑANA

Galletas turcas con tahine.

ALMUERZO

Crema de brócoli

¼ de taza de cebolla blanca picada

¼ de taza de escalonias (ajo chalote) picadas

1 cucharadita de ajo fresco picado pequeño

1 ½ cucharaditas de aceite de oliva

1 ½ cucharadas de pistachos picados

½ papa mediana pelada y cortada en cuadritos

½ cucharadita de curri en polvo

Una pizca de cúrcuma

2 tazas de caldo de verduras (véase la página 291) o caldo de verduras enlatado o congelado

2 tazas de brócoli picado

½ cucharadita de sal

Una pizca de pimienta blanca

1. En una olla mediana, saltee las cebollas, las escalonias y el ajo en aceite hasta que estén traslúcidos. Añada los pistachos, las papas, el curri el polvo y la cúrcuma, y cocine a fuego lento durante 5 minutos.
2. Añada el caldo de verduras y cocine hasta que hierva. Agregue el brócoli y cocine a fuego lento durante 15 minutos. Deje enfriar un poco.
3. Ponga la mezcla en la licuadora o en el procesador de alimentos y licúe hasta ablandar. Añada la sal y la pimienta.

NOTA: Para espesar con almidón de maíz (si es necesario), combine cantidades iguales de almidón y agua hasta formar una pasta delgada. Añada ½ cucharadita a la vez a la cocción.

Rinde 4 porciones de ¾ de taza, cada una de las cuales contiene aproximadamente:

      100 calorías • 13 g de carbohidratos • 4 g de grasa • 0 mg de colesterol • 5 g de proteína • 266 mg de sodio • 3 g de fibra

Quesadillas de pollo a la parrilla con ensalada de aguacate

Ensalada de aguacate:
½ taza de aguacate (palta) picado en cuadritos
¹/₃ de taza de tomates picados en cuadritos
1 cucharada de cebolla roja picada en cuadritos

2 cucharaditas de cilantro picado
2 cucharaditas de jugo de limón
¼ de cucharadita de sal
½ cucharadita de jalapeño picado fino

Quesadillas de pollo:
1 libra de pechuga de pollo
   deshuesada, sin piel y sin grasa
1 pimiento amarillo cortado en
   tajadas delgadas
1 pimiento rojo cortado en tajadas
   delgadas

½ cebolla roja cortada en tajadas
   delgadas
1 cucharadita de aceite de canola
4 tortillas de trigo integral de unos
   18 centímetros de diámetro
1 taza de queso bajo en grasa
   rallado grueso

1. Mezcle bien todos los ingredientes de la ensalada en un recipiente pequeño y refrigere.
2. Precaliente el horno a 400 °F. En una sartén grande, saltee los pimientos y las cebollas en el aceite de canola a fuego medio hasta que ablanden (1 a 2 minutos). Retírelos de la sartén y reserve.
3. Ponga en la sartén las pechugas de pollo y séllelas durante 1 o 2 minutos por cada lado hasta que doren. Páselas a la lata de hornear y hornéelas durante 10 minutos. Córtelas en tajadas de 2 centímetros de ancho.
4. Ponga las tortillas sobre una superficie plana y reparta el pollo entre ellas, acomodándolo en la mitad de cada tortilla. Encima añada ½ taza de verduras salteadas y añada ¼ de taza del queso rallado. Doble las tortillas a la mitad. Ponga las quesadillas sobre la parrilla caliente o en el horno para calentarlas. Córtelas en cuatro y sírvalas con ¼ de taza de ensalada de aguacate.

Rinde 4 porciones, cada una de las cuales contiene aproximadamente:
365 calorías • 28 g de carbohidratos • 14 g de grasa • 69 mg de colesterol • 31 g de proteína • 590 mg de sodio • 4 g de fibra

MERIENDA DE MEDIA TARDE

Un banano o un trozo de su fruta preferida con agua o la bebida de su preferencia.

CENA

Ensalada de espinaca con nueces de pacana

½ taza de uvas rojas sin semillas, cortadas a la mitad

6 tazas de espinaca orgánica bien lavada

2 cucharadas de nueces de pacana picadas

¹/₃ de taza de aderezo (véase la recete siguiente)

Combine todos los ingredientes en un recipiente y revuelva bien. Divida en 4 porciones iguales.

Rinde 4 porciones, cada una de las cuales contiene aproximadamente: 95 calorías • 10 g de carbohidratos • 5 g de grasa • 0 mg de colesterol • 3 g de proteína • 172 mg de sodio • 3 g de fibra.

Aderezo de aceite balsámico y mostaza Dijon

2 cucharadas de aceite de canola o de oliva

6 cucharadas de vinagre balsámico

1 ½ tazas de caldo de verduras

2 cucharadas de escalonias picadas

2 cucharadas de mostaza de Dijon

1 ½ cucharadas de jugo de uva blanco

1 cucharadita de mostaza de grano

entero

½ cucharadita de ajo fresco picado pequeño

1 ½ cucharadas de salsa tamari baja en sodio

Una pizca de pimienta negra

1 cucharada de vinagre de arroz

1 cucharada de almidón de maíz

1 cucharada de agua

1. Combine todos los ingredientes, menos el agua y el almidón de maíz, en una olla mediana. Mezcle bien con un batidor de huevo.

2. A fuego bajo, espere hasta que hierva la salsa. En una taza pequeña, mezcle el almidón con el agua hasta formar una pasta delgada. Agréguela a la salsa y cocine sin dejar de revolver durante 2 o 3 minutos hasta que espese un poco.

3. Retire del fuego y deje enfriar. El aderezo no debe quedar muy espeso pues espesará una vez frío.

4. Deje enfriar. Guárdelo en un frasco bien tapado en el refrigerador. Dura hasta dos semanas.

Rinde 10 porciones de dos cucharadas, cada una de las cuales contiene aproximadamente:

35 calorías • 3 g de carbohidratos •2 g de grasa • 0 mg de colesterol • trazas de proteína • 209 mg de sodio • trazas de fibra

Batatas asadas

2 batatas o ñames medianos, de   *¼ de cucharadita de sal*
unas 12 onzas cada uno   *Una pizca de pimienta negra*

1. Precaliente el horno a 375 °F.
2. Retíreles las puntas a las batatas y córtelas a lo largo por la mitad. Sazone la superficie cortada con un poco de sal y pimienta.
3. Envuelva cada mitad de la batata en dos capas de papel de aluminio y hornéelas durante 40 o 45 minutos, o hasta que estén blandas.

Rinde 4 porciones, cada una de las cuales contiene aproximadamente: 170 calorías • 40 g de carbohidratos • trazas de grasa • 0 mg de colesterol • 3 g de proteína • 114 mg de sodio • 5 g de fibra

Gallinitas con salsa de frambuesas

2 gallinitas tiernas
1 taza de frambuesas
2 dientes de ajo picados
1 cucharada de aceite de oliva
1 cucharadita de salsa tamari
  baja en sodio

1/3 de taza de vinagre de frambuesa
1/3 de taza de vinagre de ciruela
2 cucharadas de azúcar
1 ½ cucharaditas de hierbabuena
  fresca picada
1 cucharada de almidón de maíz

1. Corte las gallinitas a lo largo por la mitad y retire la piel y el hueso de las alas. Acomódelas en un recipiente plano grande.
2. Licúe las frambuesas, el ajo, el aceite de oliva, la salsa tamari, los vinagres y el azúcar hasta formar una mezcla suave. Añada la hierbabuena y mezcle a mano.
3. Vierta ½ taza de la mezcla de marinar sobre las gallinas y refrigere durante 2 horas.
4. Cuele el resto del líquido de marinar en un colador de malla fina. Combine el líquido de marinar con el almidón de maíz en una olla salsera. Revuelva hasta que se disuelva completamente el almidón. Deje hervir la mezcla y después baje el fuego para cocinar lentamente durante 5 minutos, hasta que espese. Retire del fuego y reserve.
5. Precaliente el horno a 350 °F. Engrase una bandeja de hornear con unas gotas de aceite de oliva.
6. Ponga las gallinitas marinadas en la bandeja de hornear (reserve un poco de líquido de marinar) y hornéelas de 30 a 40 minutos

hasta que doren o hasta que salga un jugo transparente al chuzar el muslo con un tenedor. Báñelas ocasionalmente con el líquido de marinar, si lo desea.

7. Vierta dos cucharadas de la salsa espesada sobre cada pechuga.

Rinde 4 porciones, cada una de las cuales contiene aproximadamente:
150 calorías • 16 g de carbohidratos • 5 g de grasa •45 mg de colesterol • 10 g de proteína • 73 mg de sodio • 4 g de fibra

POSTRE

Sorbete de yogur con banano

¾ de taza de yogur sin grasa con
  sabor a fruta
1 cucharadita de miel

1 banano pequeño
¹/₃ de taza de leche descremada
Una pizca de canela molida

1. Pase todos los ingredientes por la licuadora hasta formar un sorbete suave.
2. Sirva en vasos atractivos, adorne con canela en polvo, si lo desea.

Rinde 2 porciones, cada una de las cuales contiene aproximadamente:
115 calorías • 25 g de carbohidratos • trazas de grasa • trazas de colesterol • 4 g de proteína • 58 mg de sodio • trazas de fibra

DÍA 3

DESAYUNO

Yogur con frutas y nueces

1 taza de yogur orgánico sin azúcar
   ni grasa
1 banano tajado

½ taza de arándanos azules
$1/8$ de taza (2 cucharadas) de nueces
   de nogal en trozos

Combine el yogur, la fruta y las nueces en un tazón.

Rinde 1 porción, la cual contiene aproximadamente:
     371 calorías • 86 g de carbohidratos • 11 g de grasa • 5 mg de
     colesterol • 14 g de proteína • 49 mg de sodio • 7 g de fibra

MERIENDA DE LA MEDIA MAÑANA

Hornee pan de trigo integral con linaza (receta siguiente) durante el fin de semana para tener para toda la semana. Disfrute una tajada con una cucharada de dulce de bayas frescas como refrigerio opcional para hoy.

Pan de trigo integral y semillas de linaza

2 ¼ tazas de agua tibia (90° a 105 °F)
1 cucharada de azúcar morena
2 cucharadas de melaza

1 cucharada de levadura seca activa
1 taza de semillas de linaza molidas
2 cucharadas de salvado de trigo

1 ½ *cucharaditas de sal*   ½ *taza de harina alta en gluten*
½ *taza de leche en polvo sin grasa*   3 *tazas de harina de trigo integral*
3 *cucharadas de gluten de trigo vital*   1 *cucharada de aceite de canola*

1. En un recipiente hondo grande combine el agua, el azúcar morena, la melaza, la levadura, las semillas de linaza molidas y el salvado de trigo. Deje reposar la mezcla durante 15 minutos o hasta que haga burbujas.

2. En otro recipiente, combine los demás ingredientes a excepción del aceite de canola. Mezcle bien. Añada la mitad de la mezcla seca a la mezcla de levadura y revuelva. Agregue el aceite sin dejar de revolver. Añada el resto de la mezcla de harina y bata a velocidad lenta con un batidor de masa o a mano hasta que todos los ingredientes estén bien combinados. Amase con el batidor de masa o a mano durante 5 minutos o hasta que la masa esté suave, elástica y de color claro.

3. Engrase dos latas para pan de molde de 21.5 × 11.5 × 6.3 centímetros con aceite de canola.

4. Ponga la masa en un recipiente hondo grande y tápela con un paño. Déjela reposar en un lugar tibio durante una hora aproximadamente hasta que crezca al doble de su tamaño. Divida la masa en dos y acomode cada mitad en un molde después de darle la forma. Déjelas crecer nuevamente durante otra hora aproximadamente.

5. Mientras terminan de crecer, precaliente el horno a 375 °F.

6. Hornee los panes a 375 °F durante 15 minutos, y después baje la temperatura a 325 °F y hornee durante 30 minutos más. Retire los panes de los moldes inmediatamente y déjelos enfriar. Taje cada pan en 16 tajadas.

Rinde para 2 panes de 16 tajadas cada uno, cada uno de los cuales contiene aproximadamente:

105 calorías • 16 g de carbohidratos • 3 g de grasa • 0 mg de colesterol • 6 g de proteína • 122 mg de sodio • 3 g de fibra

ALMUERZO

Quesadillas de fríjoles y verduras

¾ de taza fríjoles negros secos

¼ de taza de cebollas rojas picadas

2 cucharadas de puerro picado

1 cucharada de ajo fresco picado

2 ¼ tazas de caldo de verduras (véase la página 291) o colado, enlatado o congelado

½ taza de salsa de tomate fresca

¼ de taza de zanahoria picada en cuadritos

¼ de taza de pimiento rojo picado en cuadritos

¼ de taza de ajíes (chiles) verdes enlatados, escurridos

2 cucharadas de cilantro picado

1 cucharada de perejil picado pequeño

1 ½ cucharadas de jugo de limón fresco

Una pizca de pimienta de cayena, comino molido y ají en polvo

4 tortillas de trigo integral de unos 18 centímetros de diámetro

1 tomate mediano cortado en ocho tajadas

½ taza de queso bajo en grasa rallado fino

1. Deje remojando los fríjoles desde la noche anterior, cubiertos por lo menos con seis centímetros de agua. Escúrralos y enjuáguelos.
2. Caliente un poco de aceite en una olla mediana. Saltee las cebollas, los puerros y el ajo hasta que estén translúcidos.
3. Añada los fríjoles negros y el caldo, y cocine hasta que hierva. Baje el fuego, tape y cocine a fuego lento durante 45 minutos o hasta que los fríjoles estén blandos.

4. Ponga un poco de aceite de oliva en una sartén. Saltee las zanahorias, los pimientos y los ajíes verdes hasta que estén blandos. Retírelos del fuego y añada el cilantro, el perejil, el jugo de limón y los condimentos. Mezcle muy bien.

5. Pase una tercera parte de la mezcla de los fríjoles por la licuadora hasta formar un puré suave. Combine el puré con la mezcla de fríjoles y verduras.

6. Precaliente el horno a 350 °F y engrase una lata de hornear con un poco de aceite de canola.

7. Esparza ¾ de taza de la mezcla sobre la mitad de una tortilla. Acomode dos rodajas de tomate sobre el relleno y cubra el tomate con 2 cucharadas de queso. Doble la tortilla a la mitad y póngala en la lata. Repita el procedimiento con el resto de las tortillas. Hornee de 6 a 8 minutos o hasta que estén calientes. Sirva cada una con dos cucharadas de salsa de tomate fresca.

Rinde 4 porciones, cada una de las cuales contiene aproximadamente: 320 calorías • 48 g de carbohidratos • 9 g de grasa • 8 mg de colesterol • 14 g de proteína • 579 mg de sodio • 10 g de fibra

MERIENDA DE MEDIA TARDE
Frutos o vegetales secos

CENA

Zanahorias condimentadas con jengibre

1 ½ tazas de cebolla blanca
  picada finamente
1 cucharada de aceite de oliva

2 cucharadas de jengibre fresco
  picado fino
1 cucharadita de comino molido

4 cucharadas de fructosa

6 tazas de zanahorias tajadas

2 tazas de caldo de verduras hecho
  en casa (véase la página 291),
  enlatado o congelado

Una pizca de sal

2 cucharadas de eneldo fresco
  picado

1. En una sartén, dore las cebollas en aceite de oliva a fuego medio hasta que estén amarillas.
2. Añada el resto de los ingredientes, a excepción de la sal y el eneldo. Cocine a fuego lento hasta que las zanahorias ablanden.
3. Retire del fuego y deje enfriar durante 5 minutos. Añada, revolviendo, la sal y el eneldo.

Rinde 6 porciones de ½ taza, cada una de las cuales contiene aproximadamente:

110 calorías • 25 mg de carbohidratos • trazas de grasa • 0 mg de colesterol • 2 g de proteína • 95 mg de sodio • trazas de fibra

Salmón recubierto con rábano picante y salsa de arándanos y eneldo

Salmón:

1/3 de taza de harina de trigo

1 cucharadita de sal

1 huevo entero batido

1 cucharada de vinagre blanco

1 taza de rábano picante finamente
  rallado

Cuatro filetes de salmón de 4 onzas

1 cucharadita de aceite de oliva

Salsa de arándanos rojos y eneldo:

¾ de taza de arándanos rojos
   frescos o congelados
½ taza de cidra de manzana
2 cucharaditas de escalonias (ajo
   chalote) finamente picadas

Una pizca de sal
2 cucharaditas de azúcar
2 cucharaditas de eneldo fresco
   picado

1. En un recipiente mediano, mezcle la harina con la sal. En otro recipiente, bata el huevo con el vinagre. Extienda el rábano picante en un recipiente mediano no muy hondo. Uno por uno, pase los filetes de salmón por la mezcla de harina, después por la mezcla de huevo y finalmente por el rábano rallado.

2. Caliente el aceite de oliva en una sartén y saltee el salmón a fuego mediano hasta que esté cocido y dorado (3 a 5 minutos por cada lado).

3. En la licuadora ponga los arándanos rojos, la cidra de manzana, las escalonias, la sal y el azúcar, y licúe hasta que la mezcla quede suave. Agregue el eneldo. Sirva dos onzas de la salsa de arándanos y eneldo con cada filete de salmón.

Rinde 4 porciones, cada una de las cuales contiene aproximadamente: 275 calorías • 14 g de carbohidratos • 13 g de grasa •88 mg de colesterol • 24 g de proteína • 463 mg de sodio • 2 g de fibra

DÍA 4

Tostadas francesas en pan multigranos

4 huevos
¾ de taza de claras de huevo
¼ de cucharadita de canela molida
Una pizca de nuez moscada
½ cucharadita de extracto de vainilla

¼ de taza de leche descremada
9 tajadas grandes de pan multigranos (de 1 centímetro de ancho), cortadas en diagonal
¾ de taza de miel de arce

1. Combine los huevos, las claras, la canela, la nuez moscada, la vainilla y la leche en la licuadora y bata hasta que esté suave. Pase la mezcla en un recipiente pando.
2. Caliente una sartén grande a fuego medio con unas gotas de aceite de canola. Sumerja las tajadas de pan en la mezcla de huevo y páselas a la sartén (hágalo por partes para no poner demasiadas tajadas al mismo tiempo). Cocine hasta que doren por ambos lados. Sirva tres tajadas con dos cucharadas de miel de arce.

Rinde 6 porciones de 3 tajadas, cada una de las cuales contiene aproximadamente:

280 calorías (puede variar dependiendo de la marca del pan) • 51 g de carbohidratos • 3 g de grasa • 72 mg de colesterol • 14 g de proteína • 517 mg de sodio • 4 g de fibra

MERIENDA DE LA MEDIA MAÑANA

Una barra de chocolate y coco.

ALMUERZO

Sopa de arvejas

¾ taza de cebollas blancas picadas en cuadritos

¾ de taza de puerros picados en cuadritos

½ taza de escalonias (ajo chalote) picadas

2 cucharadas de aceite de oliva

1 cucharadita de ajo fresco finamiente picado

2 ½ tazas de arvejas frescas o congeladas (descongeladas)

5 tazas de caldo de verduras hecho en casa (véase la receta de la página 291), enlatado o congelado (ver nota)

½ taza de cebolleta (cebollín) picada

1 cucharadita de menta seca

½ cucharadita de sal

¼ de cucharadita de pimienta negra

1. En una olla grande, saltee las cebollas, los puerros y las escalonias en aceite de oliva hasta que estén translúcidas. Agregue el ajo y las arvejas y saltee durante 2 minutos. Añada el caldo de verduras y cocine hasta que hierva. Baje el fuego y cocine a fuego lento durante 30 minutos.

2. Añada la cebolleta y la menta y cocine durante 5 minutos. Retire del fuego y déjela enfriar. Pásela por la licuadora hasta que quede cremosa. Añada la sal y la pimienta.

NOTA: Si compra el caldo de verduras ya preparado, elija una marca baja en sodio.

Rinde 8 porciones de ¾ de taza , cada una de las cuales contiene aproximadamente:

> 80 calorías • 13 g de carbohidratos • 2 g de grasa • 0 mg de colesterol • 4 g de proteína • 161 mg de sodio • 4 g de fibra

Emparedado de pollo con arándanos rojos

4 mitades de pechuga de pollo deshuesadas, sin piel ni grasa
½ taza de salsa de arándanos y eneldo (véase la página 310)
½ taza de apio picado en cuadritos
⅓ de taza de nueces de pacana picadas

¼ de cucharadita de sal marina
1 ¼ cucharaditas de vinagre de jerez
Una pizca de pimienta negra
1 ½ cucharaditas de cilantro picado
4 tortillas de trigo integral de unos 18 centímetros de diámetro

1. Ase o dore las pechugas de pollo durante 3 a 5 minutos por cada lado. Córtelas en cuadritos y déjelas enfriar.
2. Prepare la salsa de arándanos con eneldo.
3. Combine el pollo con la salsa y los otros 6 ingredientes (desde el apio hasta el cilantro) en un tazón mediano y mezcle bien.
4. Acomode las tortillas sobre una superficie plana. Ponga ¾ de la mezcla de pollo con salsa en el centro de cada tortilla. Enrolle las tortillas, doble las puntas y corte a la mitad en diagonal.

Rinde 4 porciones, cada una de las cuales contiene aproximadamente:

> 345 calorías • 32 g de carbohidratos • 14 g de grasa • 44 mg de colesterol • 23 g de proteína • 499 mg de sodio • 4 g de fibra

MERIENDA DE MEDIA TARDE

Guisantes tiernos orgánicos en su vaina (empacados)

CENA

Canasta de verduras al vapor

Prepare al vapor una canasta de sus verduras predilectas. Piense en pimientos, calabaza, repollo, brócoli, coliflor, coles de Bruselas, hongos pequeños, berenjena o las que prefiera.

Pasta con salsa mediterránea

4 tazas de calabacines cortados en julianas (1 libra aproximadamente)

¾ de cucharadita de ajo fresco picado fino

1 cucharada de aceite de oliva

2 tazas de tomates pelados picados

2 cucharadas de albahaca fresca picada

4 cucharaditas de queso feta desmigajado

4 cucharaditas de aceitunas negras tajadas

4 porciones de pasta recién cocida

1. En una sartén grande, saltee los calabacines y el ajo en aceite de oliva a fuego medio hasta que los calabacines estén transparentes.
2. Añada los tomates y la albahaca y deje hervir a fuego lento durante 10 minutos aproximadamente.
3. Guarde la mitad de la salsa para refrigerarla o congelarla. Divida la otra mitad en 4 porciones y sírvalas sobre la pasta. Aderece cada plato con una cucharadita de queso feta y una cucharadita de aceitunas negras.

Rinde 8 porciones de ½ taza, cada una de las cuales contiene aproximadamente:

70 calorías • 7 g de carbohidratos • 4 g de grasa •25 mg de colesterol • 2 g de proteína • 104 mg de sodio • 4 g de fibra.

Tilapia con salsa de tomates y naranja

Salsa de tomates y naranja
½ taza de cascos de naranja picados en cuadritos

1 taza de tomates picados en cuadritos

¼ de taza de cebollas blancas picadas en cuadritos

¼ de taza de pimientos amarillos picados en cuadritos

1 cucharadita de jugo de limón

¼ de taza de cilantro fresco picado

½ cucharadita de sal

½ cucharadita de azúcar

Puré de aguacate:
½ taza de aguacate (palta) machacado

2 cucharadas de pimiento amarillo picado

¼ de taza de cebollas rojas picadas

2 cucharadas de tomate picado

2 cucharadas de jugo de limón

¼ de taza de agua

½ cucharadita de ajo fresco picado

½ cucharadita de sal

Tilapia:
1 libra de filetes de tilapia cortados en 4 porciones iguales

¼ de cucharadita de sal

¼ de cucharadita de pimienta negra

1 cucharada de aceite de oliva

1. En un recipiente mediano, combine todos los ingredientes de la salsa de tomates y naranja y mézclelos bien.
2. Licué todos los ingredientes para el puré de aguacate.
3. Sazone el pescado con sal y pimienta. Dórelo en una sartén grande con aceite de oliva de 3 a 5 minutos por cada lado. Sirva 1

filete de pescado con ⅓ de taza de salsa de tomates y naranja y ¼ de taza de puré de aguacate.

Rinde 4 porciones, cada una de las cuales contiene aproximadamente: 270 calorías • 38 g de carbohidratos • 5 g de grasa •50 mg de colesterol • 20 g de proteína • 385 mg de sodio • 2 g de fibra

DÍA 5

DESAYUNO

A ½ taza de cualquier cereal con fibra añádale una taza de leche descremada o leche de soya. Agrege ½ taza de arándanos azules.

MERIENDA DE LA MEDIA MAÑANA

Un octavo de taza (2 cucharadas) de almendras sin tostar.

ALMUERZO

Pescado con papas

1 cucharadita de aceite de oliva

1 libra de papas cortadas en cuartos

½ taza de harina de trigo integral

6 cucharadas de miga de pan integral

Una pizca de pimienta negra

1 clara de huevo

Cuatro filetes de lenguado o de bacalao pequeño de 4 onzas cada uno

Salsa tártara:

²/₃ de taza de mayonesa de soya

1 cucharada de pepinillos encurtidos agridulces rallados

1 cucharadita de jugo de limón fresco

1 cucharadita de perejil fresco finamente picado

Una pizca de pimienta de cayena

1. Precaliente el horno a 450 °F.
2. Engrase una lata de hornear con unas gotas de aceite de oliva. Disponga los cuartos de papa a un lado, dejando espacio suficiente para los filetes. Hornee durante 15 minutos o hasta que estén doradas y blandas.
3. Mientras se hornean las papas, combine la harina, la miga de pan y la pimienta en un recipiente pando.
4. En un tazón pequeño, bata la clara de huevo. Pase los filetes por el huevo y después cubra ambos lados con la mezcla de harina. Disponga los filetes en la lata de hornear al lado de las papas y continúe con la cocción durante 10 o 12 minutos, o hasta que doren los filetes.
5. Mezcle todos los ingredientes de la salsa tártara. Sirva 1 cucharada sobre cada filete. Refrigere la salsa sobrante.

Rinde 4 porciones, cada una de las cuales contiene aproximadamente: 280 calorías • 30 g de carbohidratos • 6 g de grasa • 46 mg de colesterol • 23 g de proteína • 355 mg de sodio • 2 g de fibra

MERIENDA DE MEDIA TARDE
Uno o dos vasos de zumo de frutas o de verduras sin dulce.

CENA

Ensalada Waldorf

1 taza de manzanas rojas picadas
1 taza de uvas rojas sin semilla
1 taza de apio finamente picado
4 cucharaditas de nueces de nogal picadas

¼ de taza de mayonesa de soya
1 cucharada de jugo de limón
1 pizca de canela molida
1 pizca de pimienta de Jamaica
1 pizca de jengibre molido

1. En recipiente mediano, combine todos los ingrediente y mezcle bien.
2. Tape el recipiente y refrigere hasta el momento de servir.

Rinde 6 porciones de ½ taza, cada una de las cuales contiene aproximadamente:

45 calorías • 9 g de carbohidratos • 1 g de grasa • trazas de colesterol • trazas de proteína • 145 mg de sodio • 1 g de fibra.

Puré de batata

2 batatas medianas, lavadas, peladas y cortadas en cubos de 2.5 centímetros
2 cucharadas de concentrado de jugo de naranja orgánico congelado

½ cucharadita de sal
¼ de cucharadita de pimienta negra
¼ de cucharadita de canela molida
½ cucharadita de extracto de vainilla

1. Ponga 6 tazas de agua a hervir en una olla grande. Añada las batatas y cocine de 10 a 15 minutos, o hasta que estén blandas. Apague el fuego. Deseche el agua y devuelva la olla al calor por 30 segundos más para secar las batatas.
2. Añada el resto de los ingredientes y triture con un pasapuré hasta que todos los ingredientes estén bien mezclados. Las batatas pueden quedar con algunos grumos.

NOTA: Para que quede más suave, bata la mezcla a baja velocidad con la batidora.

Hace 6 porciones, cada una de las cuales contiene aproximadamente:

110 calorías • 25 g de carbohidratos • trazas de grasa • 0 mg de colesterol • 2 g de proteína • 250 mg de sodio • 4 g de fibra

Pollo a la parrilla con cardamomo y salsa de mango y limón

Mezcla de especias:

3 cucharadas de cardamomo molido

1 cucharada de pimienta negra

2 cucharadas de sal

1 cucharadita de canela molida

¼ de cucharadita de pimienta de
  cayena

Seis pechugas de pollo deshuesadas,
  sin piel y sin grasa, de 4 onzas
  cada una

Salsa de mango y limón:

1 mango bien lavado, cortado en
  cuadritos

½ taza de jugo de limón

2 cucharadas de aceite de oliva

1 cucharada de jengibre fresco
  finamente picado

½ taza de yogur natural sin dulce

½ cucharadita de sal

1 cucharada de jalapeño picado
  en cuadritos

1 cucharada de cilantro picado

1. Prepare los carbones para la parrilla o precaliente el asador.
2. En un tazón pequeño combine los ingredientes para la mezcla de especias
3. Golpee suavemente las pechugas de pollo para aplanarlas. Cúbra cada pechuga con 1 cucharadita de la mezcla de especias. Guarde el resto de la mezcla en un recipiente hermético para utilizar más adelante.
4. Ase el pollo de 3 a 5 minutos por cada lado o hasta que los jugos salgan transparentes al chuzarlo con el tenedor
5. Combine todos los ingredientes para salsa en la licuadora, salvo los últimos dos. Licúe hasta que suavice la mezcla. Viértala en un recipiente, añada los jalapeños y el cilantro y revuelva suavemente.
6. Sirva cada pechuga con ¼ de taza de salsa.

Rinde 6 porciones, cada una de las cuales contiene aproximadamente:
220 calorías • 9 g de carbohidratos • 8 g de grasa • 72 mg de
colesterol • 28 g de proteína • 667 mg de sodio • trazas de fibra

POSTRE

Flan de naranja con miel de arce

Flan:
2 huevos
2 ½ claras de huevo
1 ¾ de taza de leche descremada
½ cucharadita de extracto de
* vainilla*

Salsa de caramelo de arce:
2 cucharadas de azúcar de arce
2 cucharadas de agua
¼ de cucharadita de jugo de naranja
3 ½ cucharadas de fructosa
1 ½ cucharaditas de ralladura de
* naranja*
Una pizca de sal

1. Precaliente el horno a 275 °F. Engrase con aceite vegetal solamente los fondos de 6 tazones para flan.
2. En un recipiente mediano, bata todos los ingredientes del flan con
   un batidor de alambre.
3. Con un cucharón, ponga ½ taza de la mezcla de flan en cada
   tazón. Ponga los tazones sobre una lata de hornear y añada suficiente agua caliente para que llegue hasta el nivel del flan.
4. Hornee de 30 a 40 minutos, o hasta que esté firme la mezcla. El
   cuchillo, insertado en el centro, debe salir limpio. Refrigere.
5. Para hacer la salsa de caramelo, combine el azúcar, el agua y el
   jugo de naranja en una olla pequeña. Cocine a fuego alto hasta
   que hierva, para disolver el azúcar. Baje el fuego, añada los demás
   ingredientes y cocine a fuego lento durante 2 minutos, hasta que

la mezcla adquiera un color dorado. Retire del fuego y deje enfriar.

6. Para servir, desmolde los flanes en seis platos. Vierta una cucharadita de salsa de caramelo encima de cada uno.

Rinde 6 porciones, cada una de las cuales contiene aproximadamente: 105 calorías • 14 g de carbohidratos • 3 g de grasa • 79 mg de colesterol • 6 g de proteína • 130 mg de sodio • trazas de fibra

DÍA 6

DESAYUNO

Dos huevos escalfados, 2 hamburguesas de pollo pequeñas (véase la receta siguiente) y una taza de ensalada de frutas

Hamburguesa de pollo

1 libra de pechuga de pollo molida

¹/₃ de taza de manzana roja pelada y finamente picada

2 cucharadas de aceite de oliva

2 cucharadas de cebolla finamiente picada

1 cucharada de miel de arce

2 cucharaditas de salvia seca

1 cucharadita de sal

½ cucharadita de pimienta negra

½ cucharadita de ajo fresco picado

1. En un recipiente mediano, combine el pollo molido con los demás ingredientes y mezcle bien.
2. Forme 6 hamburguesas con un ¹/₃ de taza de la mezcla para cada una.
3. Ponga las hamburguesas en una sartén grande. Saltee a fuego medio hasta que estén cocidas, 3 a 5 minutos por cada lado, o hasta que doren.

Rinde 6 porciones, cada una de las cuales contiene aproximadamente:
140 calorías • 4 g de carbohidratos • 6 g de grasa • 44 mg de colesterol • 18 g de proteína • 440 mg de sodio • trazas de fibra

MERIENDA DE LA MEDIA MAÑANA

Una manzana o un trozo de su fruta predilecta.

ALMUERZO

Sopa de verduras

¾ de taza de papas peladas y
   cortadas en cuadritos
¾ de taza de zanahorias peladas
   y cortadas en cuadritos
½ taza de apio picado en cuadritos
½ taza de cebollas blancas picadas
   en cuadritos
3 ½ tazas de caldo de pollo (véase
   la receta siguiente)
1 cucharadita de curri en polvo
Una pizca de sal
1 cucharadita de pimienta negra

Una pizca de tomillo
½ pechuga de pollo deshuesada,
   sin grasa y sin piel, cocida y
   picada en cuadritos
½ taza de manzana finamente
   picada
½ taza de zanahoria finamente
   picada
1 cucharadita de ralladura de limón
⅓ de taza de arroz cocido
Una pizca de canela molida

1. Combine las papas, ¾ de taza de zanahorias, apio, cebolla y caldo
    de pollo en una olla mediana. Ponga a hervir y después baje el
    fuego y cocine a fuego lento durante unos 15 minutos hasta que
    ablanden las verduras.

2. Deje enfriar la sopa durante unos minutos y después pásela por la
    licuadora hasta que forme una crema suave. Póngala nuevamente
    en la olla.

3. Sazone la sopa con curri, sal, pimienta y tomillo.

4. Añada el pollo, las manzanas, la otra ½ taza de zanahoria y la ra-
    lladura de limón. Cocine a fuego lento durante 10 minutos. Aña-
    da el arroz cocido y cocine hasta que caliente.

5. Sirva ¾ de taza en cada plato y adorne con la canela.

Rinde 6 porciones de ¾ de taza, cada una de las cuales contiene aproximadamente:

> 70 calorías • 11 g de carbohidratos • 1 g de grasa • 7 mg de colesterol • 5 g de proteína • 231 mg de sodio • 2 g de fibra

Caldo de pollo

Compre presas de pollo (alas, rabadilla, pescuezo) para el caldo, o guarde huesos de pollo en el congelador hasta cuando desee preparar el caldo.

2 a 4 libras de presas de pollo, menos hígados
3 litros de agua fría
1 o 2 zanahorias, peladas y picadas
1 o 2 tallos de apio sin hojas, picados

1 cebolla blanca o roja grande cortada en cuartos
2 a 4 dientes de ajo cortados a la mitad
1 hoja de laurel
12 granos de pimienta

1. Ponga los huesos y las presas de pollo en una lata de hornear panda y áselas en el horno a 350 °F hasta que doren, de 35 a 45 minutos. Escurra la grasa y deséchela.
2. Ponga los huesos y las presas ya dorados en una olla grande. Añada 3 litros de agua fría y cocine a fuego medio hasta que hierva, retirando la espuma.
3. Agregue el resto de los ingredientes y cocine a fuego lento durante 3 horas. No revuelva en ningún momento.
4. Cuele el caldo en un recipiente de vidrio, cerámica o metal. Descarte los huesos y las verduras. Ponga el recipiente en un baño de hielo hasta que enfríe totalmente o refrigérelo sin tapar hasta que endurezca la grasa. Retire la grasa y descártela.

Rinde 8 porciones de 1 de taza, cada una contiene aproximadamente:
10 calorías • 3 g de carbohidratos • trazas de grasa • 1 mg de
colesterol • trazas de proteína • 48 mg de sodio • 0 g de fibra

Ensalada asiática de pato con aderezo de jengibre y soya
Aderezo de jengibre y soya:

½ taza de jugo de limón

1 cucharada de salsa tamari baja
  en sodio

1 ¼ tazas de agua

2 cucharadas de miel

1 cucharadita de raíz de jengibre
  fresca finamente picada

2 cucharaditas de ajo fresco picado

Una pizca de hojuelas de ají
  (chile) rojo

1 cucharada de almidón de maíz

Ensalada asiática de pato:

½ libra de pechuga de pato
  deshuesada

1 ½ tazas de hongos shiitake tajados

4 tazas de repollo rallado grueso

1 taza de guisantes

¼ de taza de escalonias (ajo
  chalote) picadas

1 taza de castañas chinas

½ taza de hongos enoki

1 taza de pimiento rojo asado,
  tajado

½ jalapeño sin semillas, cortado
  en cuadritos

1 cucharadita de hojuelas de ají
  (chile) rojo

1. Combine todos los ingredientes del aderezo, sin el almidón de maíz, en un recipiente pequeño y mezcle bien. Reserve el almidón.
2. Divida el aderezo en dos partes iguales. Ponga la pechuga de pato en una refractaria panda y viértale encima la primera porción del aderezo. Tape y deje marinar en el refrigerador durante unas 4 horas, o preferiblemente de un día para otro. Refrigere tapada la otra porción del aderezo.

3. Cuando termine de marinar el pato, ponga a hervir la otra porción de aderezo en una olla salsera. Espese con el almidón de maíz. Retírelo del fuego y divídalo en dos partes iguales. Deje enfriar.

4. Retire el pato del líquido de marinar y ase en la parrilla o en el asador hasta que se cocine. Descarte el liquido de marinar. Corte la carne en tiras de 1 centímetro de ancho.

5. En un recipiente grande, combine los hongos shiitake, el repollo, los guisantes, las escalonias, las castañas chinas y los hongos enoki. Vierta una porción del aderezo cocido sobre las verduras y mezcle muy bien.

6. Divida la mezcla de verduras en 4 platos y póngales encima ¼ de taza de pimiento asado y 2 onzas de pechuga de pato. Para adornar, vierta el resto del aderezo de soya y jengibre y las hojuelas de ají rojo.

Rinde 4 porciones, cada una de las cuales contiene aproximadamente: 215 calorías • 29 g de carbohidratos • 6 g de grasa • 41 mg de colesterol • 16 g de proteína • 330 mg de sodio • 6 g de fibra

MERIENDA DE MEDIA TARDE
Un banano u otra fruta; no olvide beber agua, té o jugo.

CENA

Canasta de verduras al vapor
Cocine al vapor una canasta de verduras mixtas como lo hizo para la cena del día 4. Ensaye unas diferentes esta vez, como pimientos, calabaza, repollo, brócoli, coliflor, coles de Bruselas, hongos u otras de su gusto.

Salmón a la parrilla con salsa BBQ de Mongolia

½ taza de salsa BBQ de Mongolia   Cuatro filetes de salmón de 4 onzas
  (véase la página 295)   cada uno

1. Marine el salmón en la salsa BBQ de 30 minutos a 2 horas.
2. Precaliente la parrilla o el asador.
3. Ase los filetes de salmón de 3 a 5 minutos por cada lado o hasta que estén cocidos.

Rinde 4 porciones, cada una de las cuales contiene aproximadamente:
215 calorías • 3 g de carbohidratos • 11 g de grasa • 54 mg colesterol • 19 g de proteína • 389 mg de sodio • trazas de fibra.

POSTRE

Strudel de manzana

3 cucharadas de almidón de maíz   **Para la masa:**
4 cucharadas de agua   1 taza de harina de trigo
1 ½ cucharaditas de sal   ¼ de cucharadita de sal
3 cucharadas de azúcar   3 cucharadas de azúcar
¾ de cucharadita de canela molida   ¼ de taza de mantequilla fría
½ taza de uvas pasas   6 cucharadas de agua helada
                                                               1 clara de huevo batida
                                                               1 cucharadita de azúcar

1. Precaliente el horno a 375 °F. Engrase ligeramente una lata de hornear con un poco de aceite de canola.
2. Mezcle el almidón de maíz y las dos cucharadas de agua en un recipiente y reserve.

3. Engrase una sartén con un poco de aceite de canola. Saltee las manzanas con el azúcar, la canela y las otras 2 cucharadas de agua. Cuando estén tiernas, añada las uvas pasas, revolviendo. Agregue la mezcla de almidón de maíz y cocine hasta que espese. Retire del fuego y deje enfriar.

4. Ponga la harina en un recipiente mediano. Agregue la sal, el azúcar y mezcle todo bien. Añada la mantequilla con una cuchara de pastelería hasta que forme pelotitas. Agregue el agua por cucharadas, mezclando suavemente después de cada adición. La masa comenzará a formar una bola cuando se haya agregado agua suficiente. Con las manos secas, recoja la masa y forme una bola. Déjela reposar 5 minutos. Ponga un poco de harina sobre la superficie de trabajo y, con el rodillo, forme un rectángulo de 20.5 × 30.5 centímetros, con uno de los bordes largos mirando hacia usted.

5. Para armar el strudel, ponga la mezcla de las manzanas sobre la masa con una cuchara. Es más fácil poner la mezcla a lo largo del borde que está cerca de usted. Después enrolle con cuidado, formando un strudel largo y cilíndrico. Cierre los extremos con cuidado para que no se salga el relleno en el horno.

6. Pinte el strudel por encima con la clara de huevo. Espolvoree el azúcar y ponga el strudel en la lata de hornear.

7. Hornee de 35 a 40 minutos, o hasta que dore ligeramente por encima. Retire del horno y retire el exceso de masa de las puntas. Córtelo en porciones.

Rinde 10 porciones, cada una de las cuales contiene aproximadamente: 150 calorías • 31 g de carbohidratos • 3 g de grasa • 7 mg de colesterol • 2 g de proteína • 101 mg de sodio • 3 g de fibra

DÍA 7

DESAYUNO

Dos huevos escalfados y panqueques con arándanos azules (véase la receta siguiente).

Panqueques con arándanos azules

Panqueques:
1 ¼ tazas de harina de trigo
½ taza de harina de trigo integral
2 cucharadas de azúcar
¾ de cucharadita de bicarbonato
1 cucharada de polvo de hornear
¼ de cucharadita de canela molida
1 huevo entero
1 clara de huevo
1 ¼ tazas de suero de leche
¾ de taza de agua
1 cucharada de mantequilla

derretida
1 ¾ tazas de arándanos frescos o
  congelados sin dulce

Almíbar de arce:
¾ de taza de miel de arce
4 cucharadas de nueces de nogal
  picadas
2 cucharaditas de ralladura de
  naranja
2 cucharadas de jugo de naranja

1. Combine las harinas, el azúcar, el bicarbonato, el polvo de hornear y la canela en un recipiente grande.

2. En otro recipiente, bata el huevo y la clara apenas ligeramente. Añada el suero de la leche y el agua y bata hasta mezclar bien.

3. Agregue los ingredientes líquidos a la mezcla de harina. Bata ligeramente y añada la mantequilla derretida, revolviendo. Después mezcle los arándanos azules.

4. Engrase una plancha grande o una sartén con aceite vegetal. Caliente la superficie y vierta 3 cucharadas de mezcla a la vez. Cocine hasta que la superficie de cada panqueque se llene de burbujas y el otro lado dore. Voltéelos para dorarlos por el otro lado.

5. Para preparar el almíbar de arce, combine todos los ingredientes en una olla pequeña. Cocine durante 2 minutos a fuego muy lento. Sirva dos cucharadas de almíbar con 3 panqueques.

Rinde cerca de 8 porciones de tres panqueques, cada una de las cuales contiene aproximadamente:

195 calorías • 37 g de carbohidratos • 3 g de grasa • 32 mg de colesterol • 5 g de proteína • 177 mg de sodio • 1 g de fibra

MERIENDA DE LA MEDIA MAÑANA
Yogur natural orgánico con bayas o un poco de cereal integral.

ALMUERZO

Ensalada de trigo kamut con arándanos rojos secos
El kamut es un tipo de trigo integral orgánico de la misma familia del trigo duro. Se usa como alternativa para el trigo en muchos platos y tiene un sabor de nuez dulce.

1 ½ tazas de trigo kamut entero   *1 taza de arándanos rojos secos*
½ taza de nueces de pacana picdas   *2 naranjas, peladas, en cascos*

¼ de taza de jugo de naranja
¾ de taza de cebolla roja cortada
  en cuadritos
½ taza de apio picado en cuadritos
3 cucharadas de vinagre de vino
  rojo

Una pizca de sal
1 cucharadita de salsa tamari baja
  en sodio
½ cucharadita de pimienta negra
1 cucharada de perejil finamente
  picado

1. Ponga el kamut en una olla salsera con 4 tazas de agua y cocine
   hasta que hierva. Baje el fuego y cocine a fuego lento durante 45
   minutos o hasta que ablande. Escurra el agua, pase el trigo a un
   recipiente grande y déjelo enfriar.
2. Ponga las nueces de pacana en una lata para hornear y áselas a
   350 °F de 5 a 8 minutos. Retírelas del horno y mézclelas con el
   trigo y los demás ingredientes. Revuelva bien.
3. Ponga ½ taza en un plato de ensalada y sirva

Rinde 12 porciones de ½ de taza, cada una de las cuales contiene
aproximadamente:

280 calorías • 51 g de carbohidratos • 8 g de grasa • 0 mg de
colesterol • 6 g de proteína • 99 mg de sodio • 9 g de fibra

Emparedado abierto de pavo

4 tajadas de pan integral de risotto
  (véase la receta siguiente)
8 tajadas de 1 onza de pechuga
  de pavo cocida
4 cucharadas de aderezo mil islas
  (véase la receta siguiente)

4 cucharadas de chucrut
4 tajadas de 1 onza de queso suizo
  bajo en grasa

1. Encienda el asador del horno y engrase ligeramente una lata de hornear con un poco de aceite vegetal.
2. Ponga una tajada del pan de rissotto en la lata. Encima ponga 2 tajadas de pechuga de pavo, 1 cucharada de aderezo mil islas, 1 cucharada de chucrut y 1 tajada de queso suizo. Repita con el resto de los ingredientes.
3. Dore en el horno hasta que el queso se derrita y forme burbujas.

Rinde 4 porciones, cada una de las cuales contiene aproximadamente: 335 calorías • 28 g de carbohidratos • 12 g de grasa • 63 mg de colesterol • 23 g de proteína • 376 mg de sodio • 4 g de fibra

Pan integral de risotto

½ taza de leche descremada
2 cucharadas de miel
¾ de cucharadita de sal
2 cucharadas de aceite de oliva
½ taza de arroz arborio oscuro cocido

1 cucharadita de pimienta en grano
1 cucharada de levadura seca activa
½ taza de agua tibia
3 tazas de harina de trigo integral

1. En una olla salsera grande caliente la leche casi hasta que hierva y después añada la miel, la sal, el aceite de oliva, el arroz cocido y los granos de pimienta. Espere hasta que esté tibia.
2. En un recipiente pequeño, disuelva la levadura en agua tibia y agréguela a la mezcla del arroz. Agregue la mitad de la harina y revuelva hasta que la mezcla quede suave. Añada el resto de la harina para manipular más fácilmente la masa. Amase rápida y suavemente hasta formar una bola suave y elástica.

3. Ponga la masa en un recipiente grande ligeramente engrasado con aceite vegetal y cúbrala con un trapo húmedo. Ponga el recipiente en un lugar tibio hasta que la masa crezca al doble de su volumen (aproximadamente una hora).

4. Precaliente el horno a 400 °F. Engrase un molde de pan de tamaño adecuado con una pequeña cantidad de aceite vegetal.

5. Hunda los dedos en la masa para darle la forma de un pan largo y póngala en el molde. Cúbrala y déjela crecer nuevamente durante otra hora.

6. Hornee a 400 °F durante 5 minutos. Baje la temperatura a 350 °F y hornee durante 20 minutos más o hasta que dore. Retire el pan del molde y déjelo enfriar sobre una rejilla. Cuando esté frío, córtelo en 13 tajadas, sin incluir las puntas tostadas.

NOTA: Esta receta también se puede preparar en la máquina de hacer pan, siguiendo las instrucciones del fabricante.

Rinde 13 porciones, cada una de las cuales contiene aproximadamente:
130 calorías • 23 g de carbohidratos • 3 g de grasa • 0 mg de colesterol • 4 g de proteína • 74 mg de sodio • 4 g de fibra

Aderezo mil islas

¼ de taza de mayonesa a base de aceite de canola

⅔ de taza de crema agria baja en grasa

1 cucharada de escalonias (ajo chalote) finamente picadas

¾ de taza de salsa picante

⅓ de taza de pepinillos agridulces rallados

Una pizca de sal

Una pizca de pimienta negra

⅓ de taza de leche descremada

Combine todos los ingredientes en la licuadora.

Rinde 16 porciones de 2 cucharadas, cada una de las cuales contiene aproximadamente:

>55 calorías • 6 g de carbohidratos • 3 g de grasa • 4 mg de colesterol • 1 g de proteína • 188 mg de sodio • trazas de fibra

MERIENDA DE MEDIA TARDE

Un puñado de aceitunas (unas pocas, ¡son saladas!).

CENA

Ensalada de zanahoria con uvas pasas

½ taza de piña picada en cuadritos, enlatada en su jugo

1 cucharada de yogur natural sin dulce, bajo en grasa

1 cucharada de mayonesa sin grasa

2 tazas de zanahoria rallada

¼ de taza de uvas pasas

Hojas de lechuga para servir

Ramitas de menta para adornar

1. Escurra la piña, reservando 2 cucharadas de jugo. Reserve.
2. En un recipiente mediano, combine el yogur, la mayonesa y el jugo de piña. Mezcle bien. Agregue la zanahoria, la piña y las uvas pasas. Mezcle bien.
3. Tape y refrigere.
4. Para servir, distribuya las hojas de lechuga en 6 platos de ensalada refrigerados previamente y encima ponga ⅓ de taza de la mezcla. Adorne con ramitas de menta.

Rinde 6 porciones de ⅓ de taza, cada una de las cuales contiene aproximadamente:

55 calorías • 14 g de carbohidratos • trazas de grasa • 0 mg colesterol • 1 g de proteína • 53 mg de sodio • 1 g de fibra

Ahuyama asada

2 ahuyamas pequeñas, cortadas
 en cuartos
3 cucharadas de miel de arce

1 cucharadita de sal
1 cucharadita de canela molida

1. Precaliente el horno a 375 °F.
2. Cocine la ahuyama al vapor en una canastilla dentro de una olla grande durante 15 minutos.
3. Combine la miel, la sal y la canela en un recipiente pequeño. Retire la ahuyama de la olla y dispóngala con la cáscara hacia abajo sobre una lata de hornear. Sazone cada trozo con una cucharadita de la mezcla de miel de arce. Hornee durante 15 minutos o hasta que la miel forme caramelo.

Rinde 8 porciones, cada una de las cuales contiene aproximadamente:
 80 calorías • 21 g de carbohidratos • trazas de grasa • 0 mg colesterol • trazas de proteína • 159 mg de sodio • 2 g de fibra.

Pasta con aceite de oliva, queso parmesano y pimienta negra

8 onzas de pasta seca
4 cucharaditas de aceite de oliva
 extravirgen

½ taza de queso parmesano rallado
5 cucharaditas de pimienta negra
 molida gruesa

1. Cocine la pasta según las instrucciones del paquete.
2. En un recipiente grande, combine la pasta, el aceite, el queso y la pimienta negra y revuelva hasta recubrir toda la pasta.
3. Divida en 4 porciones iguales y sirva inmediatamente.

Rinde 4 porciones, cada una de las cuales contiene aproximadamente: 485 calorías • 85 g de carbohidratos • 8 g de grasa • 5 mg colesterol • 17 g de proteína • 80 mg de sodio • 3 g de fibra

POSTRE

Crocante de pera

¼ de taza de avena en hojuelas
½ taza de harina integral para pastelería
3 cucharadas de azúcar morena
2 cucharadas de aceite de canola
¾ de cucharadita de canela molida
¾ de cucharadita de nuez moscada

¾ de cucharadita de jugo de manzana
¾ de cucharadita de agua
4 ¾ tazas de peras peladas, tajadas y cortadas en cuadritos
5 cucharadas de concentrado congelado de jugo de manzana

1. Precaliente el horno a 425 °F.
2. En un recipiente mediano, combine la avena, la harina, el azúcar morena, el aceite de canola, la canela, la nuez moscada, el jugo de manzana y el agua hasta que forme grumos. Reserve.
3. Cocine en una olla mediana, a fuego lento, las peras con el concentrado de manzana. Tape la olla y cocine hasta que las peras ablanden (unos 5 minutos).

4. En ocho moldes para flan de 10 onzas ponga ½ taza de la mezcla de peras, seguida de 2 cucharadas de la mezcla de avena. Hornee durante 20 minutos o hasta que la superficie dore. Sirva caliente.

Rinde 8 porciones de ½ taza, cada una de las cuales contiene aproximadamente:

130 calorías • 24 g de carbohidratos • 4 g de grasa • 0 mg de colesterol • 2 g de proteína • 4 mg de sodio • 3 g de fibra

DÍA 8

DESAYUNO

Una naranja o toronja grande y un sorbete de banano con bayas (véase la receta siguiente).

Sorbete de banano con bayas

½ banano mediano congelado
1 taza de bayas congeladas
¾ de taza de leche de almendra
½ taza de yogur natural orgánico
1 ½ cucharaditas de semillas de
   calabaza o de linaza finamente
   molidas

1 ½ cucharaditas de germen de
   trigo crudo
1 cucharada de aceite omega-3
2 cucharadas de proteína en polvo

Ponga todos los ingredientes en la licuadora y licúe hasta que el sorbete esté suave y cremoso. Refrigere o sirva con hielo.

Rinde 5 porciones de 4 onzas, cada una de las cuales contiene aproximadamente:

   125 calorías • 18 g de carbohidratos • 5 g de grasa • 0 mg de colesterol • 5 g de proteína • 36 mg de sodio • 3 g de fibra

MERIENDA DE LA MEDIA MAÑANA

Una mezcla agradable de verduras frescas, quizás zanahoria, apio y coliflor. Puede untarlas con un poco de aderezo sin grasa si desea sabor adicional.

ALMUERZO

Rollos de pavo al estilo californiano

6 dientes de ajo pelados

½ taza de queso crema bajo en grasa

¼ de taza de tomates secos al sol finamente cortados

2 cucharadas de vinagre de jerez

1 cucharada de azúcar

1 libra de hongos portobello lavados y sin tallo

1 cucharadita de aceite de oliva

4 filetes de pechuga de pavo de 4 onzas, sin piel, cortadas en tiras de 2.5 centímetros

2 panes turcos cortados a la mitad

2 tazas de lechuga verde bien lavada y trozada

½ taza de pimientos rojos asados cortados en cuadritos

1 tomate mediano, cortado en 4 tajadas

1. Precaliente el horno a 350 °F. Engrase una lata de hornear con un poco de aceite de canola. Tueste los dientes de ajo en la lata de 15 a 20 minutos.

2. Licúe los dientes de ajo tostados, el queso crema y los tomates secos. Reserve.

3. En un recipiente pequeño, combine el vinagre y el azúcar. Distribuya los botones de los hongos con el lado cóncavo hacia arriba en una lata de hornear ligeramente engrasada. Aplique la mezcla de vinagre sobre los hongos y áselos durante 15 minutos o hasta que ablanden. Déjelos enfriar y después córtelos en tiras delgadas.

4. En una sartén grande, caliente el aceite de oliva a fuego medio y saltee el pavo hasta que se cocine y se dore (3 a 5 minutos).

5. Para ensamblar cada emparedado, ponga la mitad del pan en una superficie plana. Esparza una cuarta parte de la mezcla del queso crema sobre el pan. Encima ponga ½ taza de la mezcla de verduras, una porción de tiras de pavo, 2 cucharadas de pimiento rojo asado, ¹/₃ de taza de hongos portobello y 1 tajada de tomate. Cierre uno de los extremos y enrolle el pan para formar el emparedado.

Rinde 4 porciones, cada una de las cuales contiene aproximadamente: 320 calorías • 23 g de carbohidratos • 6 g de grasa • 110 mg de colesterol • 41 g de proteína • 278 mg de sodio • 4 g de fibra

MERIENDA DE MEDIA TARDE

Una o dos barras de granola (véase la página 293).

CENA

Ensalada verde mixta con aderezo de ajonjolí y jengibre

Cuadritos de pan horneados:

2 cucharaditas de agua
1 cucharadita de comino molido
1 cucharadita de ají (chile) en polvo
1 cucharadita de gránulos de ajo
1 cucharadita de orégano seco
2 tajadas de pan integral o
multigranos

1 libra de hojas verdes
1 taza de tomates amarillos de
lágrima
½ taza de aderezo de ajonjolí
(sésamo) y jengibre (véase la
receta siguiente)
4 cucharaditas de piñones tostados

1. Precaliente el horno a 400 °F. Engrase ligeramente una lata de hornear con aceite de oliva.
2. En un recipiente pequeño, combine el agua con las especias. Con un pincel de pastelería, aplique la mezcla de especias sobre un lado de las tajadas de pan. Corte el pan en cuadritos de 2.5 centímetros y distribúyalos en la lata.
3. Hornee de 10 a 15 minutos o hasta que los cuadritos estén dorados y crujientes.
4. Combine las hojas verdes y los tomates en un recipiente grande. Divida en 4 porciones iguales en los platos de ensalada. Bañe cada plato con 2 cucharadas de aderezo y termine con ¼ de taza de cuadritos de pan y 1 cucharadita de piñones.

Rinde 4 porciones, cada una de las cuales contiene aproximadamente: 110 calorías • 16 g de carbohidratos • 4 g de grasa • 0 mg colesterol • 4 g de proteína • 196 mg de sodio • 4 g de fibra

Aderezo de ajonjolí y jengibre

4 dientes de ajo
1 taza de jugo de manzana
1 taza de vinagre de arroz
3 cucharaditas de aceite de ajonjolí (sésamo)

1 cucharadita de sal
1 cucharadita de pimienta negra
1 cucharada de jugo de jengibre fresco (véase la nota)

1. Precaliente el horno a 350 °F. Ponga los dientes de ajo en una lata de hornear y áselos en el horno de 10 a 15 minutos o hasta que doren. Déjelos enfriar y píquelos.
2. En un recipiente mediano, combine el jugo de manzana, el vinagre, el aceite de ajonjolí, la sal, la pimienta negra, el jugo de jengibre y el ajo asado. Mezcle bien.

NOTA: Para el jugo de jengibre fresco, ralle una raíz de jengibre con la cáscara y exprímale el jugo con una tela húmeda. Descarte los sólidos del jengibre.

Rinde 16 porciones de 2 cucharadas, cada una de las cuales contiene aproximadamente:

40 calorías • 4 g de carbohidratos • 2 g de grasa • 0 mg colesterol • trazas de proteína • 297 mg de sodio • trazas de fibra

Fajitas de pollo

Para marinar:

2 cucharadas de salsa de soya baja en sodio

¼ de cucharadita de raíz de jengibre picada

¼ de cucharadita de ajo fresco picado

2 cucharadas de aceite de oliva

⅓ de taza de cilantro finamente picado

Una pizca de ají (chile) en polvo

3 cucharadas de cerveza, opcional

½ cucharadita de salsa Tabasco

½ naranja finamente tajada

½ limón finamente tajado

½ lima finamente tajada

1 cucharada de perejil picado

4 mitades de pechuga de pollo deshuesadas, sin grasa y sin piel (1 libra aproximadamente)

1 taza de pimientos diversos, tajados

4 tortillas de trigo integral de unos 18 centímetros de diámetro

½ taza de salsa de tomate hecha en casa

½ taza de guacamole (véase la receta siguiente)

½ taza de crema agria baja en grasa

1. Combine los ingredientes para marinar en un molde de hornear pando y mezcle bien.

2. Ponga las pechugas de pollo a marinar. Cubra y refrigere por lo menos durante dos horas o durante la noche.

3. Engrase ligeramente una sartén. Saltee los pimientos a fuego medio hasta que ablanden.

4. Prepare el carbón para la parrilla o precaliente el asador.

5. Saque las pechugas del líquido de marinar y áselas durante 3 o 4 minutos por cada lado. Corte el pollo en tiras y divídalo en 4 porciones. Sirva cada porción con una tortilla de trigo integral y 2 cucharadas de salsa, guacamole y crema agria.

Rinde 4 porciones, cada una de las cuales contiene aproximadamente: 415 calorías • 43 g de carbohidratos • 12 g de grasa • 72 mg de colesterol • 35 g de proteína • 618 mg de sodio • 6 g de fibra

Guacamole

½ taza de espinacas en julianas
⅓ de taza de arvejas congeladas
1 onza de tofu en crema
1 ½ cucharadas de jugo de limón
Una pizca de sal
Una pizca de comino molido
Una pizca de pimienta de cayena
Una pizca de ají (chile) en polvo
Un chorrito de salsa Tabasco
6 cucharadas de aguacate (palta) pelado y machacado

3 cucharadas de tomates pelados y picados
2 cucharadas de salsa de tomate hecha en casa
3 cucharadas de cebolla blanca picada fina
1 cucharada de cilantro picado
2 cucharaditas de escalonias (ajo chalote) picadas

1. Cocine las espinacas al vapor hasta que se marchiten. Retírelas del fuego y escúrrales el agua.

2. Cocine las arvejas al vapor unos minutos y enjúaguelas con agua fría para que conserven el color.

3. En un recipiente grande, combine las espinacas, las arvejas, el tofu, el jugo de limón, los condimentos, el aguacate y revuelva hasta mezclar bien.

4. Añada los demás ingredientes y mezcle bien.

Rinde 8 porciones de 2 cucharadas, cada una de las cuales contiene aproximadamente:

30 calorías • 2 g de carbohidratos • 2 g de grasa • 0 mg de colesterol • 1 g de proteína • 127 mg de sodio • 1 g de fibra

POSTRE

Una taza de frutas, las que usted prefiera o las que estén en temporada.

OPCIONES PARA VEGETARIANOS

Para los lectores vegetarianos, las siguientes son algunas alternativas para la cena.

Tempeh cantonés sofrito

1 cucharadita de ají (chile) serrano finamente picado (aproximadamente un ají)

1 cucharadita de aceite de ajonjolí (sésamo)

3 cucharadas de salsa de soya baja en sodio

2 cucharadas de azúcar morena

2 cucharadas de jerez

¼ de taza de salsa de tomate (kétchup) baja en dulce

½ cucharadita de jengibre molido

¾ de cucharadita de fondo de verduras hecho en casa (véase la página 291) o enlatado o congelado

1 taza de tempeh, cortado en trozos de 2.5 centímetros (cerca de 8 onzas)

¾ de taza de cebolla blanca picada (aproximadamente ½ cebolla grande cortada en rodajas gruesas y en cuartos)

1 cucharada de aceite de oliva

2 cucharadas de ajo fresco picado

4 tazas de flores de brócoli

2 ¼ tazas de pimientos dulces cortados (aproximadamente 3 pimientos rojos y amarillos, cortados en cuadritos de 2.5 centímetros)

½ taza de escalonias (ajo chalote) cortadas en trozos de 2 centímetros

2 cucharadas de maní (cacahuate) tostado

1 ⅓ tazas de arroz cocido

1. En una sartén grande, saltee el ají en el aceite de ajonjolí a fuego medio durante 1 minuto aproximadamente.
2. Agregue la salsa de soya, el azúcar morena, el jerez, la salsa de tomate, el jengibre y el fondo de verduras. Reduzca la salsa a un tercio. Reserve.
3. En un wok caliente (o una sartén) saltee en aceite de oliva el tempeh con las cebollas hasta que doren. Añada el ajo y cocine durante 1 minuto. Agregue el brócoli y el pimiento y sofría durante 1 minuto. Añada el maní y las escalonias y sofría 1 minuto más. Revuelva con la salsa y continúe sofriendo hasta que las verduras estén blandas. No se exceda en la cocción. Sirva 1/3 de taza de arroz cocido con cada porción.

Rinde 4 porciones, cada una de las cuales contiene aproximadamente: 351 calorías • 50 g de carbohidrato • 10 g de grasa • 0 g de colesterol • 17 gramos de proteína • 534 mg de sodio • 9 g de fibra

Ensalada de tofu al curri en pan árabe

8 onzas de tofu extra firme, cortado en cuadritos

2 cucharadas de mayonesa de soya

2 cucharadas de yogur natural sin grasa

1/3 de taza de manzana roja pelada y cortada en cuadritos

1/4 de taza de uvas rojas sin semilla, picadas

2 cucharaditas de jugo de manzana

3 cucharadas de cebolla roja picada en cuadritos

1 cucharada de perejil fresco picado

1 cucharadita de curri en polvo

1/4 de cucharadita de sal

Una pizca de pimienta negra

2 panes árabes integrales cortados a la mitad en diagonal

4 hojas de lechuga

4 rodajas de tomate

1. Combine el tofu, la mayonesa, el yogur, las manzanas, las uvas, el jugo de manzana, la cebolla roja, el perejil, el curri, la sal y la pimienta en un recipiente grande. Mezcle bien.
2. Abra cada una de las mitades del pan árabe y llene el bolsillo con ½ taza de ensalada de tofu, 1 hoja de lechuga y una rodaja de tomate.

Rinde para 4 emparedados de pan árabe, cada una de las cuales contiene aproximadamente:

     235 calorías • 20 g de carbohidrato • 14 g de grasa • 6 g de colesterol • 12 gramos de proteína • 137 mg de sodio • 6 g de fibra

Strudel del verduras asadas con salsa de tomate y aceitunas

Verduras:

1 pimiento rojo sin semillas, cortado en cuartos

1 pimiento amarillo sin semillas, cortado en cuartos

2 tomates sin semilla, cortados en cuartos

1 calabaza amarilla, cortada al sesgo en rebanadas de 1 centímetro

1 calabacín, cortado al sesgo en rebanadas de 1 centímetro

1 berenjena, pelada y cortada en tiras

2 corazones de alcachofa picados, marinados o frescos

Para marinar:

2 cucharadas de cebolleta (cebollín) picada

2 cucharadas de vinagre balsámico

1 cucharada de aceite de oliva

Una pizca de sal

Una pizca de pimienta

2 cucharadas de albahaca fresca finamente picada

6 láminas de pasta phyllo (hojaldre)

Salsa de tomate con aceitunas (véase la receta siguiente)

1. Ase las verduras hasta que ablanden. Retírelas de la parrilla y póngalas en un plato grande.
2. Combine los ingredientes del líquido para marinar y rocíe las verduras. Déjelas marinar de un día para otro.
3. Precaliente el horno a 375 °F.
4. Ponga las 6 láminas de pasta phyllo sobre una superficie de trabajo y engrase cada capa con aceite vegetal antes de poner la siguiente. Disponga las verduras sobre el lado lagro de las láminas, dejando cerca de 3 centímetros de cada lado. Doble las puntas hacia adentro de manera que las verduras queden unas sobre otras. Enrolle la pasta y el relleno para formar un rollo. Acomódelo sobre una lata de hornear con la abertura hacia abajo y aplíquele una capa delgada de aceite. Marque con el cuchillo para formar 6 tajadas.
5. Hornee durante 25 minutos o hasta que dore. Mientras espera a que esté listo el strudel, prepare la salsa de tomate con aceitunas.
6. Retire el strudel del horno y déjelo reposar 5 minutos antes de cortarlo en 6 porciones iguales. Ponga cuatro cucharadas de salsa en el fondo de cada plato y encima la porción de strudel.

Rinde 6 porciones, cada una de las cuales contiene aproximadamente:
145 calorías • 33 g de carbohidrato • 1 g de grasa • 0 g de colesterol • 6 gramos de proteína • 330 mg de sodio • 2 g de fibra

Salsa de tomate con aceitunas

4 tomates redondos sin semillas, cortados en cuartos
1 cebolla roja pequeña, cortada en rodajas de ½ centímetro
1 cucharada de aceite de oliva

1 diente de ajo picado
¼ de taza de fondo de verduras hecho en casa (véase la página 291), congelado o enlatado
1 cucharada de aceitunas

1 cucharada de vinagre balsámico
Una pizca de sal
Una pizca de pimienta negra

1 cucharada de albahaca fresca
  picada

1. Ase los tomates y las cebollas en la parrilla hasta que ablanden. Páselos por la licuadora. Cuele la salsa y cocínela a fuego lento en una olla pequeña de 10 a 15 minutos.
2. Caliente el aceite de oliva en una sartén pequeña. Saltee el ajo hasta que ablande. Agregue la salsa de tomate, el resto de los ingredientes y cocine hasta que esté caliente.

Rinde 6 porciones de 4 cucharadas, cada una de las cuales contiene aproximadamente:

10 calorías • 2 g de carbohidrato • trazas de grasa • 0 g de colesterol • trazas de proteína • 80 mg de sodio • trazas de fibra

Fríjoles vegetarianos

½ taza de garbanzos secos
½ taza de fríjoles rojos secos
½ taza de fríjoles negros secos
½ taza de fríjoles blancos secos
Una pizca de epazote (véase la nota)
1 cucharadita de ajo fresco picado
½ taza de cebolla blanca picada
½ taza de pimiento rojo picado en cuadritos
½ taza de pimiento amarillo cortado en cuadritos
2 escalonias (ajo chalote) picadas

1 cucharada de aceite de oliva
¾ de cucharadita de albahaca seca
Una pizca de comino molido
1 ½ cucharaditas de ají en polvo
Una pizca de ají chipotle en polvo
¼ de cucharadita de hierbas de provincia
¼ de cucharadita de orégano seco
Una pizca de pimienta negra
2 ½ tazas de tomates enlatados picados
3 cucharadas de puré de tomate

1 ¾ tazas de salsa de tomate

2 tazas de fondo de verduras hecho
  en casa (véase la página 291),
  enlatado o congelado

4 cucharaditas de ají (chile) verde
  picado

2 cucharadas de cilantro picado

1 cucharada de perejil picado

2 cucharaditas de melaza

½ cucharadita de sal

1. Ponga a remojar los granos desde la noche anterior en abundante agua. Escúrralos. Póngalos en una olla grande y cúbralos con agua hasta 4 centímetros por encima. Cuando hiervan, agregue el epazote. Baje el fuego, tape y cocine a fuego lento durante una hora y media o hasta que ablanden los fríjoles.

2. En otra sartén grande, saltee en aceite de oliva el ajo, las cebollas, los pimientos y las escalonias hasta que ablanden. Añada las especias secas y saltee por unos minutos. Añada los productos de tomate y el fondo de verduras y cocine a fuego lento.

3. Añada los fríjoles cocidos, sin su agua y ponga a hervir a fuego lento. Agregue el ají verde y cocine durante 45 minutos.

4. Agregue el cilantro, el perejil y la melaza y cocine durante 5 minutos. Sazone con sal.

NOTA: El epazote, una hierba mejicana, se utiliza frecuentemente con los fríjoles. Se dice que previene la flatulencia. Se consigue en la sección de alimentos importados de México en los supermercados.

Rinde 10 porciones de una taza, cada una de las cuales contiene aproximadamente:

175 calorías • 32 g de carbohidrato • 2 g de grasa • 0 g de colesterol • 9 gramos de proteína • 189 mg de sodio • 7 g de fibra

Fajitas de tempeh

Para marinar:

2 cucharadas de salsa de soya baja en sodio

¼ de cucharadita de raíz de jengibre picada

¼ de cucharadita de ajo fresco picado

2 cucharadas de aceite de oliva

Una pizca de ají (chile) en polvo

⅓ de taza de cilantro finamente picado

3 cucharadas de cerveza sin alcohol, opcional

½ cucharadita de salsa Tabasco

½ naranja tajada en rodajas delgadas

½ limón tajado en rodajas delgadas

½ lima tajada en rodajas delgadas

1 cucharada de perejil picado

8 onzas de tempeh cortado en tiras a lo largo

1 pimiento cortado en rodajas de 1 centímetro

4 tortillas de trigo integral de unos 18 centímetros de diámetro

½ taza de salsa de tomate hecha en casa

1 taza de guacamole (véase la página 345)

1. Combine los ingredientes para marinar en una refractaria panda y mezcle bien.
2. Ponga el tempeh en la refractaria con el liquido para marinar empapándolo bien por todos los lados. Tape y refrigere al menos durante 1 hora o de un día para otro.
3. Engrase ligeramente una sartén mediana con unas gotas de aceite vegetal. Saltee los pimientos y el tempeh a fuego medio hasta que ablanden.
4. Divida en 4 porciones y sirva con una tortilla de trigo integral, 2 cucharadas de salsa de tomate hecha en casa y ¼ de taza de guacamole.

Rinde 4 porciones, cada una de las cuales contiene aproximadamente: 360 calorías • 48 g de carbohidrato • 13 g de grasa • 0 g de colesterol • 16 gramos de proteína • 598 mg de sodio • 9 g de fibra

AGRADECIMIENTOS

Deseo agradecer a todas las personas que me brindaron su ayuda, su amor y su apoyo durante el proceso de escribir este libro, el cual ha sido una verdadera obra de amor.

Quisiera mencionar a algunas de esas personas: ante todo a mis maravillosos pacientes. En su búsqueda de una salud óptima, ellos me han ayudado a deshacerme de mis nociones equivocadas y me han enseñado lo que es posible. Hay una razón por la cual se habla de la "práctica" de la medicina, y agradezco esta oportunidad de poder aprender de mis pacientes.

También agradezco el apoyo de mi familia, sin el cual este libro no habría sido posible: Siobhan, mi esposa, mi mejor amiga, mi confidente y una médica extraordinaria; y las otras fuentes de aprendizaje permanente: mis excepcionales e incomparables hijos, Timothy, Matthew y Brenna.

Mi agradecimiento es también para mis padres, Charles y Bess Liponis, quienes son todavía el mejor ejemplo después de cincuenta y cinco años de un matrimonio feliz.

Mi segunda familia comienza con Mel y Enid Zuckerman, fundadores de Canyon Ranch. Es gracias a su visión, su integridad y su apoyo que esta información les llega a los lectores. No tengo palabras para expresar mi gratitud. Agradezco además a Jerrold Cohen, presidente de Canyon Ranch, quien ha sido uno de mis más grandes apoyos y mi gran amigo durante quince años.

La vida es un aula de clase permanente, y he tenido la fortuna de contar con grandes maestros. Entre ellos están los médicos del personal de Canyon Ranch, los doctores Cynthia Geyer, Stephen Brewer, Phil Eichling, Karen Koffler, Nina Molin, Stephanie Beling, Andy Plager, Todd Lepine, Jyotsna Sahni, Rich Gerhauser, y Bruce y Molly Roberts. Agradezco también a las excelentes nutricionistas de Canyon Ranch, Lisa Powell y Lori Reamer, y al doctor Mark Hyman.

Claro está que no podría dejar de agradecer a mi excepcional agente, Richard Pine, por su apoyo y aliento constantes, y a mi extraordinaria editora de Little Brown, Tracy Behar.

Por último, quisiera agradecer a Gene Stone por su trabajo incansable y extraordinario con este libro. La colaboración de Gene no tiene precio, y su amistad es invaluable.